Kohlhammer

Armin Born
Claudia Oehler

Lernen mit ADS-Kindern

Ein Praxishandbuch für Eltern, Lehrer und Therapeuten

6., überarbeitete und erweiterte Auflage

Verlag W. Kohlhammer

Die Abbildungen beruhen (zum großen Teil) auf Vorlagen der Grafiker Anita Krämer-Gerhard und Bernhard Ziegler.

6., überarbeitete und erweiterte Auflage 2008

Umschlag: Data Images GmbH
Gesamtherstellung:
W. Kohlhammer Druckerei GmbH + Co. Stuttgart
Printed in Germany

ISBN 978-3-17-020108-8

Vorwort zur 6. Auflage

Wir freuen uns, Ihnen nunmehr die 6. Auflage unseres Buches „Lernen mit ADS-Kindern" vorstellen zu dürfen. Wir möchten Sie an unseren Erfahrungen aus der Einzelarbeit mit den Kindern, aus familientherapeutischen Sitzungen und Fortbildungen mit Kollegen und Lehrern und somit an entsprechenden Weiterentwicklungen teilhaben lassen.

Betroffenen Kindern und deren Eltern, aber auch Lehrer/innen und Kollegen, die mit ADS-Kindern und ihren Familien arbeiten, versuchen wir immer wieder folgende neuropsychologische Sichtweise zu vermitteln: Nur die konkreten Denkvorgänge bzw. die entsprechenden neuronalen Verknüpfungen, die im Gehirn aktiviert werden, werden auch abgespeichert. Eine sichere Abspeicherung erfolgt nur durch ausreichendes Wiederholen. Deswegen gilt es im Lernprozess immer wieder darauf zu achten, was genau im Gehirn aktiviert wird. Der Schulalltag, angeleitet vom jeweiligen Lehrplan, ist gekennzeichnet durch einen schnellen Wechsel der Lernangebote, einer kurzen Darbietungszeit und unterschiedlichen Lernwegen. Für ADS-Kinder finden die notwendigen Wiederholungen oft nicht im ausreichenden Maße statt. Es wird im Gehirn der Kinder eher Verwirrung gestiftet, die einem sicheren Beherrschen entgegen steht.

Beim „Wie des Lernens" müssen wir uns immer wieder Rechenschaft darüber ablegen,

- was konkret im Gehirn des Kindes aktiviert wird,
- ob der Lernstoff möglichst einfach mit wenigen Informationseinheiten „gehirngerecht" dargeboten wird,
- und wie das unerlässliche Wiederholen durchgeführt wird.

Auf diesen Vorüberlegungen aufbauend ist es möglich und auch notwendig, eine spezifische Feinabstimmung der Lernmethoden für das jeweilige Kind vorzunehmen.

Wir möchten immer wieder betonen, wie wichtig ein sicheres Beherrschen der Grundfertigkeiten für die Kinder ist, um Frustrationen zu vermeiden. Wenn diese anwachsen, kommt es zur Vermeidung der Auseinandersetzung mit den Lerninhalten und damit letztendlich über viele Defizite zu einer Beeinträchtigung der Schullaufbahn.

Das Fundament automatisierter Grundfertigkeiten entscheidet maßgeblich über den weiteren Schulweg. So kommen Krajewski und Schneider (2005) zu der Einschätzung, dass „gute Leistungen in Mathematik in höheren Klassenstufen immer weniger durch die Intelligenz und zunehmend mehr durch das in früheren Klassen aufgebaute Vorwissensfundament zustande kommen. Demnach haben Schüler dann gute Voraussetzungen für gute Mathematikleistungen, wenn sie den Lehrplanstoff der vorangegangenen Schuljahre beherrschen und auf dieses Wissen aufbauen können. Wissenslücken aus früheren Schuljahren ziehen weitere Lücken nach sich, wenn für Neues auf früheres Wissen zurückgegriffen werden muss." (Krajewski, Schneider 2005, S. 236).

Dies sollte noch stärker im Auge behalten werden, berücksichtigt man das Fazit der PISA-Studie (im Hinblick auf Mathematik-, aber auch Lesefertigkeiten): „Das deutsche Bildungssystem ist besonders wenig erfolgreich bei der Förderung schwächerer Schüler, bei der Sicherung von Mindeststandards." *(Deutsches PISA-Konsortium 2001, S. 172)*

Was hat sich nun in dieser Neuauflage des Buches „Lernen mit ADS-Kindern" verändert ?

Die einzelnen Lernmethoden im praktischen Teil wurden zum Teil verfeinert bzw. noch konkreter dargestellt, so z. B. im Bereich Mathematik, Englischvokabelnlernen, Rechtschreibung, Lesen und des Lernens in den Lernfächern. Wir haben weiterhin darauf geachtet, dass die Lernmethoden möglichst einfach und die Materialien von Ihnen leicht und preiswert zu erstellen sind – Sie benötigen also keine teuren Programme.

Da wir immer wieder mit der Frage konfrontiert werden, ob der Besuch einer „Alternativschule" beispielsweise einer Montessori-Schule oder einer Jena-Plan-Schule für ADS-Kinder hilfreich sein könnte, setzen wir uns in einem neuen Kapitel mit reformpädagogisch-orientierten Schul- und Unterrichtskonzepten auseinander. In diesem Kontext gehen wir auch auf die häufig auftretenden Schwierigkeiten von ADS-Kindern mit didaktischen Konzepten wie der Freiarbeit oder dem Wochenarbeitsplan ein.

Würzburg, im Herbst 2007 *Armin Born und Claudia Oehler*

Vorwort zur 3. Auflage

Wir freuen uns, Ihnen erneut innerhalb von zwölf Monaten eine Neuauflage unseres Buches „Lernen mit ADS-Kindern“ präsentieren zu können. Neben kleinen Verbesserungen und Ergänzungen finden Sie in dieser 3. Auflage insbesondere eine Erweiterung des Abschnitts zum Rechnen (Kapitel 10). Unsere neuen, in der Praxis erprobten Lernstrategien sind dabei speziell auf die Bedürfnisse von Kindern mit einer Rechenschwäche ausgerichtet und lassen die traditionellen Fördermaßnahmen, die bisher vor allem zu Beginn der Grundschulzeit zum Tragen kamen, in einem neuen Licht erscheinen. Im Hinblick auf die anzuwendenden Methoden werden Sie in diesem Kapitel wieder unseren bewährten Mottos „weniger ist mehr“ und „Methoden sind kein Selbstzweck“ begegnen.

Zwischenzeitlich beobachten wir eine zunehmende Kooperation insbesondere mit Lehrern in Einzelkontakten, Arbeitsgemeinschaften, Fortbildungen und „Lernwerkstätten“. Diese Form der Teamarbeit zwischen Pädagogen, Psychologen und Lehrkräften bereitet den Boden für fruchtbare wechselseitige Lernprozesse. Trotz zunehmender Belastungen im Lehrerberuf, Unzufriedenheiten mit der Ausbildungssituation und Vorgaben durch Lehrpläne erleben wir hier Bereitschaft und Engagement auch für unsere ADS-Kinder. Viele Lehrer beobachten aufmerksam die Erkenntnisse der aktuellen Gehirnforschung und bemühen sich, diese im Rahmen ihres Unterrichts angemessen zu berücksichtigen. Teilweise arbeiten sie dann auch mit unseren Lernmethoden. Lehrkräfte, die ihren Unterricht auf unsere Methoden umstellen, kommen dabei zumeist zu dem Schluss: Was für ADS-Kinder taugt, taugt erst recht auch für die anderen Kinder. So werden zum Beispiel Erfolgserlebnisse für den Bereich der Rechtschreibung mit den Grundmethoden Abfotografieren und Wortbaustelle in der 2. Klasse sowie mit den Einmaleinskärtchen am Ende der 2. Klasse berichtet. Durch soliden Informationsaustausch und beidseitiges Engagement lassen sich auch Eltern hier mit „ins Boot holen“. Väter basteln Lernkarteien, Mütter beschriften die Kärtchen für ihre Kinder.

Für unsere ADS-Kinder ist erfreulich, dass es immer häufiger gelingt, Vereinbarungen zwischen Eltern und Lehrern dahingehend zu treffen, dass Hausaufgaben sinnvoller werden können: So lassen sich beispielsweise Lehrer vermehrt darauf ein, dass ADS-Kinder nur noch einen Teil der schriftlichen Hausaufgabe erledigen, sofern sie während der restlichen Zeit gemeinsam mit ihren Eltern mit effektiven nichtschriftlichen Lernmethoden arbeiten. Sie wissen ja: „Nicht im Heft soll es stehen, sondern im Kopf des Kindes“.

Von manchem psychologischen Kollegen haben wir bei Fortbildungen oder Vorträgen des Öfteren die skeptische Rückfrage erhalten, ob sich unser Konzept, Eltern im Team mit ihren Kindern so intensiv mit in den Lernprozess einzubinden, denn überhaupt in die Realität umsetzen lasse? Viele Eltern wissen hierauf folgende Antwort zu geben: ADS-Kinder benötigen viel Zeit, insbesondere im Umgang mit der Hausaufgaben- und Lernsituation. Durch den Einsatz von einfachen aber effektiven Lernmethoden wird diese Zeit besser genutzt, ja zum Teil sogar verkürzt. Damit wird sie für alle Beteiligten weniger aufreibend und kann zudem erfolgreicher gestaltet werden.

In diesem Sinne möchten wir Ihnen unser Buch auch weiterhin als einen guten und nutzbringenden Lernbegleiter für Ihre ADS-Kinder empfehlen.

Würzburg, im Sommer 2004 *Armin Born und Claudia Oehler*

Vorwort zur 2. Auflage

Mit der Veröffentlichung unseres Buches hatten wir im Herbst 2002 den Wunsch verbunden, Eltern, Lehrern und anderen Therapeuten hilfreiche Konzepte an die Hand zu geben, um ADS-Kinder in ihrem Lernprozess wirkungsvoll zu unterstützen. Die durchweg positive Resonanz der Leser und Leserinnen unseres Buches hat uns außerordentlich gefreut. Nach etwas mehr als zwölf Monaten dürfen wir hiermit bereits eine Neuauflage vorlegen. Diese haben wir um ein Kapitel ergänzt, das Abspeicher- und Lernprozesse aus der Sicht der modernen Gehirnforschung darstellt (Kapitel 4). Aktuelle Forschungsergebnisse bestätigen, dass sicheres Behalten von Lernstoff nur durch regelmäßiges Wiederholen in kleinen Portionen stattfinden kann.

Seit dem Erscheinen der ersten Auflage unseres Buches haben wir in vielen Lehrerfortbildungen zahlreiche Rückmeldungen erhalten. Lehrer bestätigen dabei immer wieder, dass die von uns vorgeschlagenen Lernmethoden nicht nur bei Kindern mit ADS hilf- und erfolgreich sind. Besonders unser Leitprinzip „weniger ist mehr" stößt auf große Zustimmung. Unsere Grundaussage „Methoden sind kein Selbstzweck, sondern müssen dahingehend überprüft werden, was sie jeweils im Gehirn hinterlassen" macht viele Pädagogen nachdenklich. Unsere Fortbildungskurse haben uns zugleich noch einmal die besonderen Schwierigkeiten der Lehrer und Lehrerinnen deutlich werden lassen: Diese erleben sich zwischen den Anforderungen ihrer Lehrpläne und den nun noch schnelleren Themen- und Methodenwechsel einerseits und der Erkenntnis der fehlenden bzw. mangelnden Automatisierungen des Wissens ihrer Schüler in den Grundfertigkeiten andererseits zunehmend zerrissen. Insbesondere in der Arbeit mit schwächeren Schülern fühlen sie sich häufig allein gelassen und wünschen sich mehr Unterstützung, da dieser Bereich in ihrer Aus- und Fortbildung bislang zu wenig thematisiert wurde.

Im Bereich der Bildungsforschung scheint langsam die Bedeutung der Automatisierung im Bereich der Basisfertigkeiten wiederentdeckt zu werden. Elsbeth Stern, Professorin für Bildungsforschung, fordert so zum Beispiel eine „hochgradige Automatisierung" (2003) in allen Bereichen. „Das Beherrschen des Einmaleins gehört ebenso dazu wie das Erkennen von Schaubildern oder das Vokabellernen in der Fremdsprache." Aber, so die Wissenschaftlerin, „Automatisierung braucht Zeit", was in unseren Lehrplänen und damit in unserer Schulwirklichkeit nicht in ausreichendem Maße berücksichtigt wird.

In den Rückmeldungen, die uns Eltern beim Lesen und Ausprobieren unserer Lernmethoden gegeben haben, findet sich immer wieder der Aspekt der Entlastung. Eltern sind besonders darüber erleichtert, dass kleine Lerneinheiten ausreichen, um ihre Kinder langfristig zu unterstützen. Dies wird auch durch die empirische Forschung (Mannhaupt 2003, S. 97) bestätigt. Eltern erleben, dass die von uns vorgestellten Methoden ihren Kindern Spaß machen, und sie erstmals sogar bereitwillig üben. Von den Kindern wurden Erfolge in Bereichen erfahren, in denen sie selber und ihre Eltern schon häufig alle Hoffnung aufgeben hatten.

Beim Durcharbeiten unseres Buches ist den Eltern bewusst geworden, dass wir von ihnen sehr viel verlangen. Neben Wissen und Techniken benötigen sie vor allem eine hohe Einsatzbereitschaft und Konsequenz in der Durchführung des Lernalltages. Auch hier haben wir viele Rückmeldungen erfahren. So berichten Eltern, dass sie nach einer schwierigen Übergangszeit die neue Strukturierung des Alltages letztlich als überaus hilfreich erleben. Manche Mütter und Väter erkannten sich auch in ihren Kindern wieder. Zum Teil wurden Feststellungen getroffen wie: „Ich lerne jetzt selbst wirklich Disziplin – was sich für uns alle sehr positiv auswirkt."

Mit der zweiten Auflage verbinden wir auch weiterhin den Wunsch, Eltern, Lehrern und Therapeuten ein guter Wegbegleiter für ADS-Kinder beim Lernen zu sein. Wie zuvor hoffen wir auf eine konstruktive Auseinandersetzung in der aktuellen Diskussion um Lernen und Bildung zum Wohle unserer ADS-Kinder und aller anderen Kinder.

Würzburg, im Herbst 2003 — *Armin Born und Claudia Oehler*

Geleitwort

Es gibt zur Zeit kaum eine andere psychische Störung, die mehr als die Aufmerksamkeitsdefizit- und Hyperaktivitätsstörung (ADHS) in der öffentlichen Diskussion steht. Alleine in den letzten fünf Jahren wurden über 50 Bücher zu diesem Syndrom sowie unzählige Presse- und Medienbeiträge veröffentlicht. Das große Interesse an dieser Problematik hängt mit dem Umstand zusammen, dass ADHS momentan das häufigste kinderpsychiatrische Krankheitsbild mit weit reichenden Konsequenzen für den weiteren Lebensweg der betroffenen Kinder und deren Familien ist. Die Erkrankung zählt zu den häufigsten Anlässen, weshalb Kinder und Jugendliche in kinder- und jugendpsychiatrischen sowie kinderärztlichen Praxen, Erziehungsberatungsstellen und schulpsychologischen Sprechstunden vorgestellt werden. In vielen Fällen ist es darüber hinaus gut belegt, dass das Störungsbild bis ins Erwachsenenalter weiterbesteht.

Um ADHS bei Kindern und Jugendlichen wirkungsvoll zu begegnen, ist es notwendig, dass verschiedene Berufsgruppen wie die der Ärzte, Pädagogen, Psychologen, Lehrer etc. zusammenarbeiten. Eine gelungene Kooperation setzt voraus, unterschiedliche Blickwinkel in Diagnostik und Behandlung miteinander in Einklang zu bringen.

Besonders die pharmakologische Behandlung der betroffenen Kinder und Jugendlichen wird in der Öffentlichkeit, aber auch in Teilen der medizinischen und psychologischen Fachwelt äußerst kontrovers und auch emotional diskutiert. Ausgelöst wurde dies u. a. durch rapide gestiegene Verordnungszahlen in Deutschland. In die Kritik geraten sind hier eine zum Teil unzureichende Diagnostik sowie die nicht ausreichende Überprüfung der Medikamenteneffekte und eine fehlende individuelle Dosiseinstellung und -anpassung. Auch mangelt es häufig an der Einbindung der medikamentösen Behandlung in ein *multimodales Behandlungskonzept*, wie es die Leitlinien der Deutschen Gesellschaft für Kinder- und Jugendpsychiatrie und Psychotherapie fordern.

Wenn Eltern betroffener Kinder die Praxis des Kinder- und Jugendpsychiaters aufsuchen, sind es in der Regel zwei Hauptproblembereiche, die ihnen und den Kindern das Leben schwer machen. Zum einen sind es *Verhaltensprobleme*, die oft bereits im Kindergarten durch eine ausgeprägte motorische Unruhe, Dominanzstreben, eine geringe Frustrationstoleranz, der Unfähigkeit richtig zu spielen und vielen Auseinandersetzungen deutlich werden. Diese Verhaltensprobleme setzen sich dann in der Schule zumeist durch die Unruhe und den Ärger fort, den die Kinder in das Klassenzimmer tragen. Mit Gleichaltrigen und den Geschwistern gibt es viele Schwierigkeiten. Eltern sind oft verzweifelt, Mütter fühlen sich zum Teil völlig überfordert.

Zum anderen sind es *Lern- und Leistungsprobleme*, die Eltern und Kinder verzweifeln lassen. Trotz normaler Intelligenz mehren sich bereits zu Beginn der

Grundschulzeit Misserfolge und Frustrationen – Leistungsdefizite in den Grundfertigkeiten Lesen, Schreiben und Rechnen entstehen. Es ist die besondere Ausgangslage der Kinder wie die begrenzte Kapazität ihres Kurzzeitgedächtnisses, ihre kurze Aufmerksamkeitsspanne, ihre geringe Motivation für „langweilige Lerninhalte", ihre niedrige Frustrationstoleranz, ihre hohe Impulsivität sowie ihre graphomotorischen Probleme, die schulische Misserfolge, Vermeidungsverhalten und in deren Folge große Lerndefizite entstehen lassen.

Die Kernsymptomatik des ADHS führt sehr häufig zu Lern- und Leistungsproblemen im schulischen Bereich. Unserer Erfahrung nach können diese Schwierigkeiten ihrerseits die Grundsymptomatik wiederum verstärken. Das Kind wird im Unterricht oder bei den Hausaufgaben noch unkonzentrierter und unruhiger, das soziale Verhalten aufgrund der erlebten Misserfolge noch auffälliger. Werden wir als Kinder- und Jugendpsychiater mit diesen Problemen konfrontiert, suchen wir nach geeigneten Ansatzpunkten zur Verbesserung der Symptomatik. Unser primäres Handwerkszeug ist jedoch kein pädagogisches, sondern ein ärztliches. Bei massiven Beeinträchtigungen gilt es, medikamentös zu behandeln. Ist eine Verschlechterung jedoch durch Lern- und Leistungsprobleme mit verursacht, ist die alleinige Erhöhung der Medikamentendosis kritisch zu beurteilen. Hier ist eine Behandlung im Rahmen eines multimodalen Gesamtkonzeptes gefordert.

Begründet wird diese Forderung nicht zuletzt durch die Ergebnisse der MTA-Studie. Es handelt sich hier um die größte Behandlungsstudie zu diesem Krankheitsbild, bei der in den USA unterschiedliche Behandlungsmethoden hinsichtlich ihrer Effektivität miteinander verglichen wurden. Die Ergebnisse weisen darauf hin, dass die signifikant effektivste Behandlungsmethode die *Kombination* von genau kontrollierter *medikamentöser und verhaltenstherapeutischer Behandlung* ist.

Bemerkenswert ist, dass im Vergleich zu einer rein pharmakologischen Behandlung bei der Kombinationstherapie im Durchschnitt eine geringere Dosierung erforderlich war, um hinsichtlich einer Symptomverbesserung die „optimale Wirkung" zu erreichen. Während bei der medikamentösen Behandlung durchschnittlich 38,1 mg Methylphenidat eingesetzt werden musste, erniedrigte sich die Tagesdosis bei der Kombinationstherapie auf 31,1 mg.

Wie wird eine erfolgversprechende Behandlung des ADHS in der Praxis aussehen?

An dieser Stelle ist auf ein sehr effektives Modell hinzuweisen, in dessen Rahmen wir als Kinder- und Jugendpsychiater in der ambulanten Praxis tätig sein können. Es handelt sich um die *Sozialpsychiatrie-Verordnung*. Die Sozialpsychiatrie-Verordnung (gültig seit dem 1. Juli 1994) dient der Förderung und Vernetzung der ambulanten kinder- und jugendpsychiatrischen Tätigkeit und insbesondere der interdisziplinären Zusammenarbeit verschiedener Berufsgruppen (Diplom-Psychologen, Diplom-Pädagogen, Heilpädagogen, Sozialpädagogen etc.) unter Leitung des niedergelassenen Kinder- und Jugendpsychiaters. Die Kooperation mit den verschiedenen Professionen – so auch mit den Lehrern unserer ADHS-Kinder – setzt voraus, dass wir als Kinder- und Jugendpsychiater Wissen darüber erwerben, welche Maßnahmen auf welchem Gebiet für die betroffenen Kinder und Jugendlichen grundsätzlich von Nutzen sind. Eine effiziente Kooperation mit Schule und Eltern ist beispielsweise ohne ein entsprechendes Hintergrundwissen über Lernprozesse und effiziente Lernwege schwer möglich.

Durch die langjährige enge Zusammenarbeit mit Kolleginnen und Kollegen anderer Berufsgruppen haben wir als Kinder- und Jugendpsychiater(in) im Laufe der Jahre gelernt, unseren Blickwinkel zu erweitern und ADHS-Kinder und ihre Familien ganzheitlich zu betrachten. Dieser Prozess ist nicht ohne Auswirkung auf unsere Behandlungskonzeption der Lern- und Leistungsprobleme von Kindern und Jugendlichen mit ADHS geblieben: Diese sollte sich stets durch eine multimodale Vorgehensweise kennzeichnen.

Hier haben wir von den Autoren des vorliegenden Buches viel lernen und erfahren dürfen. Wir haben Verständnis darüber erworben, wie Lernprozesse im Allgemeinen und im Besonderen bei ADHS-Kindern ablaufen. Uns wurde in genauer Weise bewusst, mit welchen Schwierigkeiten an welchen besonderen Stellen ADHS-Kinder beim Lernen zu kämpfen haben. Vor allem waren es die konkreten Vorgehensweisen und ausgezeichneten Lerntipps und Materialien der Autoren, von deren großen Nutzen wir uns in der praktischen Arbeit immer wieder neu überzeugen konnten. Sie haben unseren „ärztlichen Handwerkskoffer“ durch pädagogische und psychologische Gedanken und Strategien enorm erweitert und unsere tägliche Praxisarbeit damit entscheidend bereichert.

Das ADHS ist mit erheblichen individuellen Belastungen der Kinder und ihrer Eltern verbunden. Das ADHS ist jedoch darüber hinaus ebenso mit großen gesamtgesellschaftlichen Gesundheitskosten verknüpft. Es ist deshalb konsequent und erfreulich, dass die Autoren im Folgenden immer wieder auf die Ressourcen und Möglichkeiten der Eltern hinweisen, gemeinsam mit ihren betroffenen Kindern deren Lern- und Leistungsprobleme zu bewältigen.

Eltern, die ihre Kinder unterstützen möchten, werden in diesem Buch viele Wege finden, die sie für und mit ihren Kindern gewinnbringend einsetzen können. Gemeinsame Erfolge sind auf diese Weise vorprogrammiert.

Wir wünschen dem vorliegenden Buch, das unseres Erachtens eine wichtige Lücke der zahlreichen, vorrangig auf den Umgang mit Verhaltensproblemen ausgerichteten Elternratgebern schließt, guten Erfolg.

Petra Kreienkamp
Fachärztin für Kinder- und Jugendpsychiatrie

Dr. med. Klaus-Ulrich Oehler
Facharzt für Kinder- und Jugendpsychiatrie und Psychotherapie, Neurologie und Psychiatrie

Einleitung

Dieses Buch beschäftigt sich mit ADS-Kindern und ihren Lern- und Leistungsproblemen. Aus unserer langjährigen praktischen Tätigkeit mit diesen Kindern und ihren Eltern möchten wir möglichst einfache und effektive Wege aufzeigen, um aus dem oft bestehenden Teufelskreis Lernstörungen auszusteigen. Aufgrund ihrer besonderen Voraussetzungen leidet ein Großteil der ADS-Kinder unter Lernproblemen. Gängige Lernmethoden in unseren Schulen passen oft nicht zu den Besonderheiten der ADS-Kinder, so dass schnell schulische Defizite und psychische Folgeprobleme entstehen.

Dies gilt insbesondere für das Erlernen der Grundfertigkeiten im Rechnen, Schreiben und Lesen. In den Basisfertigkeiten entstehen oft sehr frühzeitig, manchmal bereits in der ersten Grundschulklasse Lücken. Nachfolgender Lernstoff kann nicht mehr beherrscht werden, da das „Fundament" wackelig ist. Dies ist dann häufig der Beginn von Teufelskreisen, in deren Folge Kinder ihre Defizite wahrnehmen und ihre Motivation und ihr Selbstwertgefühl zu sinken beginnen. In der wissenschaftlichen Literatur wird das gemeinsame Auftreten von Lese-/Rechtschreibschwächen und -störungen oder von Rechenschwächen und -störungen mit einer Aufmerksamkeitsproblematik häufig beschrieben. Auch wissen wir, dass durch die Leistungsprobleme und die erlebten ständigen Misserfolge emotionale Störungen und frühe Verhaltensauffälligkeiten entstehen, die wiederum den weiteren Lebensweg maßgeblich, und zwar in ungünstiger Weise, mit beeinflussen können.

Mit diesem Buch möchten wir dazu beitragen, Eltern, Lehrern sowie anderen Personen, die täglich mit ADS-Kindern zu tun haben, Hilfen für einen frühzeitigen „Ausstieg" aus dem Teufelskreis Lernstörungen anzubieten.

Wir haben uns entschieden, in diesem Buch die Bezeichnung ADS (Aufmerksamkeits-Defizit-Syndrom) zu verwenden und fassen darunter alle Kinder zusammen, die nach dem Amerikanischen-Diagnose-Schlüssel DSM-IV (Diagnostisches und Statistisches Manual psychischer Störungen) unter einer Aufmerksamkeitsdefizit- und Hyperaktivitätsstörung leiden. Hier unterscheidet die Amerikanische Psychiatrische Gesellschaft drei Typen:

- einen Mischtyp
- einen vorwiegend unaufmerksamen Typ
- einen vorwiegend hyperaktiv-impulsiven Typ

Der Begriff *ADS* steht somit für eine Verkürzung des amerikanischen Begriffes ADD/ADHD (Attention-Deficit-Disorder – Attention-Deficit-Hyperactivity-Disorder).

Wenn wir explizit von *ADD*-Kindern sprechen, dann meinen wir Kinder des vorwiegend unaufmerksamen Typus ohne Hyperaktivität. Diese Kinder werden auch als hypoaktiv bezeichnet und fallen weniger durch impulsives, ungesteuertes Verhalten und den damit verbundenen Sekundärproblemen auf, sondern mehr durch Aufmerksamkeitsprobleme und den dadurch bedingten Lern- und Leistungsproblemen. Diese wiederum führen häufig zu weiteren Problemen im emotionalen Bereich. Hier sind Mädchen und Jungen betroffen, während vom vorwiegend hyperaktiven-impulsiven Typ mehr Jungen betroffen sind. Den Begriff *ADHD* verwenden wir in Abgrenzung zu ADD und meinen damit den Typus, bei dem eine deutlich hyperaktiv-impulsive Komponente vorherrscht. Beiden Typen gemeinsam ist aber eine Problematik im Bereich der Aufmerksamkeit. Unaufmerksame Kinder machen häufig Flüchtigkeitsfehler, können ihre Aufmerksamkeit nicht lange aufrecht erhalten, scheinen oft nicht zu zuhören, haben Schwierigkeiten, ihre Aufgaben und Aktivitäten zu organisieren, vermeiden dann auch oft geistige Anstrengungen, verlieren häufiger etwas, lassen sich leicht ablenken und sind bei Alltagstätigkeiten vergesslicher als andere Kinder. Dies führt oft zu stundenlangen Hausaufgaben, zu vermehrten Ängsten und Stimmungsschwankungen sowie Schuldgefühlen.

Die Feststellung eines ADS sollte in sehr verantwortlicher Weise vorgenommen werden. Deswegen sollte die Diagnostik des Störungsbildes ADS auf umfassende Weise erfolgen und nur von Kinder- und Jugendpsychiatern in Zusammenarbeit mit Psychologen oder besonders ausgebildeten Kinderärzten durchgeführt werden.

Zu einer aussagekräftigen Diagnostik gehört eine neurologische Untersuchung (einschließlich EEG), die Überprüfung der Fein- und Grobmotorik, die Erhebung der Anamnese und der störungsspezifischen Entwicklung des Kindes, eine umfassende Leistungsdiagnostik mit Überprüfung der intellektuellen Möglichkeiten sowie der Feststellung von eventuellen Teilleistungsstörungen. Eine testpsychologische Erfassung der emotionalen Situation des Kindes sowie ausreichende Kenntnis über die familiäre Situation, Erziehungskompetenzen der Eltern und Erhebung des schulischen Werdeganges der Kinder sind ebenso unabdingbar.

Mit diesem Buch möchten wir neben den *Eltern* besonders auch die *Lehrer* ansprechen.

Lehrer sind mit immer mehr „Problemkindern" in ihrem Schulalltag konfrontiert. Das Studium bereitete sie jedoch in Bezug auf die Problematik von ADS-Kindern nicht einmal auf den pädagogischen Umgang mit deren vielfältigen Verhaltensproblemen vor. Ihre spezifischen Lernprobleme waren erst recht nicht Gegenstand der Lehrerausbildung. Somit bekommen Lehrer in ihrer Berufswirklichkeit viel aufgebürdet. Sie erleben sich oft „eingeklemmt" zwischen Lehrplänen und Lehrplanänderungen, der Begutachtung durch ihre Schulräte, der Konfrontation und Auseinandersetzung mit unterschiedlichsten Standpunkten der Eltern ihrer Schulkinder sowie der Erfüllung ihrer tagtäglichen Arbeit. Nun ist auch noch die PISA-Studie in aller Munde, eine nicht beneidenswerte Situation für die Schule.

Mit diesem Buch möchten wir alle Personengruppen, die mit ADS-Kindern umgehen, auf die Problematik Lernstörungen aufmerksam machen und erste Lösungsschritte aufzeigen, sowie zu deren Weiterentwicklung anregen.

Lehrern, Therapeuten und Pädagogen möchten wir den *Blick für die Gefahrenstellen* beim Lernen mit ADS-Kindern schärfen. Die von uns dargestellten und erprobten Lerntipps sind als Beispiele zu verstehen, wie die notwendigen Grundprinzipien beim Lernen mit ADS-Kindern umgesetzt werden können.

Die von uns entwickelten Lernmethoden beinhalten alle gerade in der Anfangszeit interaktive Momente, d.h. sie werden *gemeinsam* von Eltern und Kindern durchgeführt. ADS-Kinder können schlecht alleine lernen – dies ist eine Erfahrung, die insbesondere die Mütter bestätigen können. Lässt man ADS-Kinder mit der Lern- oder Hausaufgabensituation alleine, passiert in der Regel relativ wenig. Um erfolgreich zu sein, müssen Lerntipps diese mangelnde Steuerungs- und Strukturierungsfähigkeit von ADS-Kindern berücksichtigen und natürlich auch mithelfen, motivatonale Anreize durch die Interaktion zwischen Eltern und Kindern zu schaffen.

Wir verstehen unsere Lernhilfen für ADS-Kinder als einen ersten Schritt. *Ziel* bleibt die *Weiterentwicklung angemessener Lernmethoden* (unter der Prämisse „weniger ist mehr"). Selbstverständlich sollte bei der Auswahl der Methoden immer das einzelne Kind und dessen Notwendigkeiten betrachtet werden.

Wir möchten zur Weiterentwicklung von Lernmethoden innerhalb des von uns aufgezeigten Rahmens anregen, möchten aber stets kritisch hinterfragen, ob bei den jeweiligen Lernmethoden, die ja Mittel zum Zweck, d.h. zum Behalten von neuem Lernstoff sein sollen, dieser auch tatsächlich behalten wird. Analysieren wir gängige schulische und auch bei anderen Kindern bewährte Lernmethoden, so müssen wir gerade bei ADS-Kindern immer wieder fragen, ob das Ziel, nämlich das Behalten, erreicht wird.

Mit diesem Buch möchten wir die Notwendigkeit der *Kooperation* aller mit ADS-Kindern Betrauten unterstreichen.

Unser Praxisalltag zeigt uns, dass es ohne die Zusammenarbeit zwischen Eltern, Lehrern und Therapeuten nicht geht:

- Lehrer möchten in ihrer Arbeit erfolgreich sein,
- unsere ADS-Kinder möchten in der Schule besser werden,

- Eltern machen sich Gedanken über die Entwicklung ihrer Kinder und sind oftmals bereit, viel zu investieren und sich zu engagieren.

Uns geht es darum, gerade in Zeiten zunehmend begrenzter Gelder im Gesundheitssystem, im Alltag die *Ressourcen aller Beteiligten besser zu nutzen*: Dies betrifft die Zeit, Energie und Motivation des betroffenen Kindes, die Bereitschaft der Eltern und das Bemühen der Lehrkräfte.

Die verstärkte Kooperation von Schule und Elternhaus wird nun auch als Reaktion auf die PISA-Studie beispielsweise vom Bayerischen Staatsministerium für Unterricht und Kultus im Rahmen der zentralen Eckpunkte der Bildungsoffensive Bayern gefordert. Es wird in Übereinstimmung mit unserer Sichtweise auf die herausragende Bedeutung der Grundschule für die *Vermittlung „eines festen Fundamentes“* in den Grundlagenfächern hingewiesen. Unserer Beobachtung nach sind die Erfahrungen der Kinder im Umgang mit den Grundfertigkeiten in Deutsch und Mathematik prägend für ihr Selbstkonzept, damit auch prägend im Hinblick auf den Erwerb von Fähigkeiten, die letztendlich die Bewältigung von komplexeren Aufgabenstellungen im weiteren schulischen und beruflichen Werdegang ermöglichen.

Auch mit als Reaktion auf die PISA-Studie wird von kultuspolitischer Seite häufig ein „neuer“ Begriff von Bildung propagiert. Dabei wird Bildung als das Vermögen verstanden, Lernen selbst steuern und Probleme selbst lösen zu können und nicht vorgegebene Lösungen zu wiederholen. Hierbei sollte jedoch bedacht werden, dass Kinder, bevor sie forschend und kreativ lernen und Probleme lösen können, zunächst einmal ihr Handwerkszeug, die Grundfertigkeiten, beherrschen müssen. Das Fundament im Sinne verlässlicher Basiskenntnisse und Kompetenzen im Bereich Deutsch, Mathematik und der Naturwissenschaften muss zuvor in solider Weise gefestigt worden sein.

ADS-Kinder stellen eine große Herausforderung an die pädagogische Kompetenz der Lehrkräfte dar. Die besonderen Lernvoraussetzungen der ADS-Kinder könnten Anlass zur Reflexion über Lernmethoden sein. Diese Reflexion wiederum schärft die pädagogische Kompetenz. Wenn es gelingt, ADS-Kinder zu Erfolgen zu führen, dann sicherlich erst recht nicht betroffene Kinder. Dies dürfte sowohl für einen angemessenen Umgang mit Auffälligkeiten und Defiziten im Verhaltensbereich, als auch im Lernbereich gelten.

Eltern, Lehrer, Psychologen und Ärzte benötigen *ein fundiertes Hintergrundwissen zum Thema Lernen*, wenn sie ADS-Kindern helfen möchten, da die Auswirkungen der Lernstörungen für den weiteren Lebensweg mindestens genauso ernst zu nehmen sind wie die Auswirkungen von Verhaltensstörungen.

Mit diesem Buch möchten wir den genannten Personengruppen eine Richtung, einen Rahmen vorgeben, auf welche Weise Lernen mit dem ADS-Kind gestaltet werden kann. Ihrer eigenen Kreativität sind jedoch, wenn sie vor dem Hintergrund dieser Vorgaben reflektiert wird, keine Grenzen gesetzt. Mit den von uns aufgezeichneten Wegen haben wir viele gute Erfahrungen mit betroffenen Kindern und deren Eltern gemacht. Selbstverständlich ist es im Einzelfall immer auszuprobieren, ob bestimmte Maßnahmen für das einzelne Kind passen und taugen. Führen sie zu Erfolgen, lohnt es sich, den gleichen Weg in konsequenter Weise weiter fortzuführen. Taugen sie nicht, gilt es Neues auszuprobieren und nicht nach dem Motto „mehr desselben“ zu verfahren – d. h., was nicht funktioniert, sollte auch beiseite gelegt werden.

Ist schulisches Lernen erfolgreich, ist das toll! Dann nämlich taugt es. Sind jedoch Leistungsschwächen im bzw. durch schulisches Lernen entstanden, sollte man möglichst schnell die Lernmethoden und Vorgehensweisen überdenken, die zu entsprechenden Defiziten geführt haben. Dies sollte stets vor dem Hintergrund des Wissens über die ADS-Symptomatik, d.h. der besonderen Voraussetzungen dieser Kinder geschehen. Dann gilt es neue Wege und Verfahren auszuprobieren, jedoch nicht wahllos. Neue Lernmethoden sollten stets auf der Grundlage der speziellen Möglichkeiten aber auch Grenzen der ADS-Kinder sowie den grundsätzlichen Voraussetzungen beim Einprägeprozess ausgewählt werden.

Ihr Wegweiser für dieses Buch

Möglicherweise haben sie als Eltern, als Lehrer, als Psychologen oder Kinder- und Jugendpsychiater unterschiedliche Interessen, wenn sie dieses Buch lesen. Aus diesem Grunde haben wir uns bemüht, die mehr praxisorientierten Teile, d.h. die konkreten Lerntipps, die besonders für die Eltern interessant sind, am Seitenrand grau zu unterlegen.

Ausführliche und zum Teil anspruchsvolle Erklärungsmodelle zu den einzelnen Fertigkeiten im Bereich Lesen, Schreiben, Rechnen sowie Überblicksdarstellungen zum aktuellen Wissensstand der entsprechenden Themen dürften besonders für Lehrer, Psychologen, Ärzte und Heilpädagogen interessant sein. Diese Teile haben wir weiß belassen.

Das Buch gliedert sich in drei Teile

Teil 1 liefert Ihnen theoretische und praktische Grundlagen zu den besonderen Voraussetzungen der ADS-Kinder im Hinblick auf schulisches Lernen sowie Basiswissen zum Thema Informationsaufnahme, Vergessen und Behalten.

In *Teil 2* finden Sie allgemeinere günstige Lerntipps für ADS-Kinder, methodische Grundprinzipien, mögliche Hilfestellungen durch die Eltern, sowie Hinweise zur Lernsituation von ADS-Kindern im Rahmen eines reformpädagogisch orientierten Unterrichts.

Teil 3 geht auf die Grundlagenfächer Rechnen, Rechtschreibung, Lesen, Aufsatzschreiben, die Lernfächer sowie das Fach Englisch ein. Zu jedem Fach liefern wir Ihnen hier aktuelles grundlegendes Hintergrundwissen sowie störungsspezifische Erklärungsmodelle, die dem neuesten Forschungsstand entsprechen. An die jeweils theoretischen Vorspanne schließen sich konkrete Lernhilfen für das jeweilige Fach an, die wir mithilfe von Abbildungen möglichst anschaulich dargestellt haben.

Sie müssen also nicht das ganze Buch von vorne bis hinten studieren, sondern können bei Bedarf direkt zu den einzelnen für Sie relevanten Fächern übergehen und sich hier gezielte Anregungen heraussuchen. Zusätzlich haben wir in unserem Inhaltsverzeichnis die praxisbezogenen Abschnitte mit den allgemeinen Tipps zum Lernen und den konkreten Übungsmöglichkeiten grau unterlegt.

An dieser Stelle möchten wir den ADS-Kindern und ihren Eltern danken, die wir nun seit circa zehn Jahren in Einzelgesprächen und in Trainingsgruppen betreuen. Von „unseren“ ADS-Kindern, aber auch von unseren eigenen Kindern Anja und Tommy sowie Johanna und Philipp, durften wir viel lernen. Aufgrund der Möglichkeit, sie intensiv begleiten, beobachten, mit ihnen Neues ausprobieren zu können und sich über Erfolge und kleine Fortschritte gemeinsam freuen zu dürfen, ist ein fruchtbarer hoffnungsvoller Weg entstanden, der die Chancen erhöht, das Leben gut meistern zu können.
Unser Dank gilt ebenso den Lehrerinnen und Lehrern, mit denen eine erfolgreiche Zusammenarbeit gelang.

Inhalt

Vorwort zur 6. Auflage V
Vorwort zur 3. Auflage VII
Vorwort zur 2. Auflage IX
Geleitwort XI
Einleitung XIV
Ihr Wegweiser für dieses Buch XIX

Teil I: Grundlagenwissen 1

Kapitel 1: Leistungs- und Lernprobleme bei ADS Kindern – Typische Beispiele 3

Kapitel 2: Besondere Leistungsprobleme bei ADS-Kindern 7

1. Welche Besonderheiten sehen Sie als Eltern in der Lern- und Hausaufgabensituation Ihrer Kinder? 7
2. Was sieht die Lehrerin bzw. der Lehrer bei Ihrem Kind im Unterricht? 8
3. Was sehen Psychologen in Testverfahren in der Praxis? 10
4. Wie passt die Schulwirklichkeit zu der besonderen Ausgangssituation von ADS-Kindern? 11
5. Zur aktuellen Forschungslage 12

Kapitel 3: Wie funktionieren Abspeicherprozesse? 15

1. Die Informationsaufnahme 15
2. Das Behalten 16
3. Vergessen ist leicht – Behalten ist schwer 21
4. Mit allen Sinnen lernen 22

Kapitel 4: Lernen aus der Sicht der aktuellen Gehirnforschung 26

1. Wie haben wir uns die so genannte neuronale Ebene in unserem Gehirn vorzustellen? 26
2. Wie ist unser Gedächtnis organisiert? 28
3. Wie sieht der Grundvorgang im Gehirn aus, der zum dauerhaften Behalten führt? 29
4. Wie funktioniert die Informationsweiterleitung auf neuronaler Ebene? 31
5. Wie wird aus dieser „flüchtigen“ Signalweitergabe ein dauerhaftes Erinnern? 31

6. Was geschieht, wenn uns bestimmte Fertigkeiten, wie z. B. das Fahrrad fahren, immer schneller und besser gelingen oder uns bestimmte Aufgabenlösungen sofort einfallen? 32
7. Wie sind die Ergebnisse der modernen Gehirnforschung zu bewerten, was bedeuten sie für unseren Lernprozess? 33

Kapitel 5: Lernprobleme von ADS-Kindern – erläutert anhand des Einprägemodells 35

1. Auf die „Einstellung“ kommt es an! 35
2. Die Aufmerksamkeitsbeeinträchtigung von ADS-Kindern 36
3. Zu viele Informationen im Kurzzeitgedächtnis 37
4. Zu kurze Verweildauer im Kurzzeitgedächtnis 37
5. Einmal gekonnt – reicht das aus? 39
6. Informationen müssen richtig eingeordnet und abgespeichert werden 38

Kapitel 6: Der Einfluss der Umwelt auf Lernschwächen – wie der „Teufelskreis“ Lernstörungen entsteht 41

1. Fallbeispiel Lene 41
2. Fallbeispiel Paul 43
3. Das Teufelskreismodell 46

Teil II: Allgemeine Tipps zum Lernen mit ADS-Kindern 51

Kapitel 7: Lerntipps für ADS-Kinder im Überblick 51

1. Grundprinzipien 53
2. Mehr Strukturierung des Lernstoffes von außen 53
3. Wenige, passende Methoden und Reduktion auf das Wesentliche . . . 52
4. Der visuelle Einprägeweg ist häufig günstiger 52
5. Lernwege ohne Schreiben 54
6. Unterstützung bei den Hausaufgaben 54
7. Pausen (vor und zwischen den Hausaufgaben) 56
8. Den Sinn der Hausaufgaben wiederentdecken 57
9. Zeit- und Lernmanagement in Abhängigkeit vom Lebensalter der Kinder 57
10. Problemfeld Computer und Fernsehen 58
11. Team-Gedanke anstatt „überzogene“ Selbständigkeitsanforderungen 59

Kapitel 8: Grundprinzipien der Lernmethoden 61

1. Weniger ist mehr 61
2. Möglichst nicht schriftlich 62
3. Regelmäßig und in kleinen Portionen 63

Kapitel 9: Mein Kind will nicht lernen – Grundprinzipien bei der äußeren Strukturierung 65

1. Vereinbarungen im Voraus treffen 65
2. Realistische Ziele setzen 66
3. Erfolge ermöglichen 67
4. Anreize schaffen 69
5. Anforderungen auch an die Eltern stellen 69

Kapitel 10: Reformpädagogisch orientierte Unterrichtskonzepte und ADS-Kinder 73

1. Leitvorstellungen 73
2. Unterrichtskonzepte 73
3. Reformpädagogisch orientierte „alternative Schulformen" 75
4. Reformpädagogisch orientierte Lernmethoden bei Lernschwächen 76

Teil III: Konkrete Lernstrategien für einzelne Fächer ... 79

Kapitel 11: Rechnen 81

1. Einleitung 81
2. Wie lernen Kinder das Rechnen? – Phasen beim Erlernen der Grundfertigkeit Rechnen 83
3. Grundsätzliche Herangehensweise bei einer Rechenschwäche 84
4. Wo liegen die größten Gefahrenstellen beim Erlernen der Rechenfertigkeiten? – Häufige Fehlstrategien von ADS-Kindern 85
5. Vorüberlegungen für eine angemessene Vorgehensweise 90
6. Konkrete Lernstrategien: Wie kann Ihr Kind üben? 93
7. Das Pyramidenspiel: Wiederholen einmal anders 111
8. Textaufgaben 114
9. Wie ist bei den weiteren Grundrechenarten vorzugehen? – Das Beispiel des Bruchrechnens 118
10. „Mindmap" als Visualisierungshilfe 119
11. Abschließende Gedanken 120

Kapitel 12: Rechtschreibung 123

1. Einleitung 123
2. Zur aktuellen Forschungslage beim Rechtschreiblernprozess 125
3. Auch der Lernweg ist eine mögliche wichtige Ursache für die Rechtschreibschwäche 128
4. Wie kann ich Rechtschreibproblemen meines ADS-Kindes wirkungsvoll begegnen? – Grundsätzliche Vorüberlegungen 128
5. Welche Behandlung hat grundsätzlich Aussicht auf Erfolg? 129

6. Was läuft bei ADS-Kindern bei der Rechtschreibung falsch? 131
7. Gibt es hilfreiche Lernstrategien, die zu ADS-Kindern passen? 132
8. Effektive Lernstrategien und konkrete Übungsmöglichkeiten zur phonologischen Bewusstheit im Vorschulbereich bis Klasse 2 ... 134
9. Grundlegende Lerntechniken ab der 2./3. Klasse 137
10. Zusammenfassender Überblick 154

Kapitel 13: Lesen 156

1. Einleitung 156
2. Modelle des Leseprozesses – Was passiert eigentlich, wenn man liest? 157
3. Forschungsergebnisse: Der schwache Leser 160
4. Lesestörungen bei ADS-Kindern 161
5. Vorüberlegungen zum effektiven Üben 163
6. Effektive Übungsmethoden 164
7. Grundprinzipien beim Üben 165
8. Tricks 165
9. Medikation 166
10. Gefahrenstellen und Übungsformen beim Lesen 166

Kapitel 14: Das Üben von Aufsätzen 173

Kapitel 15: Die Lernfächer 176

1. Welche Hauptprobleme gibt es bei Lernfächern? 176
2. Ihr Kind kann nicht alles lernen 176
3. Wie sieht das ADS-Lernverhalten in den Lernfächern aus? 177
4. Vorbereitungen und Rahmenbedingungen für ein effektives Lernen . 177
5. Wirksame Lernschritte für ADS-Kinder 179

Kapitel 16: Lernen im Fach Englisch 183

1. Grundlegende Vorüberlegungen 183
2. Einpräge- und Übungsmöglichkeiten 183

Schlusswort 190

Zwiegespräch Lernprobleme 192

Vier Grundregeln für ein dauerhaftes erfolgreiches Lernen 195

Literatur 197

Teil I: Grundlagenwissen

Etwa 3 bis 5 Prozent aller Kinder in Deutschland sind von ADS betroffen. Dies sind ein bis zwei Kinder in jeder Schulklasse. Neben den bekannten Verhaltensproblemen führt die Kernsymptomatik des ADS – nämlich die Aufmerksamkeitsbeeinträchtigung, die erhöhte Impulsivität sowie die Hyperaktivitätsstörung – bei den Kindern auch zu erheblic|hen Lern- und Leistungsproblemen.

Genauso wie die Verhaltensprobleme, sind es ebenso die Lern- und Leistungsprobleme, die den weiteren Lebensweg des Kindes in entscheidender Weise mitbestimmen. ADS-Kinder zeigen niedrigere Bildungsabschlüsse als nicht betroffene Gleichaltrige, brechen häufiger Lehrstellen ab und weisen Teilleistungsstörungen auf. Auch Leistungsprobleme führen zu psychischen Problemen im Kindes- und Jugendalter, die sich dann bis ins Erwachsenenalter fortsetzen und dort verfestigen können. Die Entwicklung kann folgendermaßen zusammengefasst werden:

ADS führt häufig zu Leistungsproblemen

- Leistungsprobleme führen mittel- bzw. langfristig häufig zu **psychischen Problemen bzw. Verhaltensauffälligkeiten**
- ADS, Leistungsprobleme und psychische Probleme führen oft zu einer ausgeprägten **Beeinträchtigung des Lebens- und Berufsweges**
- Beeinträchtigungen des Lebens- und Berufsweges führen häufig zu **psychischen Problemen**

Kapitel 1: Leistungs- und Lernprobleme bei ADS Kindern – Typische Beispiele

Max besucht die *Jahrgangsstufe 1 der Grundschule.* In seinem Zeugnis ist folgendes zu lesen: „Max ist ein sehr aufgeweckter Schüler, der jedoch noch immer nicht in der Lage ist, dem Unterrichtsgeschehen gleichbleibend aufmerksam zu folgen. So meldete er sich nur selten, beschäftigte sich dafür aber ständig mit anderen Dingen, spielte, trieb Unfug und störte die Mitschüler in ihrer Konzentration. Wenn er einmal mitdachte, rief er seine Ergebnisse einfach in die Klasse... Max beherrscht den Zehnerübergang noch nicht. Er bleibt auf Anschauungsmaterial angewiesen. Hier müsste mehr häusliche Übung erfolgen. Insgesamt müsste sich Max deutlich besser an die Regeln im Schulalltag, insbesondere auch auf dem Pausenhof und beim Sport, halten... Max hat das Klassenziel gerade noch erreicht."

Benjamin besucht die *2. Klasse der Grundschule.* Benjamin ist verträumt, schaut in der Schule ständig in der Gegend herum, ist in seinem Arbeitstempo langsamer als die anderen Kinder und hat zudem noch eine sehr schlechte Schrift. Benjamins Lehrerin hat Zweifel, ob er das Klassenziel erreichen wird. Da Benjamin vermutlich „einfach unbegabt ist" wird demnächst eine Testung zu Vorbereitung eines Schulwechsels in die Diagnose-Förderklasse bzw. Schule zur individuellen Lernförderung durchgeführt.

Florian besucht die *2. Klasse der Grundschule.* Das Schuljahr ist fast zu Ende. Florian hat in der Schule jede Menge Probleme, Florians Mutter wird häufig zur Lehrerin zitiert, da Florian im Unterricht stört, spielt, oft in Auseinandersetzungen verwickelt ist und insgesamt sehr unruhig und impulsiv ist. Ein besonderes Problem ist das Lesen. Florian vermeidet sämtliche Leseanforderungen zuhause, während seine Klassenkammeraden bereits Bücher verschlingen. Seine Mutter möchte gerne mit ihm Lesen üben, dies ist jedoch für alle Beteiligten eine Qual und mit viel Protest und Tränen verbunden. So findet das Üben nur gelegentlich statt. Seine Mutter berichtet, dass Florian sich von Anfang an beim Lesenlernen sehr schwer getan habe. So sei ihr aufgefallen, dass er manchmal Wörter gelesen habe, die überhaupt nicht im Text gestanden hätten. Endungen oder Silben habe er häufig weggelassen. Jetzt sei sein Lesen sehr holprig, viele Wörter müsste er sich noch Buchstabe für Buchstabe erlesen, die Betonung sei sehr schlecht. Nun bekommt Florian auch Schwierigkeiten mit den ersten kleinen Textaufgaben, da er zu langsam liest. An freiwilliges Lesen ist überhaupt nicht zu denken. Florians Lehrerin beruhigt in diesem Punkt die Mutter: „Das wird schon, der Knoten wird schon noch platzen...".

Katrin besucht die *3. Klasse der Grundschule.* Sie ist ruhig, eher schüchtern, häufig verträumt. Katrin hat Schwierigkeiten im Rechnen. Trotz dieses Umstandes ist sie immer noch fleißig und übt mit ihrer Mutter und mit der Unterstützung der Lehrerin viel. Im Bereich der Subtraktion und Addition im Hunderterraum unterlaufen Katrin viele Fehler. Das Prinzip des Zerlegens hat Katrin offenbar nicht begriffen. Auch die Einmaleinsaufgaben beherrscht Katrin nur unzureichend, ihre Strategie des inneren Hochzählens dauert zu lange. Katrin ist im Kopfrechnen sehr schlecht, was sie sehr frustriert. Die ersten kleinen Textaufgaben hasst Katrin. Sie überfliegt die Aufgabenstellung, greift sich einzelne Zahlen heraus, verknüpft diese nach dem Prinzip Versuch und Irrtum. Geschriebene Zahlwörter werden überlesen. Ein systematisches Vorgehen findet nicht statt. Es fällt ihr schwer, überhaupt eine Fragestellung zur Textaufgabe zu formulieren. Katrins Lehrerin rät der Mutter: „Katrin braucht noch mehr Veranschauungsmaterial. Vielleicht wäre es günstig, einen langen Zahlenstrahl in Katrins Zimmer aufzuhängen, damit Katrin den Zahlenraum bis Hundert erst einmal richtig begreifen lernt.“ Katrin ist sehr traurig über ihr ständiges Versagen und entwickelt zunehmend mehr Angst vor jeder Form von Mathematikaufgaben.

Julian besucht die *4. Grundschulklasse*. Julian tut sich mit dem Schreiben sehr schwer. Seine Schrift ist krakelig. Während des Unterrichtes ist er sehr unruhig, spielt mit allem, was ihm in die Hände kommt und steht auch manchmal einfach auf. In der Rechtschreibung macht er viele Fehler. Julians Lehrerin rät: „Sprich das Wort beim Schreiben mit, schreibe das Wort so, wie du es hörst.“ Sie kopiert viele Arbeitsvorlagen für Julians Mutter. Auf dem Arbeitsblatt „So kannst du für die Nachschrift üben“ finden sich 25 verschiedene Methoden, unter anderem sollen die Wörter aufgebaut, Wortkästchen gezeichnet, in Geheimschrift geschrieben, die Lernwörter nach der Anzahl der Buchstaben geordnet werden... Julians Mutter versucht wenigstens, ihm die Nachschriften viermal in der Woche zu diktieren. Es ist immer ein Kampf. In diesen Nachschriften zeigt Julian schwankende Leistungen. Die gleichen Wörter werden einmal richtig und dann wieder falsch geschrieben. Bei unbekannten Diktaten hat Julian grundsätzlich eine Fünf oder eine Sechs. Julian verweigert sich immer mehr und ist kaum noch zum Üben zu bewegen. Die Mutter macht sich große Sorgen: „Hat Julian vielleicht eine Legasthenie?“

Philipp besucht die *4. Klasse der Grundschule*. Philipp ist in seiner Klasse bereits in eine Außenseiterposition gerutscht, da er sich ständig mit jedem anlegt, zum Teil recht aggressiv reagiert und den Unterricht permanent stört. Geht es auf 13.00 Uhr zu, steigt die Anspannung bei seiner Mutter. Sie fürchtet den täglichen Hausaufgabenkrieg, der sie wieder erwarten wird. Philipp tut alles, um den Beginn der Hausaufgaben hinauszuzögern. Damit Philipp überhaupt arbeitet, muss seine Mutter täglich neben ihm sitzen. Die Hausaufgaben ziehen sich in der Regel über den ganzen Nachmittag hin. Versucht Philipps Mutter, ihn auf einen Fehler hinzuweisen, so flippt er sofort aus. Philipp redet ununterbrochen und versucht seine Mutter in Gespräche und Diskussionen zu verwickeln. Kommt Philipps Vater gegen 17.00 Uhr nach Hause, ist seine Frau mit ihren Nerven völlig am Ende und die Hausaufgaben sind nur unvollständig erledigt. An zusätzliches Lernen ist so verständlicherweise nicht zu denken.

Tim besucht den *5. Jahrgang der Hauptschule*. Seine Leistungen liegen oft an der Grenze zum unterdurchschnittlichen Bereich. Tim zeigt in den Sachfächern großes Interesse, doch es mangelt ihm an Lernwillen, Fleiß und Durchhaltevermögen. Nach Auskunft der Lehrerin möchte Tim zwar gute Ergebnisse erzielen, doch möglichst ohne persönliche Anstrengung. Stehe Tim vor Problemen und dies betreffe insbesondere den Fachunterricht, blockiere er sofort, arbeite nicht oder nur zögernd und beleidigt mit. Trotzt mehrmaligen Nachfragens und häufigen Ermahnens erfährt Tims Mutter immer nur zufällig über die Mutter eines Mitschülers, wann wieder einmal eine Klassenarbeit geschrieben wurde. Tim trägt grundsätzlich die mitgeteilten Testtermine nicht in sein Hausaufgabenheft ein und weiß diese nicht, so dass eine Vorbereitung für die Klassenarbeiten gar nicht stattfinden kann. Außerdem ist Tim der Meinung, dass zusätzlich zu den schriftlichen Hausaufgaben, die er in kürzester Zeit erledigt hat, nichts weiter für die Schule zu lernen sei. So verabredet er sich schnellstmöglich mit den Worten: „Wir haben nichts mehr auf, keiner lernt etwas zusätzlich, ich bin fertig."

Peter besucht die *6. Klasse der Hauptschule*. In einem Kurzgutachten über ihn ist zu lesen, dass Peter Fehlverhalten immer bei anderen suche, sich stets als Opfer erlebe und nie eine Schwäche, eine Schuld eingestehe. Er wirke uneinsichtig und unbelehrbar. Peter sei extrem schnell abgelenkt, könne unwichtige Einzelheiten schlecht aussortieren und es falle ihm schwer, sich auf eine einzelne Sache zu konzentrieren. Auch rufe er im Unterricht häufig dazwischen, äußere abwertende Kommentare zu den Antworten der Mitschüler, greife andere Mitschüler bisweilen verbal an und verhalte sich rücksichtslos, unkameradschaftlich und neige zu Affekten. Es falle ihm äußerst schwer, still zu sitzen, Beine, Hände und Mund seien dauernd in Bewegung. Schreibutensilien, Lineale, Papiere und andere Gegenstände würden als Spielzeug benutzt. Peter besteht darauf, dass sich seine Eltern möglichst wenig in schulische Angelegenheiten einmischen. Peters Mutter fragt ihn immer mal wieder, ob sie ihn in Geschichte, Erdkunde oder Biologie abfragen solle. „Kann ich schon"! ist Peters Standardantwort. Die Leistungen in den schriftlichen Abfragen, aber auch die mündlichen Noten in den Nebenfächern sind häufig unterdurchschnittlich. Leert Peters Mutter einmal seine Schultasche aus, findet sie ein Durcheinander von Arbeitsblättern, die Peter offensichtlich nicht abgeheftet hat. Auch im Englischen gibt es wie in der deutschen Rechtschreibung Probleme. Betrachtet man die schriftlichen Abfragen der Vokabeln, ist deutlich, dass Peter nach dem Gehör schreibt (z.B. „jelau" statt „yellow"). Das Vokabellernen stellt für Peter eine Riesenbelastung dar, da die Lehrerin in bestimmten Abständen immer wieder einmal 20–25 neue Vokabeln zu lernen aufgibt, dies allerdings erst für den übernächsten Tag. Peters schriftliche Leistungen im Fach Englisch liegen im mangelhaften Bereich. Es scheint sich zu bestätigen, dass Peter offensichtlich eine Teilleistungsschwäche in der Rechtschreibung hat, dies nicht nur im Deutschen, sondern auch in der Fremdsprache.

Lisa besucht die *7. Klasse der Realschule*. Trotz ihrer ADS-Problematik waren die Leistungen in der Grundschule dank intensiver Unterstützung ihrer Eltern gut. Seit Lisa in der Pubertät ist, geht überhaupt nichts mehr. Lisas Motivation ist gleich null, die Leistungen werden immer schlechter, Defizite vor allem in den Hauptfächern werden immer größer. Am Ende des Schuljahres wird Lisa vermutlich die Realschule verlassen müssen. Sie hat einfach „keinen Bock mehr auf Schule".

Fazit
Hyper- und hypoaktive Kinder haben deutlich häufiger Leistungsprobleme als Gleichaltrige ohne ADS.

Es gilt aber zu bedenken, dass

- nicht jedes Kind mit Leistungsproblemen ADS hat, und
- nicht jedes Kind mit ADS Leistungsprobleme hat.

Kapitel 2: Besondere Leistungsprobleme bei ADS-Kindern

Neben der Primärsymptomatik, d.h. der Aufmerksamkeitsbeeinträchtigung, der Hyperaktivität sowie der Impulsivität, gibt es eine Vielzahl anderer Probleme, die bei Kindern mit ADS zusätzlich auftreten können. ADS-Kinder haben eine größere Wahrscheinlichkeit, kognitive Schwierigkeiten und Entwicklungsverzögerungen aufzuweisen, Verhaltensprobleme zu zeigen, emotionale Probleme und auch „akademische" Schwierigkeiten zu besitzen. Ihr Fortkommen in unserem Schulsystem ist schwieriger als bei anderen Kindern. Auch medizinische Komplikationen finden sich gehäuft bei ADS-Kindern.

1. Welche Besonderheiten sehen Sie als Eltern in der Lern- und Hausaufgabensituation Ihrer Kinder?

Kinder mit ADS erleben die *Hausaufgabensituation* als besonders unangenehm und anstrengend. Nach einem langen Schulvormittag müssen sie sich noch einmal konzentrieren. Dies ist aufgrund der gegenüber Gleichaltrigen geringeren Aufmerksamkeitsspanne sehr schwierig. Das Ausmaß an Ablenkbarkeit ist hoch, d.h. das Klingeln des Telefons, der Vogel, der auf dem Baum zwitschert oder das Playmobil-Männchen, das auf dem Schreibtisch liegt, sind willkommene Ablenkungen. Die Motivation ist bei den „langweiligen" Inhalten reduziert. Durch häufige Fehler steigt die Frustration.

Das *Lesen* fällt Ihren Kindern aufgrund des oberflächlichen, hüpfenden Wahrnehmungsstiles schwer: Der Blick schweift eher ab, ist nicht auf die Zeile gerichtet, die erforderlichen Blicksprünge verlaufen unkoordinierter und ungezielter, Buchstaben werden übersehen, Wortbilder werden nur schwer erkannt. Die Sinnentnahme ist manchmal gar nicht gegeben.

Auch das *Schreiben* fällt vielen Kindern schwer. Graphomotorische Schwierigkeiten, eine ungenügende Kraftdosierung und eine damit verbundene Verkrampfung der Hand machen das Schriftbild oft unleserlich und krakelig. Die Folge ist, dass das Schreiben für Ihr Kind recht anstrengend ist und dass es deshalb verständlicher Weise nicht gerne schreibt.

Die *Seh- und Hörwahrnehmung* ist oft beeinträchtigt: Für ADS-Kinder ist es schwierig, Wichtiges von Unwichtigem zu unterscheiden. Je mehr ungefilterte und unsortierte Informationen auf einmal eintreffen, um so schneller erschöpft sich die Aufnahmekapazität und der aktuelle Arbeitsspeicher (Kurzzeitgedächtnis) stürzt ab. Sie erleben, dass es Ihren Kindern schwer fällt, sich die korrekte Schreibweise von Lernwörtern einzuprägen, das Auswendiglernen ist oft mühsam, das Kopfrechnen schwierig.

Die *Selbststeuerung*, d.h. das Planen der Hausaufgaben- und Lernsituation, ist schon gar nicht alleine möglich.

Aufgrund der *emotionalen Impulsivität* entsteht bei den Kindern sehr schnell ein Frustrationsgefühl: Die Kinder verweigern, blockieren dann und Mütter und Kinder verstricken sich in einen Hausaufgabenkampf.

Für die Kinder ist es gerade noch einsichtig, dass die schriftlichen Hausaufgaben zu machen sind, weil sie vom Lehrer kontrolliert werden. Aber das zusätzliche und auch notwendige „eigentliche“ Lernen wird meist verweigert. Erschöpft von der überlangen Hausaufgabenzeit, vom Schreiben und überwältigt von der negativen Gefühlsstimmung wollen die Kinder nur noch zum Spielen. An zusätzliches Lernen nach den Hausaufgaben ist deswegen oft überhaupt nicht mehr zu denken.

2. Was sieht die Lehrerin bzw. der Lehrer bei Ihrem Kind im Unterricht?

Auffälliges motorisches Verhalten

Zum einen sehen sie Tim, der ständig herumzappelt, nicht sitzen bleiben kann, in abenteuerlicher Position auf seinem Stuhl schaukelt oder kniet und scheinbar unmotiviert im Klassenzimmer herumläuft. Dann sehen sie Lisa, die aus dem Fenster schaut, träumt und grundsätzlich nicht weiß, an welcher Stelle sich der Unterricht gerade befindet, wenn sie aufgerufen wird.

Probleme im Feinmotorischen Bereich

Die Handschrift vieler ADS-Kinder ist auffällig, d.h. Zeilen werden nicht eingehalten, die Regeln des Schreibablaufes nicht beachtet und beim Schreiben wird häufig zu starker Druck aufgewendet. Die Handschrift wirkt oft ungelenk, unregelmäßig und krakelig.

Konzentrationsschwierigkeiten

Die Lehrer sehen, dass die Kinder Schwierigkeiten haben, bei einer Aufgabe zu bleiben. Ihre Blicke wandern ständig herum, sie sehen alles, besonders, was bei anderen geschieht. Aufgaben können nicht zu Ende geführt werden, weil neue Reize wahrgenommen werden. Wichtige Signale, z.B. die Aufforderung des Lehrers, werden nur unzureichend zur Kenntnis genommen.

Qualität der Arbeiten

Die beschriebenen Schwierigkeiten wirken sich natürlich auch auf die Form und Qualität der Arbeiten aus. Die Fehlerzahl ist häufig am Anfang einer Arbeit niedrig und die Schrift besser, dies halten viele Kinder aber nicht durch. Die Fehler mehren sich dann im Verlauf und die Schrift wird schlechter. Aufgaben werden manchmal lückenhaft bearbeitet oder ganze Teile vergessen. Beim mündlichen Nacherzählen von Geschichten fallen viele Auslassungen auf, der rote Faden geht oft verloren.

Mangelhafte Problemlösestrategien

Aufgrund der kognitiven Impulsivität beginnen die Kinder manchmal schon mit der Aufgabe, bevor sie diese richtig verstanden haben. Es wird wenig systematisch und überlegt, sondern meist nach dem „Versuch-und-Irrtumsprinzip" gehandelt. Die Kinder bemerken möglicherweise die Fehler, streichen wieder durch, fangen von vorne an, machen neue Fehler und geben deshalb schneller auf als andere Kinder. So entstehen dann auch Zeitprobleme bei Klassenarbeiten und Tests.

Schwierigkeiten im sprachlichen Bereich

Aufgrund der Impulsivität reden hyperaktive Kinder häufig viel und laut und verhaspeln sich öfter als andere Kinder. Es entsteht der Eindruck, dass Gedanken nicht geordnet ausgesprochen werden können. Dies wirkt sich dann in allen Bereichen der sprachlichen Fähigkeiten und der mündlichen Mitarbeit aus.

Störungen des Unterrichts

Neben den beschriebenen Problemen im Lern- und Arbeitsverhalten finden sich die bekannten, durch die Hyperaktivität und Impulsivität bedingten Schwierigkeiten: Ein Bedürfnisaufschub fällt schwer. Es bestehen Probleme, Regeln einzuhalten. Eine emotionale Labilität bedingt überschießende Gefühlsreaktionen. Dies führt zu „Störverhalten" im Unterricht, aber auch zu massiven Probleme in der Klassengemeinschaft. Lehrer sind dann häufig belastet und geraten an ihre Grenzen. Größere Schwierigkeiten als beim Klassenlehrer ergeben sich im Grundschulbereich oft bei den Fachlehrern, deren Unterricht fachbedingt möglicherweise weniger strukturiert ist wie z.B. in Textilarbeit und Werken, Sportunterricht usw. Je weniger strukturiert die Situation ist z.B. vor dem Unterricht, beim Umkleiden in der Kabine in der Turnhalle, in den Pausen oder an Wandertagen, um so schwieriger fällt es dem ADS-Kind, sich angemessen zu verhalten.

3. Was sehen Psychologen in Testverfahren in der Praxis?

Bei allen Kindern, bei denen der Verdacht auf das Vorliegen eines ADD oder ADHD besteht, sollte routinemäßig eine ausführliche Begabungsdiagnostik sowie eine Diagnostik zum Ausschluss von Teilleistungsstörungen durchgeführt werden. Auch kommen Verfahren zur Feststellung einer möglicherweise vorliegenden emotionalen Problematik zur Anwendung.

Bei der Begabungsdiagnostik stellen wir häufiger fest, dass ADS-Kinder einen etwas niedrigeren Gesamt-IQ als ihre Altersgenossen aufweisen. Darüber hinaus unterscheiden sie sich im Profil des Testes, d. h. in den ermittelten Stärken und Schwächen, von anderen Kindern. In der Kaufman Assessment Battery for Children (1994), einem ausführlichen Begabungsdiagnostikum, stellen wir z. B. fest, dass bestimmte Untertests, die das so genannte „serielle Denken" überprüfen, schlechter ausfallen als bei anderen Kindern. Dies betrifft die Subtests „Handbewegungen", „Zahlennachsprechen" oder „Wortreihe", die insbesondere Aufschluss über die Auge-Hand-Koordination, die Aufmerksamkeitsfähigkeit und das Kurzzeitgedächtnis geben. In dem Testteil „Ganzheitliches Denken", der eher Aufschluss über die Fähigkeit, logisch und schlussfolgernd zu denken gibt, zeigen sich in der Regel keine Unterschiede. Dagegen können die Kinder auch größere Schwierigkeiten im Umgang mit verbalem Material zeigen.

Neben den Ergebnissen im Begabungstest finden sich in der Verhaltensbeobachtung oft Unterschiede zwischen ADS-Kindern und ihren Altersgenossen. Im Laufe der ca. eineinhalbstündigen Testdurchführung beobachten wir oft einen deutlichen Aufmerksamkeitsabfall. Wir finden so genannte Lückenmuster, d. h. falsche Lösungen finden sich auf allen Schwierigkeitsstufen eines Subtests. Obwohl das Kind – besonders bei Aufgabenstellungen, die Konzentrationsleistungen mit beinhalten – schon bei leichten Aufgaben „versagt", erbringt es dann auf den höheren Schwierigkeitsstufen immer wieder auch richtige Lösungen. Bei Kindern mit einer deutlichen Lernschwäche, im Sinne einer Lernbehinderung, finden sich diese Lückenmuster nicht, d. h. die Kinder zeigen hier durchgängiges Versagen bei komplexer werdenden Anforderungen.

Wir können den eher oberflächlichen und impulsiven Problemlösungsstil beobachten und das Ausmaß der Ablenkbarkeit. Ferner können wir emotionale Besonderheiten feststellen. Wir sehen, wie schnell die Kinder frustriert sind, wie viel sie sich zutrauen, wie unsicher sie sind oder wie sehr sie auf die Unterstützung und Ermutigung des Testleiters angewiesen sind.

In der Testsituation müssen wir uns darüber im Klaren sein, dass es sich um eine Eins-zu-Eins-Situation handelt, dass das Aufgabenmaterial für die Kinder oft ansprechend gestaltet ist und dass damit auch ihre Motivation steigt. Als Testleiter haben wir zugleich die Möglichkeit, die Kinder zu verstärken, d. h. ihr Arbeitsverhalten positiv zu unterstützen. Dennoch ergeben sich in der Testdiagnostik und der damit verbundenen Verhaltensbeobachtung wichtige Hinweise auf das mögliche Vorliegen einer ADS-Symptomatik.

Bei der Durchführung von Rechtschreibtests finden wir bei vielen Kindern eine Rechtschreibschwäche, d. h. ein unterdurchschnittliches Abschneiden mit zum Teil sehr vielen Regelfehlern. Auch das Lesen ist oft schlechter als bei den Altersgenossen.

In den Konzentrationstests finden sich gehäuft unterdurchschnittliche Werte. Bei manchen Kindern ergeben sich zudem in den Verfahren zur Überprüfung der emotionalen Befindlichkeit höhere Werte in der Prüfungsängstlichkeit, der allgemeinen Ängstlichkeit, der Schulunlust und der Depression.

4. Wie passt die Schulwirklichkeit zu der besonderen Ausgangssituation von ADS-Kindern?

In unserem Schulsystem soll das Kind sehr frühzeitig eigenständiges Arbeiten beherrschen. Fähigkeiten wie Selbstorganisation, partnerschaftliches Lernen und Teamarbeit werden eingefordert. Dies sind Leistungen, die jedoch Kinder mit ADS erst sehr spät und nur nach angemessener Vorbereitung erbringen können.

Im Gegensatz zu den Anforderungen erscheint der Stoffaufbau oft nicht in systematischer Weise auf den Lern- bzw. Einprägeprozess bezogen zu sein. Für ADS-Kinder sind die üblichen Lernwege zu sehr mit einer Fülle von Veranschaulichungen und unterschiedlichen Erklärungswegen sowie einer Vielfalt von Übungsformen überfrachtet. Kopiervorlagen und Arbeitsblätter werden eingesetzt, ohne dass manchmal ausreichend reflektiert wird, was damit in Bezug auf den Lern- und Einprägeprozess beim Schüler erreicht werden soll. Die Konsequenz ist bei Kindern mit besonderen Problemen, also unseren ADS-Kindern, dass die Basisfertigkeiten weder im notwendigen Maße noch in angemessener Form eingeübt und damit auch nicht ausreichend automatisiert werden können. Teilleistungsschwächen sind die zwangsläufige Folge. Dabei kann den Lehrern nicht unbedingt „Schuld" zugewiesen werden, da sie in ihrer Ausbildung überwiegend nicht auf diese speziellen Probleme vorbereitet wurden.

Neben den methodischen und didaktischen Prinzipien, die nicht zu den besonderen Lernvoraussetzungen der ADS-Kinder passen, wirken sich Lernformen wie Freiarbeit, Teamarbeit an Gruppentischen und ein möglicherweise damit verbundener häufiger Sitzplatzwechsel für diese Kinder äußerst ungünstig aus.

Durch Sanktionen bei Verhaltensproblemen von ADS-Kindern, wie Strafarbeiten, wird der ohnehin schwierige Schreibprozess durch die Kinder noch weiter abgelehnt. Auch die Hausaufgaben sind durch die Überbetonung des Schreibens oft nicht an die Voraussetzungen, an die „Individuallage" der ADS-Kinder angepasst.

Wechselseitige Schuldzuweisungen, bisher noch unzureichende Ausbildungen und damit auch Unkenntnis von vielen Lehrern sowie Scham bei den Eltern durch die Probleme ihrer Kinder tun ihr Übriges, um die für das gemeinsame Suchen eines Auswegs so notwendige Kooperation zwischen Schule und Elternhaus zu erschweren bzw. zu untergraben.

5. Zur aktuellen Forschungslage

a) Die Schullaufbahn von ADS-Kindern

Die meisten hyper- und hypoaktiven Kinder haben Schulschwierigkeiten. Ihre Schulleistungen und ihr Schulabschluss entsprechen in der Regel nicht den Ergebnissen ihrer Begabungstests, d.h. diese Kinder bleiben zumeist unter ihren intellektuellen Möglichkeiten. Die Kernsymptome Aufmerksamkeit, Impulsivität und motorische Unruhe im Klassenzimmer führen mit ihren spezifischen Auswirkungen im Vergleich zu den Gleichaltrigen zu schlechteren Schulleistungen und einer ungünstigeren Schullaufbahn. ADS-Kinder schneiden deutlich schlechter als ihre Altersgenossen im Bereich Lesen, Rechtschreibung, Mathematik und Leseverständnis ab. So ist es nicht verwunderlich, dass sich in amerikanischen Studien (vgl. Barkley 1998) folgende Ergebnisse finden:

- 56 % der ADHD-Kinder brauchen Nachhilfeunterricht
- etwa 30 % der Kinder müssen eine Klasse wiederholen
- 30–40 % der Kinder besuchen spezielle Förder- und Erziehungsprogramme
- 46 % der ADHD-Kinder wurden schon mindestens einmal vom Unterricht suspendiert
- 10–35 % können keinen High-School-Abschluss machen

b) Häufigkeit von Schwächen und Lernstörungen und neuropsychologische Besonderheiten

Kognitive Auffälligkeiten

In standardisierten Intelligenztests schneiden ADS-Kinder im Durchschnitt sieben bis zehn IQ-Punkte schlechter ab als ihre nichtbetroffenen Altersgenossen. In der Literatur wird immer wieder diskutiert, ob diese Unterschiede tatsächliche Intelligenzunterschiede widerspiegeln oder ob die ADS-Kinder in Testverfahren aufgrund ihres unaufmerksamen impulsiven Lösungsstiles schlechtere Ergebnisse erzielen. ADS-Kinder zeigen jedoch das gleiche Intelligenzspektrum wie andere Kinder auch, d.h. unter ihnen gibt es sowohl gut und normal begabte Kinder als auch schwächer begabte sowie intellektuell retardierte Kinder.

Unterscheidet man zwischen verbalen und nichtverbalen, d.h. nicht sprachgebundenen Fähigkeiten in Begabungstests, schneiden die ADS-Kinder in ihren sprachlichen Fähigkeiten schlechter ab als ihre Altersgenossen. Dies wiederum hat seine Ursachen in einem schlechteren Arbeitsgedächtnis (Kurzzeitgedächtnis) der ADS-Kinder und einer reduzierten handlungsbegleitenden und steuernden inneren Sprache.

Schulische Leistungsprobleme

Bei ADS-Kindern finden sich vermehrt Lernschwierigkeiten in den Grundfertigkeiten Lesen, Rechtschreiben und Rechnen und teilweise Probleme in der Handschrift. Die Zahlenangaben in der wissenschaftlichen Literatur schwanken in Abhängigkeit der Definition einer Teilleistungsstörung. Zu Grunde gelegt werden in der Regel so genannte Diskrepanzmaße, d. h. ein unterdurchschnittliches Abschneiden in einem Rechen- oder einem Rechtschreibtest und ein durchschnittliches oder besseres Ergebnis in einem Intelligenztest. Diese Unterschiede müssen statistisch signifikant sein und sind in ihrer Höhe definiert.

Eine Lesestörung findet sich bei 8–39 % der ADS-Kinder, Rechtschreibstörungen bei 12–26 % und Rechenstörungen bei 12–33 % der Kinder. Bedenkt man, dass viele Kinder mit ADS keine ausgeprägte „Störung" haben, sondern nur aufgrund der Einteilungskriterien unter eine „Schwäche" fallen, dann steigt die Zahl der betroffenen Kinder noch einmal beträchtlich. Bis zu ca. 85 % der ADS-Kinder zeigen solche *Lernschwächen.*

Damit ist die Frage der Ursache jedoch noch nicht geklärt. So können einerseits frühe Lernschwierigkeiten zu einer Intensivierung der ADS-Symptomatik führen. Umgekehrt führt das Vorliegen von Aufmerksamkeitsproblemen zu einem erhöhten Risiko für spätere Lernschwierigkeiten.

c) Weitere Entwicklungs- und Leistungsprobleme

Handlungsplanung

Neben den genannten kognitiven Besonderheiten von ADS-Kindern finden sich viele Untersuchungen, die auf Schwierigkeiten in der Handlungsplanung und auch in der Zeitplanung hinweisen.

Sprache

ADS-Kinder zeigen mehr Sprachentwicklungsverzögerungen als andere Kinder, Studien gehen von bis zu 35 % betroffener Kinder aus. Ferner gibt es in 10–45 % der Fälle Schwierigkeiten in der expressiven Sprache (verhaspeln, sprachlicher Ausdruck etc.). ADS-Kinder können ihre Ideen oft nicht adäquat ausdrücken (Aufsatz). Sprachliches Problemlösen gestaltet sich für sie schwieriger, Sprache wird später internalisiert als bei anderen Kindern.

Motorik

Bis zu 52 % der ADS-Kinder zeigen eine Verzögerung in der motorischen Koordination. Bei ADS-Kindern finden sich mehr „neurologische Soft-Signs" als bei den Gleichaltrigen. Die Auge-Hand-Koordination, sowie die Schrift sind nachweislich schlechter.

Aufgabenbewältigung

Anstrengungsbereitschaft und Motivation sind oft reduziert. ADS-Kinder sind auf unmittelbare Verstärkungen bei der Aufgabenbewältigung angewiesen.

Emotionalität

ADS-Kinder zeigen eine geringere Selbststeuerung ihrer Gefühle. Ihre Frustrationstoleranz ist deutlich erniedrigt und sie neigen zu überschießenden Gefühlsreaktionen.

Gesundheitliche- und medizinische Risiken

ADS-Jugendliche und Erwachsene sind oft in Verkehrsunfälle verwickelt (bis zu 57%). Es finden sich vermehrt Schlafprobleme (30–60 %). Auch besteht bei ihnen eine deutlich höhere Suizidgefährdung.

Empirische Befunde zeigen, dass ADS-Kinder mit einer Vielzahl von zusätzlichen intellektuellen Problemen und Entwicklungsstörungen und -schwächen belastet sind, die weit reichende Konsequenzen für ihre soziale und emotionale Entwicklung, aber auch für ihre Schullaufbahn haben können.

Kapitel 3: Wie funktionieren Abspeicherprozesse?

Um zu verstehen, warum manche Lernstrategien nicht funktionieren und andere hingegen zum Erfolg führen und wie sich die besonderen Voraussetzungen bei ADS-Kindern auf den Lernprozess auswirken, ist es für Eltern, Lehrer und Therapeuten wichtig, Grundlagenwissen über Abspeicher- und Gedächtnisprozesse zu besitzen.

Wie kann man sich nun vorstellen, was beim Lernen im Einzelnen passiert?

Im folgenden Kapitel stellen wir vereinfachte Erklärungsmodelle für die Informationsaufnahme, die Abspeicherung und das Behalten dar. Die Wirklichkeit ist wesentlich komplexer. Man kennt immer noch nicht alle Einzelheiten dieses hochkomplizierten Geschehens. Die Forschung bemüht sich aber zur Zeit, diese Mechanismen auf neuronaler Ebene zu entschlüsseln. Vereinfachte Modelle, in denen Ergebnisse der Lernforschung verarbeitet sind, reichen jedoch aus, um ein Grundverständnis der stattfindenden Prozesse zu vermitteln und um Lernvorgänge zu veranschaulichen.

1. Die Informationsaufnahme

Unsere Sinnesorgane sind für die Informationsaufnahme zuständig. Wir haben unterschiedliche „Eingangskanäle", welche die Informationen der einzelnen Sinnesorgane zum Gehirn weiterleiten. Unsere Sinnesorgane sind somit die Empfangsstationen der Außeninformationen. Betrachten Sie Abbildung 3.1, werden Sie feststellen, dass die Sinnesorgane im Hinblick auf unser Lernen und unser Verstehen über sehr unterschiedliche Kapazitäten verfügen und auch unterschiedliche Leistungen erbringen.

Der visuelle Kanal, der unsere Sehempfindungen bündelt, nimmt die meisten Informationseinheiten pro Sekunde auf. Der akustische Kanal, der unsere Hörempfindungen bündelt, ist der zweitgrößte Empfangskanal. Der taktile Kanal, der unsere Tastempfindungen repräsentiert, der drittgrößte, andere Kanäle wie z.B. das Riechen, der olfaktorische Kanal, sind in ihrer Informationsaufnahmekapazität deutlich begrenzt.

In jeder Sekunde werden über 10 Millionen Informationseinheiten über unsere Sinnesorgane, d.h. Augen, Ohren, Hautnerven und andere Kanäle an den „Wahrnehmungsspeicher", das Ultrakurzzeitgedächtnis, weiter geleitet. Dies sind Eindrücke, die in Form von elektrischen Strömen, Impulsen und Schwingungen sehr kurz festgehalten werden. Der größte Teil dieser Eindrücke oder auch elektrischen Impulse erlischt innerhalb weniger Sekunden ohne eine Ge-

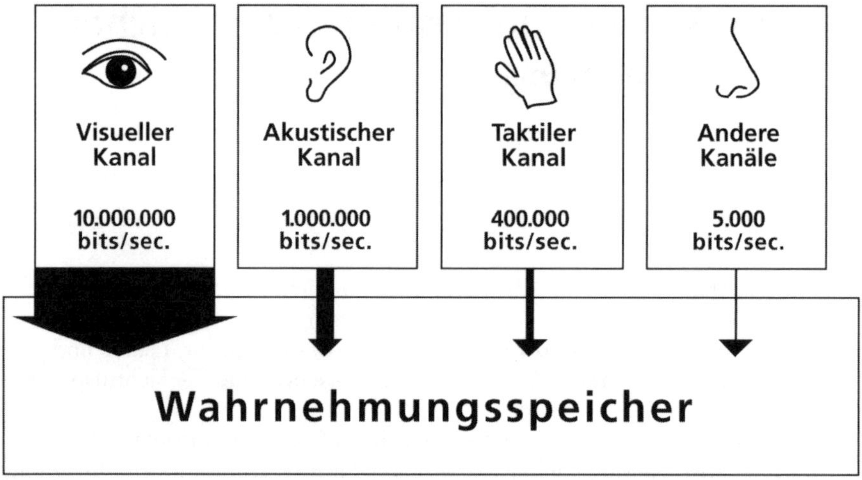

Abbildung 3.1: Wie nehme ich Informationen über meine Sinneskanäle auf?

dächtnisspur zu hinterlassen. Nur besonders hervorgehobene Eindrücke bewirken Veränderungen im Gehirn – wir merken sie uns.

Menschen unterscheiden sich in Abhängigkeit von ihrer körperlichen Veranlagung oder auch von ihren Erfahrungen in der Nutzung der verschiedenen Eingangskanäle: es gibt unterschiedliche Lerntypen.

Was passiert eigentlich genau beim Abspeicherprozess bzw. beim Lernen? Welche einzelnen Stationen und auch Hürden müssen durchlaufen und überwunden werden?

2. Das Behalten

Über die verschiedenen Sinnesorgane werden die Informationen in den Wahrnehmungsspeicher geleitet, die meisten Informationen nehmen wir über das Auge auf.

Die Informationen müssen einen ersten Filter passieren, bevor sie in das Kurzzeitgedächtnis gelangen können. Das Kurzzeitgedächtnis umfasst eine Zeitspanne von einigen Minuten. Wiederum nur ein sehr geringer Teil der Informationen gelangt dann nach dem Passieren eines zweiten Filters in das Langzeitgedächtnis. Diese Informationen, die im Langzeitspeicher ankommen, haben die Chance, dass sie dauerhaft behalten werden können (Frage der Wiederauffrischung, s. u.!). Dennoch können wir nicht alle Informationen, die im Langzeitgedächtnis abgelegt sind, wiederfinden. Das Wissen, welches wir ohne Probleme abrufen können, nennen wir aktives Wissen, dies sind insbesondere häufig benötigte Informationen. Der größte Teil im Langzeitgedächtnis ist jedoch passives Wissen. Irgendwo in unserem Gedächtnis ist dieses Wissen abgespeichert, wir finden jedoch den Speicherplatz oft nicht wieder.

Wenn man es vereinfachend zusammenfasst, bestehen beim Menschen *zwei Hauptmöglichkeiten*, wie der Abspeicherprozess ablaufen kann: der leichte und der beschwerliche Weg.

In Abbildung 3.2 haben Sie gesehen, dass zwei „Filter" und eine Engstelle zu passieren sind, um letztendlich wenige Informationen aus der Vielzahl von wieder erlöschenden Eindrücken aus dem Wahrnehmungsspeicher ins Langzeitge-

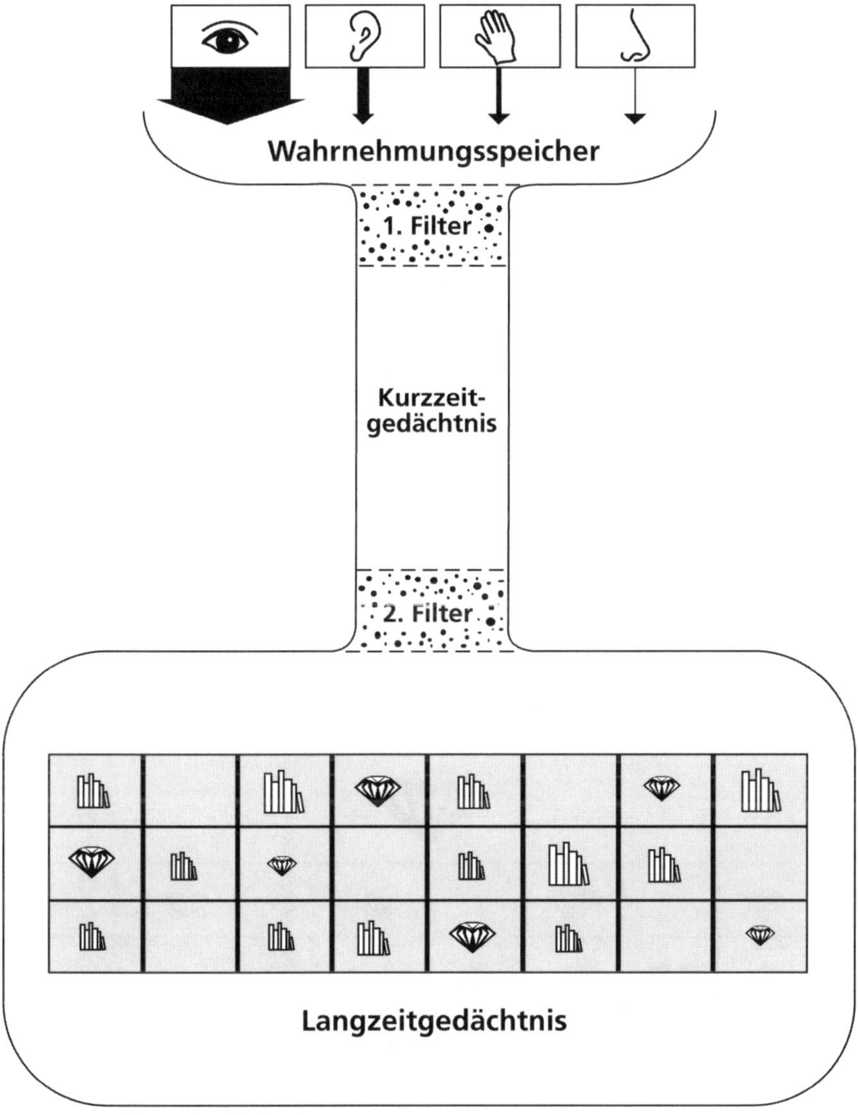

Abbildung 3.2: Wie funktioniert unser Gedächtnis? – Das Dreispeichermodell (vgl. Vollmer, Hoberg 1994, S. 17)

dächtnis zu transportieren. Entscheidend dafür, ob dieser Abspeicherprozess für den Menschen leicht oder beschwerlich abläuft, ist, was er/sie mit den abzuspeichernden Informationen und Eindrücken verbindet.

Wenden wir uns zunächst der „leichten" Variante zu. Welche Eindrücke sind es, die ohne größere (Lern-)Anstrengungen dauerhafte Veränderungen und Spuren im Gehirn hinterlassen?

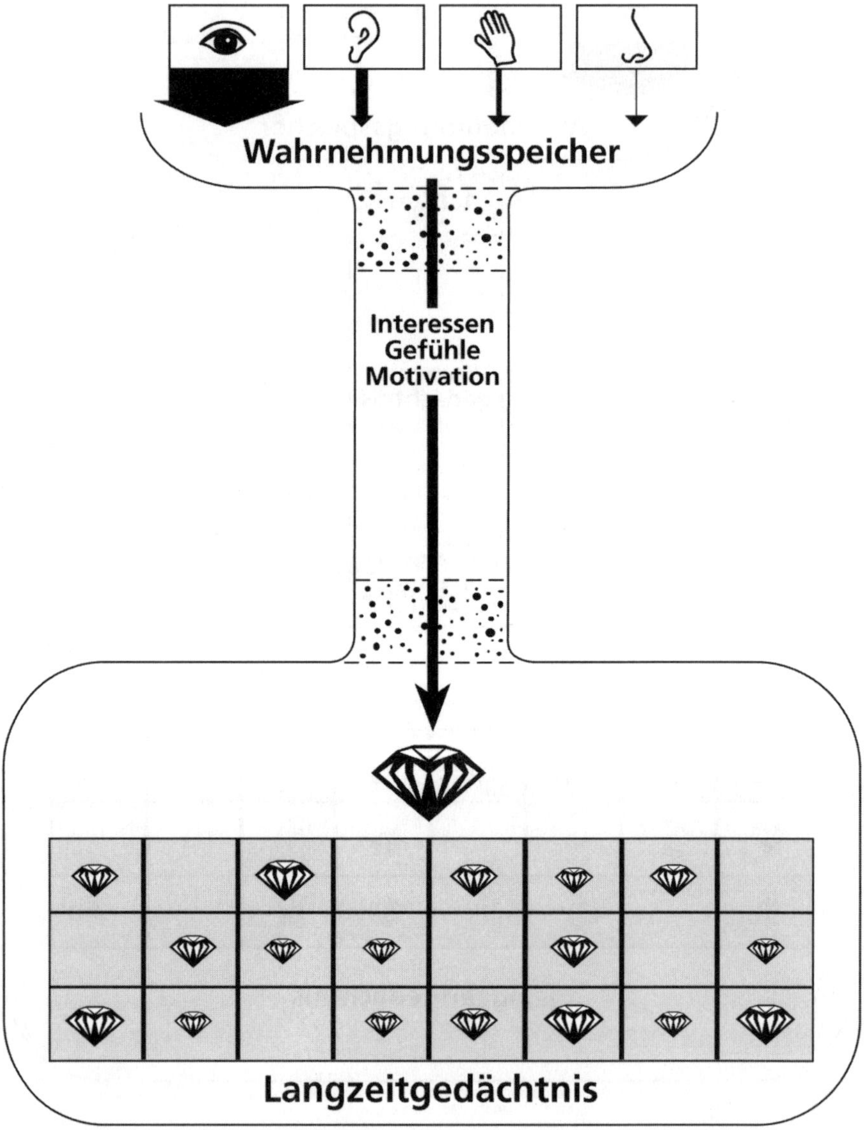

Abbildung 3.3: Wodurch kann ich meine Behaltensleistung verbessern? – Typ 1

- Es sind Eindrücke und Informationen, an denen wir sehr stark interessiert sind, die eine große Bedeutung für uns haben, für die wir eine hohe Motivation entwickeln und auf die wir deswegen auch ganz automatisch unsere Aufmerksamkeit in intensiver Weise ausrichten.
- Es sind Eindrücke, die mit starken Gefühlen verbunden sind.

Diese Eindrücke werden also wie von alleine besonders hervorgehoben und passieren ohne große Mühe den ersten und den zweiten Filter und gelangen schließlich ins Langzeitgedächtnis, wo sie dauerhaft abgespeichert werden.

Leider ist es so, dass nur eine begrenzte Anzahl von Eindrücken starke Gefühle und Interessen hervorruft sowie Motivation weckt, so dass wir sie uns leicht merken können.

Wie sieht es mit normalem Lernstoff, d.h. mit schulischen Inhalten aus? Im schulischen Alltag kommt auf unserer Kinder eine Flut von Informationen zu, die bei ihnen ohne Zweifel nicht alle hohes Interesse oder Motivation wecken oder gar mit Gefühlen verbunden sind. Bei diesen Lerninhalten verläuft das Einprägen und Behalten deutlich schwerer und erfordert bewusste Anstrengungen. Diese Informationen können wir nur speichern, wenn wir den Abspeicherprozess vom Wahrnehmungsspeicher bis zum Langzeitgedächtnis durch eine bestimmte Lernaktivität unterstützen.

Es beginnt schon bei der Überwindung des ersten Filters. Dieser kann nur überwunden werden, wenn ich einige wenige zu lernende Informationen auswähle und mich bewusst auf diese konzentriere. Gelingt dies, was bei ADS-Kindern durchaus schwieriger ist, gelangen die Informationen in den Kurzzeitspeicher. Hier gibt es zwei Möglichkeiten. Nur wenn ich an den ausgewählten Informationseinheiten des Lernstoffes den Prozess des aktiven Wiederholens durchführe, können sie in das Langzeitgedächtnis gelangen. Aktives Wiederholen bedeutet hier ein bewusstes „Wachhalten“ der Informationen über eine bestimmte Zeitspanne hinweg.

Was kann ich mir unter diesem „Wachhalten“ vorstellen? Abhängig vom Lerntyp, d.h. abhängig davon, welchen Sinneskanal wir als Zugangsweg bevorzugen, stellen wir uns innerlich die abzuspeichernden Begriffe, Vokabeln oder Bilder vor, sagen sie uns innerlich vor oder sprechen sie vielleicht sogar laut aus. Wir führen dies mehrmals durch. Wird dieser aktive innere Wiederholungsvorgang nicht durchgeführt oder gestört, werden die Informationen wieder vergessen.

Sind die Informationseinheiten in den Langzeitspeicher gelangt, d.h. wurden sie einmal fehlerfrei gekonnt, bedeutet dies aber noch nicht, dass dieser „Schulstoff“ dauerhaft beherrscht wird. Erneut muss „wiederholt“ werden. Dies heißt, dass der gesamte Abspeicherprozess mehrmals durchgeführt werden muss. Nur durch diese Wiederholungsdurchgänge besteht die Chance, dass das zu Lernende dauerhaft im Langzeitgedächtnis abgespeichert wird. Wird das „Gekonnte“ aber nicht immer wieder einmal aufgefrischt, d.h. wiederholt, steht es dem aktiven Wissen nicht mehr zur Verfügung.

Für den schulischen Lernprozess stehen beide Typen des Abspeicherns zur Verfügung. Gelingt es dem Lehrer oder den Eltern oder ist es der zu lernende Wissensstoff selbst, der Interesse, Motivation oder Gefühle beim Kind weckt, dann kann das Kind über die leichtere Form des Abspeicherprozesses verfügen.

Wir dürfen aber nicht übersehen, dass der beschwerliche Weg des Abspeicherns eigentlich für das schulische Lernen überwiegend der Regelfall sein dürfte. Das bewusste Wiederholen stellt damit die wichtigste Maßnahme für das dauerhafte Behalten dar.

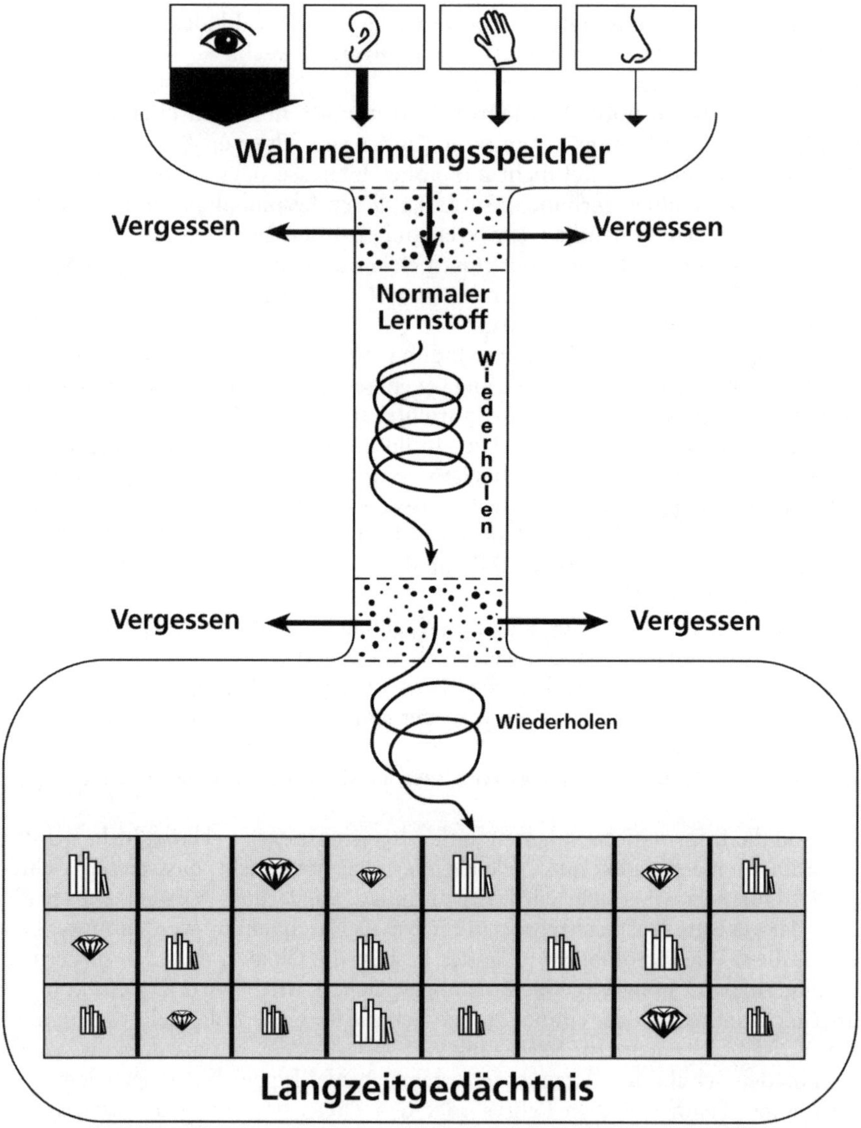

Abbildung 3.4: Wodurch kann ich meine Behaltensleistung verbessern? – Typ 2

3. Vergessen ist leicht – Behalten ist schwer

Besonders beim zweiten Typ des Abspeicherns gibt es eine Hauptgefahr, durch die das dauerhafte Einprägen gestört werden kann: Dies ist eine unzureichende Wiederholung des Lernstoffes. Die Bedeutung von Wiederholungen zeigt in fast erschreckender Weise die *Vergessenskurve*. Die Lernpsychologie hat festgestellt, dass wir besonders am Anfang, d.h. nach dem ersten Einprägeprozess, sehr schnell und sehr viel wieder vergessen. Die Vergessenskurve zeigt, dass wir schon einen Tag, nachdem wir einen Lernstoff – z.B. unsere zehn Vokabeln – einhundertprozentig beherrscht haben, einen guten Teil schon wieder vergessen haben. Wenn wir also nicht wiederholen, haben wir von unseren zehn gelernten Vokabeln nach drei Tagen bereits die Hälfte vergessen, nach zwei Wochen wissen wir nur noch zwei bis drei Vokabeln. Im Laufe der Zeit flacht sich diese Vergessenskurve ab, d.h. wir vergessen langsamer. Nichtsdestotrotz setzt sich der Vergessensprozess immer weiter fort.

Wie können wir dem Vergessensprozess entgegensteuern? Wir wissen es: nur durch Wiederholen. Wie Sie der Abbildung 3.5 entnehmen können, flacht sich das Vergessen nach einer Wiederholung ab. Erfolgt dann jedoch noch eine weitere Wiederholung nach zwei Tagen, verläuft der Vergessensprozess noch langsamer. Durch eine mehrfache Wiederholung gelingt es dann zunehmend, den Vergessensprozess abzuschwächen.

Wenn die Information vom Kurzzeit- ins Langzeitgedächtnis transportiert wird, und wir diesen Prozess durch aktives Wiederholen unterstützen, benötigt unser Gehirn zum einen Zeit. Zum anderen weist die „Engstelle“ darauf hin,

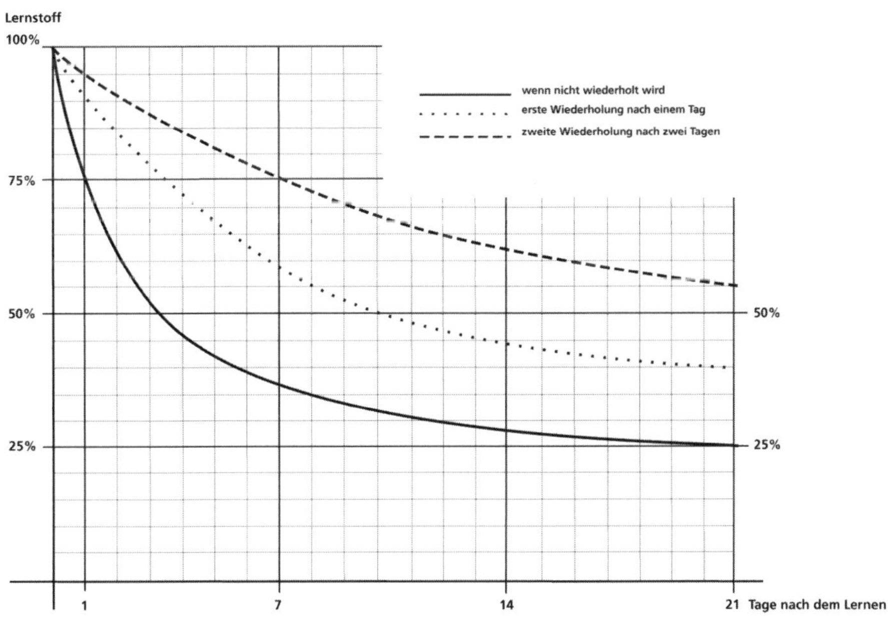

Abbildung 3.5: Vergessen ist leicht – Behalten ist schwer

dass die Aufnahmekapazität des Kurzzeitgedächtnisses sehr begrenzt ist. Bei Erwachsenen verfügt dieses über rund sieben Speicherplätze, bei Kindern, insbesondere bei ADS-Kindern, nur über maximal *fünf Informationseinheiten* (fünf Schubladen!).

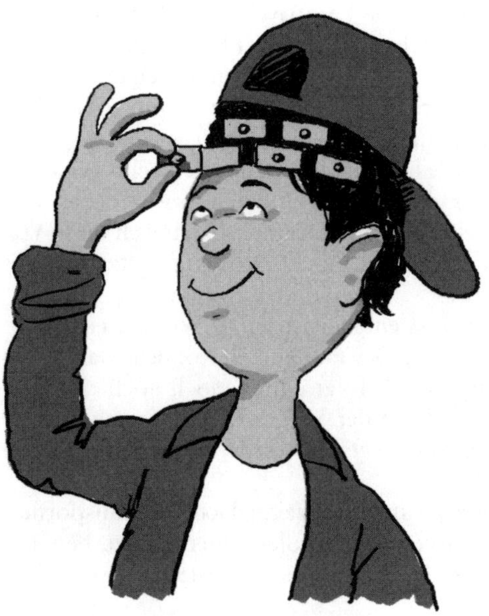

Abbildung 3.6:
Wie viele Informationen passen in meinen Kurzzeitspeicher?

Wenn in dieser Phase der Festigung zu viele Informationen zu schnell hinter einander auf unser Kurzzeitgedächtnis einprasseln, wird das Fassungsvermögens unseres Kurzzeitspeichers überschritten. Überfordern wir aber das Kurzzeitgedächtnis mit zu vielen Informationen in zu dichter zeitlicher Abfolge, werden die überzähligen Informationen herausgeworfen (s. Abbildung 3.7).

4. Mit allen Sinnen lernen

Welche weiteren Möglichkeiten stehen uns neben dem Wiederholen noch zur Verfügung, um dem Vergessen vorzubeugen? Neben der Wiederholung des Lernstoffes, die hier das Fundament bildet, spielt die Verarbeitungstiefe von Informationen eine große Rolle. Das bloße Nachsprechen eines Satzes ist wesentlich weniger effektiv, als diesen mit anderen Worten auszudrücken. Ersteres ist eine flache, oberflächliche Informationsverarbeitung, letzteres eine tiefe und effektive Lernaktivität.

Eingangs (vgl. Abbildung 3.1) haben wir die verschiedenen Sinneskanäle als Empfangsstationen einer Vielzahl von Informationen kennen gelernt. Wir haben fest gestellt, dass die verschiedenen Sinne unterschiedlich viele Informationen aufnehmen. Dies findet seinen Niederschlag in der Tatsache, dass man von dem,

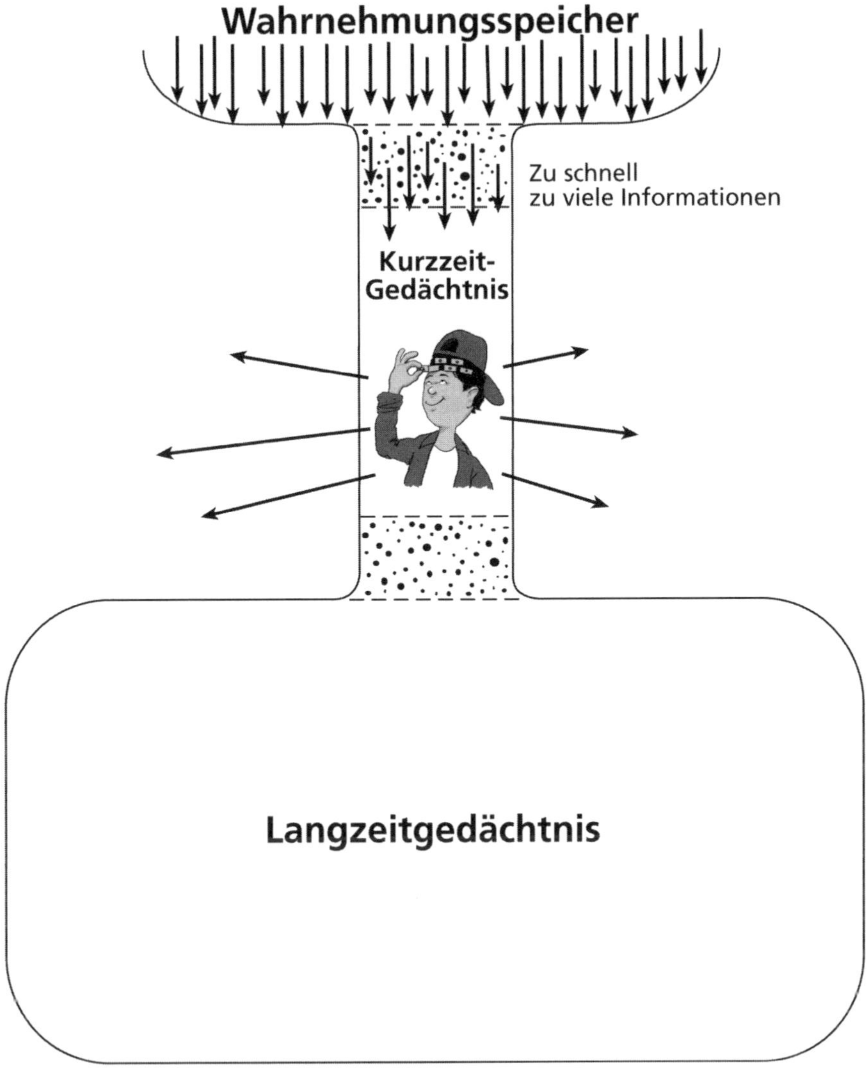

Abbildung 3.7: Welchen Hauptfehler kann ich beim Einprägen machen? (vgl. Vollmer, Hoberg 1994, S. 148)

was man gesehen hat, mehr behalten kann als von dem, was man gehört hat. In besonderer Weise gilt dies für die allermeisten Kinder mit ADS. Im Unterricht wird jedoch – je höher die Schulstufe ist – eher der auditive/akustische Kanal angesprochen.

Die Behaltensleistung lässt sich nun weiter dadurch unterstützen, indem man die Informationsaufnahme durch die *Kombination der Sinne* verbessert. Die meisten Informationen kann das Schulkind erinnern, wenn es diese (wiederholt) sieht, hört und sie jemand anderem erklären kann. Das „Abfragen“ bzw. „Ab-

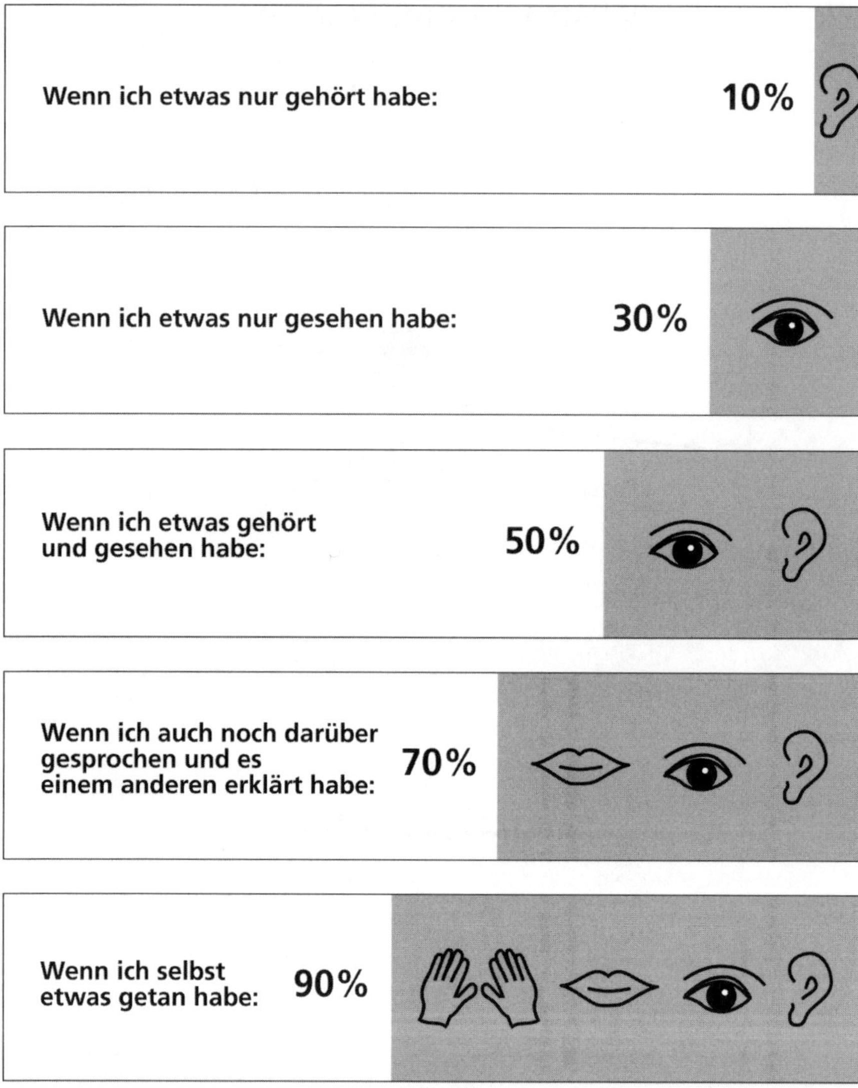

Abbildung 3.8: Mit allen Sinnen lernen

hören" durch die Eltern macht deshalb unter dem Aspekt der Behaltensverbesserung durchaus Sinn. Steigern lässt sich die Behaltensleistung noch, wenn die Information angewandt und in eine eigene Handlung eingebunden wird.

Im Langzeitgedächtnis ankommende Informationen können unterschiedlich gut einordnet werden (siehe das „*Regalsystem*" in den Abbildungen 3.2–3.4). Manche Informationen sind schlecht eingeordnet, so dass wir sie überhaupt nicht wieder finden (passive Gedächtnisinhalte), bei anderen gelingt dies besser. Was können wir aktiv tun, um eine bessere Einordnung neuer Informationen zu ermöglichen? Wir können Verbindungen, d.h. Assoziationen neuer Informationen mit bereits vorhandenen knüpfen. In unserem Gedächtnis, d.h. in den „Regalen“, müssen wir nach Stellen suchen, bei denen die wir die neue Information ablegen und wiederfinden können. Habe ich eine *innere Landkarte* des Wissensstoffes, den ich lernen muss, kann ich die neuen Lerninhalte besser einordnen.

Eine weitere Möglichkeit besteht darin, die neu zu lernenden Inhalte nicht isoliert abzuspeichern, sondern mit weiteren Sinneseindrücken zu verbinden. Diese Anknüpfungspunkte nennen wir *Gedächtnishaken*. Je mehr anschauliche Gedächtnishaken wir finden können, um so besser können wir die neue Information abspeichern. Zum einen suchen wir nach *inhaltlichen* Gedächtnishaken. Bei diesen stellt sich die Frage: „Kenne ich bestimmte Dinge bereits, die Ähnlichkeit mit den neuen Informationen aufweisen?“ Zum anderen können *optische* Gedächtnishaken eine Verbesserung der Behaltensleistung bewirken („das sieht aus wie...“, „zu dem Wortbild sehe ich innerlich ein anderes Wort aus der gleichen Wortfamilie“). Auch können wir nach *akustischen* Gedächtnishaken Ausschau halten (Beispiel: „das ist das schwierige Wort mit dem langen i und dem h“, oder: „333, bei Issos Keilerei“). Schließlich gibt es noch *situationsbezogene* Gedächtnishaken, d.h. besondere Merkmale der Situation, in der die Information aufgenommen wird (z.B. der besondere Geruch an diesem Tag in der Unterrichtsstunde, der Witz, den der Banknachbar während der Erklärung des Lehrers gemacht hat).

Gedächtnishaken sind Eselsbrücken, die das Einprägen und richtige Einsortieren von neuen Informationen begünstigen. Gedächtnishaken können

- inhaltlicher,
- optischer,
- akustischer und/oder
- situationsbezogener

Art sein.

Kapitel 4: Lernen aus der Sicht der aktuellen Gehirnforschung

Nachdem wir eingangs vereinfachte Erklärungsmodelle für Abspeicherprozesse dargestellt haben, möchten wir uns nun der noch etwas komplizierteren Realität nähern. Neuere Ergebnisse aus der Gehirnforschung erhellen den Abspeicherprozess erheblich. Das Wissen um die Vorgänge auf der neuronalen Ebene hat große Fortschritte gemacht, seitdem es moderne bildgebende Verfahren in der Medizin gibt. In unseren vereinfachten Modellen sind komplexe Vorgänge in Teilprozesse aufgeschlüsselt, um Lernprozesse zu veranschaulichen und mit ihnen „hantieren" zu können. Beim Einprägen bestimmter Informationen, z.B. beim Abspeichern von Vokabeln, arbeiten jedoch verschiedene Areale unseres Gehirns gleichzeitig und interaktiv miteinander. Auf diese Weise werden bei intensiver Beschäftigung mit neuen Inhalten regelrechte „Spuren" im Gedächtnis hinterlassen.

1. Wie haben wir uns die so genannte neuronale Ebene in unserem Gehirn vorzustellen?

Unser Gehirn ist ein hochkompliziertes und hochkomplexes Universum. Es gleicht einem Dschungel aus ca. 100 Milliarden Nervenzellen, den so genannten Neuronen. Dies sind runde Zellkörper, die Fortsätze ausbilden. Diese Fortsätze

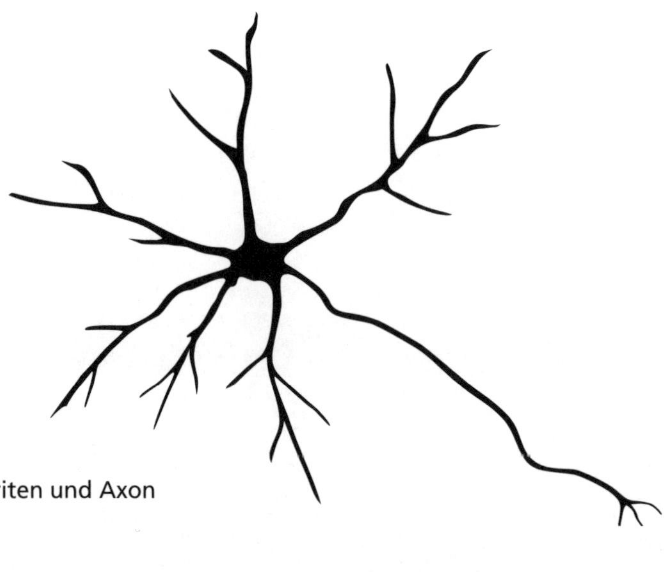

Abbildung 4.1:
Neuron mit Dendriten und Axon

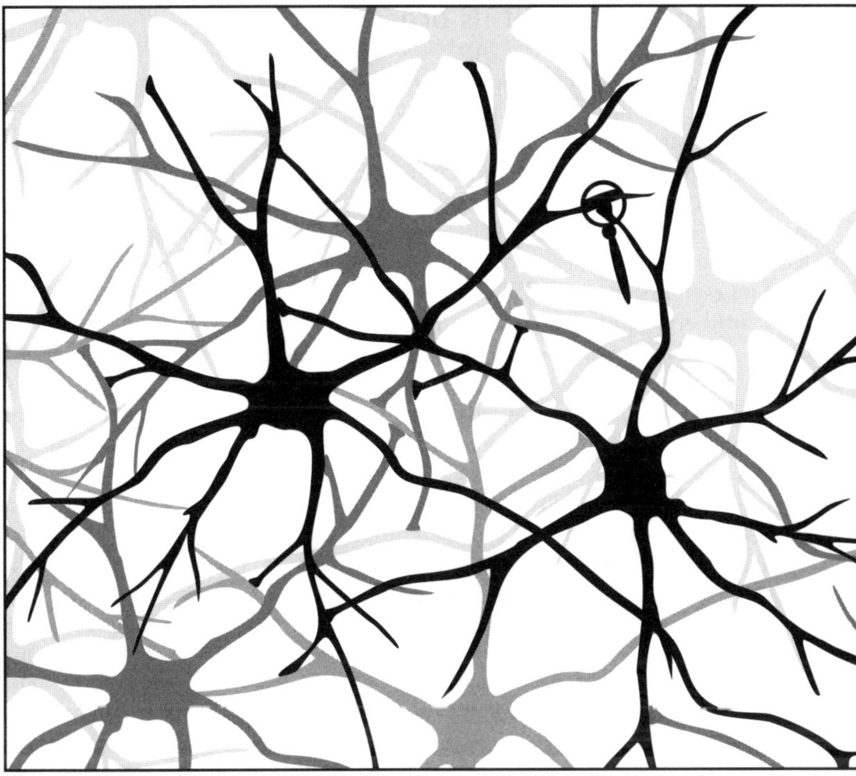

Abbildung 4.2: Neuronendschungel

werden Axone und Dendriten genannt. Jede einzelne Nervenzelle hat ein Axon und bis zu ca. 10.000 Dendriten. Diese Dendriten sind Verästelungen, die die Informationen an die Neurone weiter geben und damit Lernprozesse in Gang setzen. Die Axone als wichtige Leitbahnen übermitteln die Informationen, d.h. den Lernstoff von einem Neuron zum nächsten.

Die Neurone mit ihren Nachbarzellen bilden so ein eng verknüpftes und vielfach verästeltes Netz mit 100 Billionen verschiedenen Kontaktstellen, die ständig der Veränderung unterliegen.

Jeder Gedanke, den wir haben, jeder neue Sachverhalt, den wir lernen und jede körperliche Aktivität, die wir unternehmen, verändern dieses Verknüpfungsmuster. In diesem Sinne sind unsere Lernmöglichkeiten über Jahre betrachtet auch kein statischer Prozess, der in der Kindheit festgelegt und unveränderlich ist, sondern ein kontinuierliches Geschehen, welches nie zum Stillstand kommt. Unser Gehirn besitzt somit eine enorme Plastizität.

2. Wie ist unser Gedächtnis organisiert?

Erinnern Sie sich an unser vereinfachtes Modell der Funktionsweise des Gedächtnisses (Abbildung 3.2)? Dort haben wir beschrieben, dass die Informationen über die verschiedenen Sinnesorgane in den Wahrnehmungsspeicher geleitet werden, um dann in das Kurzzeitgedächtnis zu gelangen. Nur wenige Informationen werden letztlich in das Langzeitgedächtnis transportiert.

Tatsächlich unterscheidet auch die moderne Gehirnforschung zwischen einem Kurzeit- und einem Langzeitgedächtnis. Das Kurzzeitgedächtnis hält einen Teil der Sinneseindrücke, nämlich die, die uns als nützliche Informationen erscheinen, vorübergehend, d. h. flüchtig fest. Unser Kurzzeitgedächtnis wird auch Arbeitsspeicher oder Arbeitsgedächtnis genannt. Es ermöglicht uns, mit bestimmten wichtigen Inhalten kurze Zeit „im Geiste" zu hantieren. So können Sie sich einen Satz merken, wenn Sie dabei sind, einen Brief zu formulieren oder eine Telefonnummer, die Sie gerade gelesen haben. Diese Telefonnummer können Sie aber nur wiedergeben, indem Sie sich diese immer wieder im Kopf vorsagen. Sie erinnern sich vielleicht an den mühsamen Prozess des inneren Wiederholens, den wir in den vorangegangenen Kapiteln aufgezeigt haben.

Das Arbeitsgedächtnis hat eine begrenzte Kapazität. An dieser Stelle möchten wir noch einmal an Abbildung 3.6, den Jungen mit den fünf Schubladen, erinnern. Erwachsene können sich ca. sieben Informationseinheiten, z. B. sieben Zahlen hintereinander merken, Kinder deutlich weniger. Das Arbeitsgedächtnis von ADS-Kindern kann möglicherweise nur 3–5 Informationseinheiten auf einmal speichern. Hier liegt ein Handicap unserer Kinder mit ADS. Die neurobiologischen Prozesse des Kurzzeitgedächtnisses garantieren jedoch in der Regel keine langfristige Speicherung der aufgenommenen Informationen. Die Informationen, die wir uns wirklich merken wollen, d. h. die als Gedächtnisspuren langfristig eingegraben werden sollen, benötigen also besondere Festigungsvorgänge. Diese Festigungsvorgänge und die damit verbundene Abspeichertiefe sind das, was wir als Langzeitgedächtnis bezeichnen.

3. Wie sieht der Grundvorgang im Gehirn aus, der zum dauerhaften Behalten führt?

Der entscheidende Schauplatz der Veränderungen bei der Informationsweiterleitung und letzten Endes beim Einprägen ist sehr klein: Es handelt sich um die Synapse, die Kontaktstelle zwischen den einzelnen Neuronen.

Als Grundregel im Lernprozess gilt, dass eine Erinnerung umso intensiver und zugänglicher ist, je stärker die synaptische Modifikation ist, d.h. die Veränderung der Kontaktstellen zwischen den Neuronen, die durch den Lernprozess hergestellt wird. Beim Lernen verknüpfen und „verdrahten" sich gemeinsam aktive, d.h. feuernde Neuronen, die für eine bestimmte Aufgabe zuständig sind. Je intensiver unser Lernvorgang ist, desto stärker werden regelrechte Schaltkreise, d.h. neuronale Netzwerke im Gehirn ausgebaut.

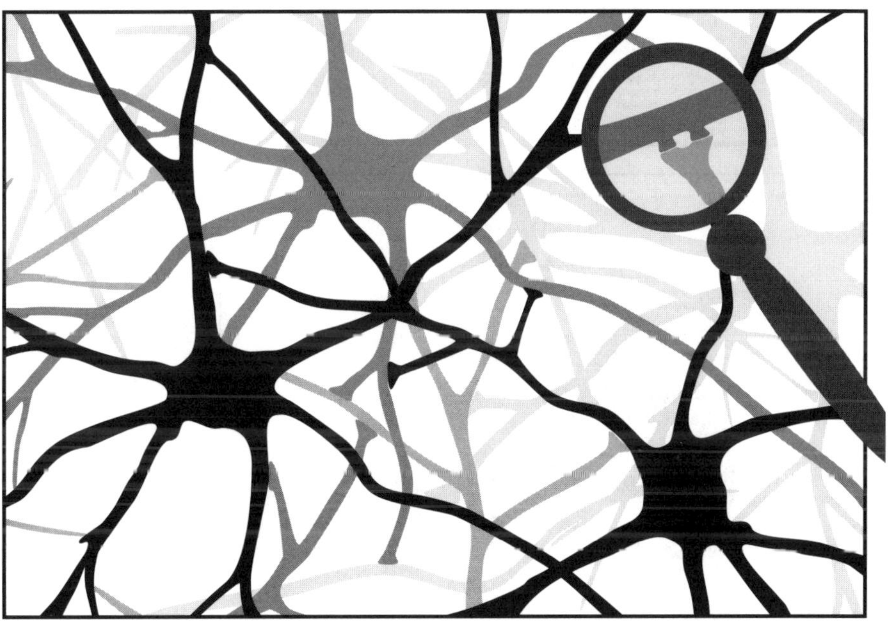

Abbildung 4.3: Synapse (mit Lupe)

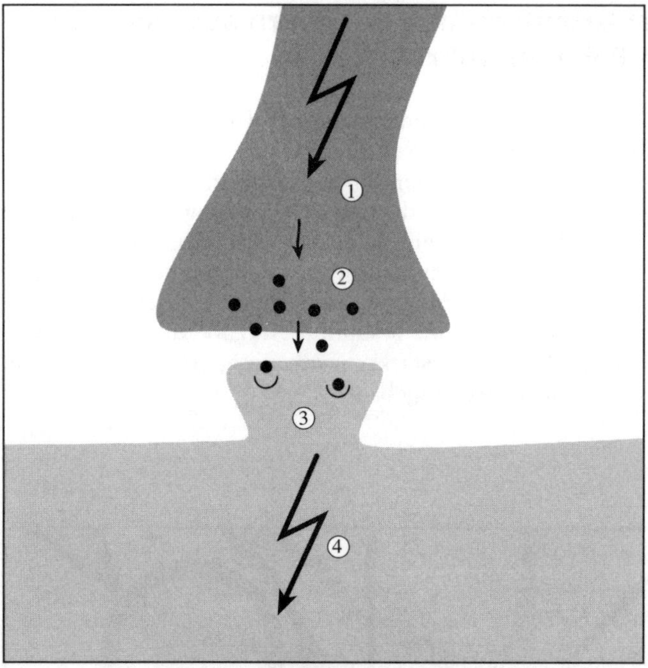

Synapse-1

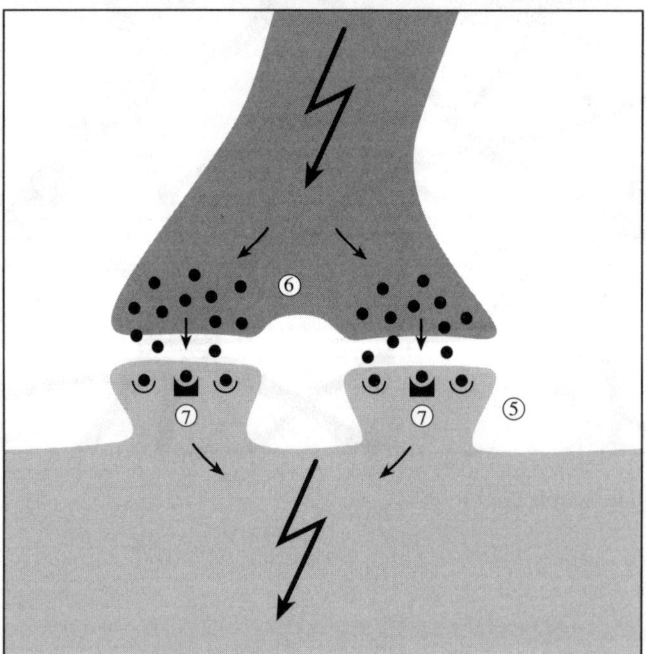

Synapse-2

Abbildung 4.4: Synapse während des Lernvorgangs (1) und Veränderung der Synapse nach wiederholtem Lernvorgang (2)

4. Wie funktioniert die Informationsweiterleitung auf neuronaler Ebene?

Was passiert in unserem Gehirn genau, wenn ich mit der Aufgabenstellung 9 – 7 = 2, also einem Reiz, konfrontiert werde. Diese Aufgabenstellung wird übersetzt in elektrische Impulse (siehe ①] in Abbildung 4.4). Diese pflanzen sich zu einer Verbindungsstelle eines anderen Dendriten bzw. einer anderen Nervenzelle fort. Diese Verbindungsstellen werden Synapsen genannt und stellen die Übertragungsorte der Information an den Endstellen der Neurone dar.

Von der Senderzelle werden nun Neurotransmitter, es handelt sich um Botenstoffe (siehe ② in Abbildung 4.4), in den schmalen Spalt (synaptischer Spalt) zwischen den Neuronen ausgeschüttet. Diese Neurotransmitter docken dann an den „Empfängerantennen" des Empfängerneurons an (siehe ③ in Abbildung 4.4). Anschließend wird dieses chemische Signal in ein elektrisches Signal zurück verwandelt (siehe ④ in Abbildung 4.4).

5. Wie wird aus dieser „flüchtigen" Signalweitergabe ein dauerhaftes Erinnern?

Nur dann, wenn eine Information wiederholt dargeboten wird, d.h. unsere Rechenaufgabe 9 – 7 = 2 wiederholt gelernt wird, wird die neu erlernte Information in unserem Gedächtnis verankert. Die Verbindungen zwischen den Neuronen werden durch den Wiederholungsvorgang immer ein wenig mehr gestärkt. Die an diesem Vorgang beteiligten Synapsen werden dabei regelrecht strukturell verändert. Wird nämlich eine Synapse mehrfach hintereinander aktiviert, d.h. prägen wir uns unsere Aufgabe 9 – 7 = 2 mehrfach hintereinander ein, teilt sich die Synapse und bildet somit eine zweite Kontaktstelle zwischen den Nervenzellen aus (siehe ⑤ in Abbildung 4.4). Zwischen beiden Synapsen besteht nun eine dickere Kontaktfläche, so dass die Informationsübermittlung effizienter werden kann. Die Senderzelle verändert sich zusätzlich, indem sie dauerhaft eine größere Menge an Neurotransmittern ausschüttet (siehe ⑥ in Abbildung 4.4). Die Empfängerzelle wird in ihrer Sensibilität, d.h. Empfangsbereitschaft verändert, indem sie mehr Rezeptortypen (siehe ⑦ in Abbildung 4.4), d.h. Antennen ausbildet (vgl. Laroche 2002).

Nun haben wir den Lernvorgang sozusagen isoliert mit der Lupe an einer winzigen Stelle betrachtet. In Wirklichkeit sind beim Lernen jedoch nicht nur zwei Neurone beteiligt, sondern viele Nervenzellen gleichzeitig, die über unterschiedliche Regionen des Gehirns verteilt sein können, so dass unsere Information, d.h. unsere Aufgabe 9 – 7 = 2 letztendlich in einem ganzen Neuronenverband abgespeichert wird. Durch Lernen finden also strukturelle Veränderungen in einem ganzen Netzwerk der beteiligten Neuronen statt, dies sind die so genannten Gedächtnisspuren. Beim Lernen werden somit manche Neuronenverbindungen, nämlich die, die oft genutzt werden, gestärkt, andere, die weniger oft genutzt werden, schwächen sich auch wieder ab. Eine gut gelernte Rechenaufgabe zeigt sich also in einer starken synaptischen Verbindung in unserem

Netzwerk. Erinnerung hat damit eine physikalisch-chemische Entsprechung, d.h. sie wird durch das Muster der synaptischen Modifikationen repräsentiert.

Möchten wir uns wirklich etwas gut merken, müssen die neuronalen Entladungsmuster, die unser Netzwerk bilden, stets wiederholt werden, um im Langzeitgedächtnis fest verankert zu werden. Sie erinnern sich, dies ist die oft unangenehme aber notwendige „Knochenarbeit" des steten Wiederholens.

6. Was geschieht, wenn uns bestimmte Fertigkeiten, wie z.B. das Fahrrad fahren, immer schneller und besser gelingen oder uns bestimmte Aufgabenlösungen sofort einfallen?

Diesen Prozess nennen wir Automatisierung und auch er hat eine Entsprechung auf neuronaler Ebene. Wenn wir etwas lange und intensiv trainieren, müssen wir uns auf diese Aufgabe immer weniger konzentrieren. Beim Erlernen von Fertigkeiten werden in der Hirnrinde sehr viele Neuronen für Abspeicherprozesse genutzt, diese werden aber immer weniger beansprucht, je besser wir eine Fertigkeit beherrschen. Deren Bewältigung wird dann in tiefer liegende Regionen unseres Gehirnes verlagert, so dass die Hirnrinde wieder zum Erlernen neuer Aufgaben zur Verfügung steht. In tiefer liegenden Gedächtnisschichten werden dann die eingeübten, d.h. die automatisierten Fertigkeiten fest verdrahtet. Wären diese Fertigkeiten in den höheren Ebenen der Hirnrinde geblieben aber nicht mehr genutzt worden, so würden diese Verknüpfungen und die Erinnerungen daran verloren gehen. So aber gelingt es ihnen auch noch nach zehn Jahren Pause wieder ohne Schwierigkeit, sozusagen „aus dem Stand", mit dem Fahrrad losradeln zu können.

> Die Vorgänge der Automatisierung bedeuten also, dass neue Aufgaben anfangs geistige Anstrengung erfordern, bei häufigem und intensivem Einüben dann aber zur Routine werden und uns letztlich weniger Konzentration abverlangen. Auf diese Weise können wir uns dann wieder neuen Aufgaben zuwenden.

Noch einmal übertragen auf den Lernprozess stellt so beispielsweise das reibungslose schnelle Lesen – eine Fertigkeit, über welche die meisten nicht mehr nachdenken – schließlich das Resultat tausender Übungsstunden im Sinne der zunehmenden Automatisierung dar.

7. Wie sind die Ergebnisse der modernen Gehirnforschung zu bewerten, was bedeuten sie für unseren Lernprozess?

Lernen bedeutet den Aufbau von Neuronenverbindungen zu neuronalen Netzwerken. Wir müssen das Gelernte wiederholen, damit sich auch auf der neuronalen Ebene die Entladungsmuster wiederholen können, um sie im Langzeitgedächtnis zu verankern. Diese Verankerung ist mit der Bildung von spezifischen Eiweißstoffen verbunden, die die Überträgerstellen, d.h. die Synapsen strukturell verändern. Je besser eine Aufgabe trainiert ist oder je häufiger ein Lerninhalt wiederholt wird, um so mehr wird er automatisiert und benötigt nicht mehr so viel Aufmerksamkeit und geistige Anstrengung.

Je mehr wir etwas lernen, je öfter wir etwas lernen, je tiefer wir etwas verarbeiten, um so besser können wir es behalten. Routinen, d.h. automatisierte Gedächtnisinhalte, machen uns wieder frei für neuen Lernstoff.

Ziel des Lernprozesses ist es also, neuronale Netzwerke aufzubauen. Hier gilt die Hepp'sche Regel: „Neurons that fire together wire together". Nicht nur einzelne Neuronen, sondern ganze Netzwerke werden so bei Aktiverung gleichzeitig „feuernder" Neuronen etabliert und über ihre häufige Befeuerung zukünftig immer leichter erregbar. Die Anzahl, die „Dicke" und die Funktionsfähigkeit der Synapsen zwischen den verschiedenen Neuronen vermehren sich. „Aus einem schmalen Weg wird gewissermaßen eine immer breitere Autobahn" (Grawe 2004, S. 53). Gelerntes wird über diesen Neuronenweg immer besser abgesichert. Um die erregten Synapsen bilden sich weitere Synapsen aus. Durch dieses Phänomen der Etablierung neuronaler Netzwerke wird die Erregungsübertragung immer nachhaltiger und längerfristiger, was im Ergebnis zu langfristigem Lernen führt.

Zerlegt man den Lernprozess in die einzelnen Lernschritte bzw. -tage, ist es sehr wichtig zu unterscheiden, dass es zunächst darum geht, den „schmalen Weg" überhaupt erst einmal aufzubauen, um ihn dann in weiteren Schritten zur „Autobahn" auszubauen.

Dabei zeigt sich meist, dass es schwieriger ist, das entsprechende neuronale Muster erstmalig zu etablieren, als später die bereits bestehenden Verbindungen zu verstärken.

Setzen wir dies in Bezug zu den zu erlernenden Grundfertigkeiten, so zeigt sich, dass dem ersten Lerntag eine besondere Bedeutung zukommt. Gilt es, Aufgaben wie 9 – 7 = 2 oder 7 x 8 = 56, das Wortbild eines Wortes in der Rechtschreibung oder eine englische Vokabel mit Aussprache und Schreibweise zu lernen, so muss der Lernstoff am ersten Lerntag häufig wiederholt werden, damit die entsprechende neuronale „Verdrahtung" aufgebaut werden kann. Richtschnur bei der Überprüfung kann sein, dass das Kind am nächsten Tag das Gelernte noch beherrscht.

In den nächsten Tagen geht es dann darum, den schmalen Pfad zur Autobahn auszubauen, d.h. dass die beteiligten Synapsen durch die wiederholte

Aktivierung „dicker“ gemacht werden bzw. sich weitere Synapsen um die zuvor erregten Synapsen herausbilden. Hier gilt: „Use it or loose it“. Das bereits Gekonnte zu wiederholen, fällt den Kindern meist wesentlich leichter, da die beteiligten Netzwerkstrukturen ja bereits vorhanden sind und nur noch gestärkt werden müssen. Dennoch wird häufig der Fehler gemacht, dass zu kurze Zeit wiederholt wird oder überhaupt nicht wiederholt wird, da das Kind der Meinung ist: „Das kann ich ja schon“. Die Folge ist, Gekonntes wird wieder vergessen .

Bei jedem Kind bedarf es einer individuellen Feinabstimmung in dem jeweiligen Lerngebiet, um festzustellen, wie viele Aktivierungen, d.h. Wiederholungsdurchgänge am ersten Lerntag, und wie viele Wiederholungstage insgesamt notwendig sind, damit dauerhaft „dicke“ Synapsen entstehen.

Kapitel 5: Lernprobleme von ADS-Kindern – erläutert anhand des Einprägemodells

1. Auf die „Einstellung" kommt es an!

Gedanken, die in unseren Kopf schießen, haben Gefühle zur Folge. Je nach der Art unserer Gedanken verändern sich unsere Gefühle. Sind es positive Gedanken, werden positive Gefühle geweckt, sind es negative Gedanken, lösen diese schlechte Gefühle aus.

Unsere Gefühle sind ein Schlüssel für das Tor zum Gedächtnis. Sie öffnen den Filter, der Informationen quasi „durchrutschen" lässt. Eine positive emotionale Teilnahme am Lern- und Übungsprozess führt zu besserem Behalten von Gedächtnisinhalten (vgl. z. B. Spitzer 2000).

a) Welchen Vorteil haben ADS-Kinder in dieser Hinsicht?

ADS-Kinder neigen zu schnell überschießenden Gefühlsreaktionen. Diese müssen nicht immer negative Folgen haben, sondern können sich auf das Lernen durchaus positiv auswirken: Bei positiven Gefühlen, insbesondere bei Interesse, erhöht sich die Motivation und die aufgenommene Information rutscht in das Langzeitgedächtnis. Dies erklärt, warum ADS-Kinder manche Dinge sehr gut behalten und erinnern, manchmal sogar über ein *Spezialwissen* für bestimmte Dinge verfügen. Interesse, Gefühle und Motivation öffnen die Gedächtnisfilter und lassen Lerninhalte „wie von selbst" durchrutschen (siehe ❶ in Abbildung 5.1).

b) Welche Handicaps/Nachteile haben ADS-Kinder?

Die Selbstregulation ihrer Gefühlszustände ist von ADS-Kindern oft schlecht. Sie haben große Probleme hinsichtlich ihrer Frustrationstoleranz und in ihrer Lerngeschichte häufig Misserfolge erlebt. Negative Gedanken (sog. „Energiekiller" wie „das schaffe ich sowieso nicht" oder „beim letzten Mal hat es auch nicht geklappt") sowie z. B. der unangenehme Gefühlszustand beim ungeliebten Schreiben von normalem Lernstoff kann zu der Einstellung führen: „ich fang gar nicht erst an".

Gedanken und Gefühle, die sich mit einem bestimmten Inhalt verbinden, können im positiven Falle zu Interesse und hoher Motivation führen. Im negativen Falle aber werden Ablehnung und Blockierung (siehe ❷ in Abbildung 5.1) bewirkt, so dass der Lernstoff erst gar nicht in den Kurzzeitspeicher gelangt und dann keine Chance hat, behalten zu werden. Besonders anfällig sind hier ADS-Kinder beim für sie äußerst langweiligen Wiederholen des Lernstoffs, das für die „Verautomatisierung" der Grundfertigkeiten jedoch unerlässlich ist.

2. Die Aufmerksamkeitsbeeinträchtigung von ADS-Kindern

Wir wissen aus einer Vielzahl von Studien, dass eines der Hauptsymptome bei ADS die Aufmerksamkeitsstörung ist. Diese liegt vor, wenn die selektive Aufmerksamkeit beeinträchtigt und die Aufmerksamkeitsspanne verkürzt ist. Selektive Aufmerksamkeit bedeutet, irrelevante Stimuli ausblenden und wichtige Reize aufzunehmen zu können. Ein solcher Prozess ist von der allgemeinen Vigilanz zu unterscheiden. Diese bedeutet so etwas wie dauerhafte generelle Wachheit und zeitlich überdauernde Bereitschaft und Ausgerichtetheit zur Informationsverarbeitung. Auch die allgemeine Vigilanz ist bei ADS-Kindern reduziert.

Der Prozess der selektiven Aufmerksamkeit spielt an der „Pforte", am Filter zwischen Wahrnehmungsspeicher und Kurzzeitgedächtnis eine große Rolle. Er entscheidet darüber, ob wichtige Informationen in den Kurzzeitspeicher gelangen und unwichtige ausgeblendet und unberücksichtigt bleiben oder ob viele unwichtige Informationen in den Kurzzeitspeicher gelangen.

Wir können die selektive Aufmerksamkeit mit einem Scheinwerfer vergleichen. Dieser Scheinwerfer richtet unsere Wahrnehmung auf einen ganz bestimmten Stimulus und „erhellt diesen", während andere Reize, die gleichzeitig vorhanden sind, nicht ausgeleuchtet werden. Kinder mit ADS haben nun Schwierigkeiten, den Scheinwerfer richtig zu handhaben. Zum Problem wird dies dadurch, dass Untersuchungen zufolge die Gesamtmenge der Informationen, auf die sich unsere selektive Aufmerksamkeit richten kann, konstant und vor allem begrenzt zu sein scheint. Wenn es uns im positiven Sinne gelingt, unsere Aufmerksamkeit relevanten Stimuli zuzuwenden, bleibt automatisch nur noch eine begrenzte Kapazitätsmenge für Unwichtiges. Im umgekehrten Fall, und dieser liegt zumeist bei ADS-Kindern vor, bedeutet dies, dass viel Informationskapazität für die Beachtung unwichtiger Reize verschenkt wird und wenig Kapazität für wichtige Reize verbleibt.

Bleiben wir beim Bild des Scheinwerfers. Dieser kann eine Stelle gut ausleuchten, wir können einen Fokus setzen und gut zielen. Die Lichtintensität kann stark sein. Versuchen wir nun nach diesem Modell ADHD-Kinder (also hyperaktive Kinder) von ADD-Kindern (also hypoaktive Kinder) zu unterscheiden: Während der Scheinwerfer von *ADHD-Kindern* unruhig hin und her flackert, sozusagen hüpft, und zu viele irrelevante Stimuli gleichzeitig wahrnimmt, ist bei *ADD-Kindern* die Blendintensität, die Lichtstärke des Scheinwerfers, herabgesetzt und nur wenig prägnante Eindrücke bleiben (siehe ❸ in Abbildung 5.1). Angemessenes Einprägen ist in beiden Fällen erschwert.

3. Zu viele Informationen im Kurzzeitgedächtnis

Gehen wir nun davon aus, dass die Informationen, die behalten werden sollen, in den Kurzzeitspeicher gelangt sind. Hier haben die ADS-Kinder weitere Handicaps. Aus Untersuchungen wissen wir, dass sowohl ihr verbaler als auch ihr nicht-sprachlicher Arbeitsspeicher in ihrer Kapazität reduziert sind (vgl. Barkley 1998, S. 125). Dies bedeutet, dass die Verarbeitungskapazität des Kurzzeitgedächtnisses hinsichtlich der Aufnahmemenge noch begrenzter ist. Die „Engstelle" Kurzzeitgedächtnis ist noch schmaler als bei anderen Kindern. Hinzukommt das Problem, dass gleichzeitig viele irrelevante Informationen in den Kurzzeitspeicher hinein gelangen, so dass der Arbeitsspeicher schlichtweg ständig überlastet ist und Informationen wieder hinaus wirft (siehe ❹ in Abbildung 5.1).

4. Zu kurze Verweildauer im Kurzzeitgedächtnis

Das Wachhalten bzw. das Arbeiten mit Informationen im Kurzzeitgedächtnis während einer bestimmten Zeitspanne ist Grundvoraussetzung für das Behalten. Wir müssen deshalb den „langweiligen" Lernstoff innerlich wiederholen, um ihn wach bzw. präsent zu halten und damit die Voraussetzung zu schaffen, diesen ins Langzeitgedächtnis überführen zu können. Bei ADS-Kindern ist dieser Prozess erschwert, da die Zeit, welche eine Informationseinheit durchschnittlich im Kurzzeitgedächtnis verbleibt, im Vergleich zu anderen Kindern reduziert ist (vgl. Barkley 1998, S. 125). Kinder mit ADS vergessen also schon während des Einprägeprozesses häufiger den Lernstoff bzw. sie prägen sich ihn nur unvollständig ein, weil an dieser Stelle nicht ausreichend genug lange wiederholt wird (siehe ❺ in Abbildung 5.1).

Eine weitere Schwierigkeit, die Information wach zu halten und damit zu behalten, besteht in der in vielen Untersuchungen nachgewiesenen verminderten Anstrengungsbereitschaft und dem fehlenden Durchhaltevermögen insbesondere bei kognitiven Leistungsanforderungen (siehe ❻ in Abbildung 5.1). Das Durchhaltevermögen wird um so schlechter, je komplexer die Informationen und je länger die benötigte Zeitspanne ist, um den abzuspeichernden Lerninhalt im Kurzzeitgedächtnis präsent zu halten. Diese Faktoren machen es ADS-Kindern noch schwerer, sich normalen Lernstoff einzuprägen.

Wird also der schulische Lernstoff nicht wiederholt oder kann er aus den genannten Gründen nicht präsent gehalten werden, wird der Filter, das „Tor" zwischen Kurzzeit- und Langzeitgedächtnis nicht überwunden. Das zu Lernende wird schlichtweg schon während des Lernprozesses vergessen.

Sie kennen das schnelle „das kann ich schon" Ihrer Kinder. Wird der Lernstoff jedoch abgehört, werden die Lücken offensichtlich. Kinder reagieren darauf frustriert und gereizt – Eltern nicht selten ebenso.

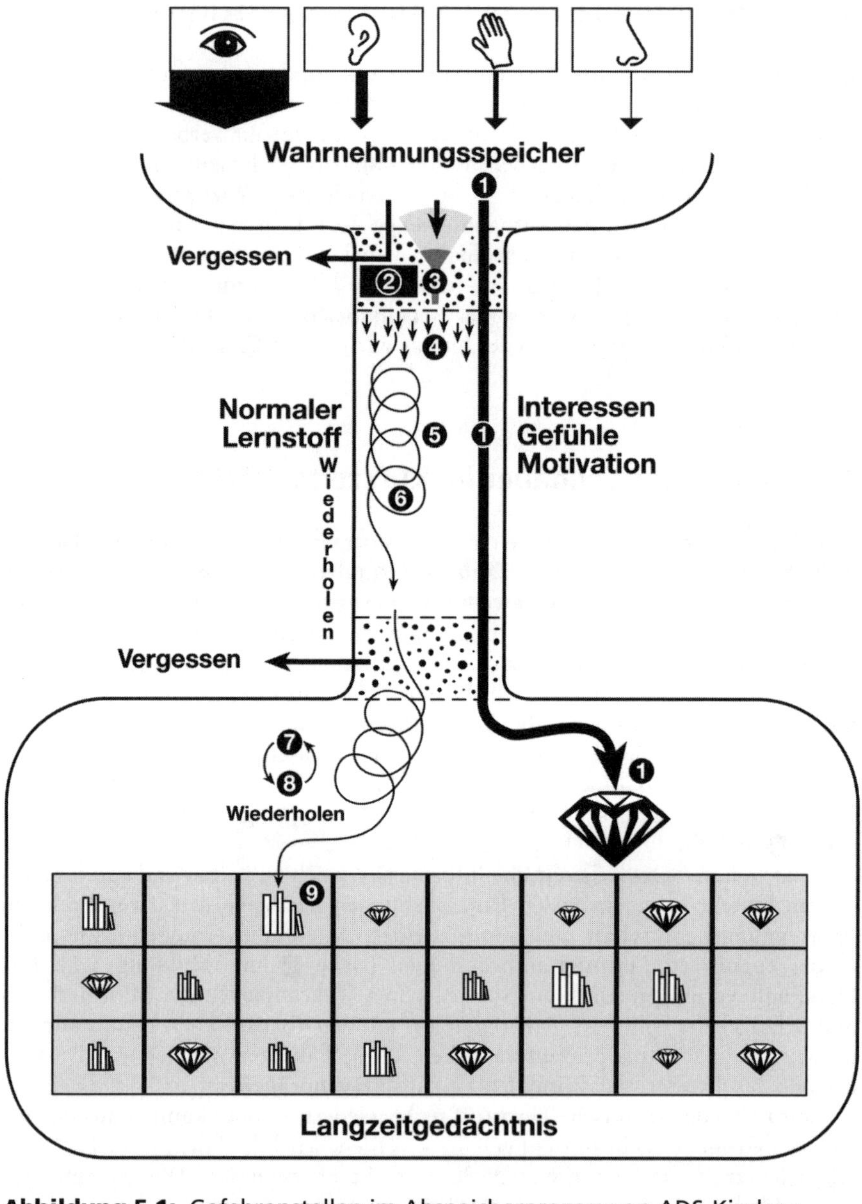

Abbildung 5.1: Gefahrenstellen im Abspeicherprozess von ADS-Kindern

5. Einmal gekonnt – reicht das aus?

Soll der Lernstoff dauerhaft im Langzeitgedächtnis verbleiben, gelingt dies bei gewöhnlichen Lerninhalten (z. B. beim Einmaleins oder bei englischen Vokabeln) nur durch eines: durch Wiederholen, Wiederholen, Wiederholen. Hier gibt es in aller Regel aber große Motivationsprobleme (siehe ❼ in Abbildung 5.1). ADS-Kinder haben bereits viele Misserfolge hinter sich, sind demotiviert, ihre Anstrengungsbereitschaft ist reduziert, ihr Durchhaltevermögen daher gering.

Für hyperaktive (ADHD-) Kinder muss es häufig „schnell, schnell" gehen. Schriftliche Hausaufgaben werden gerade noch erledigt, obwohl sehr geringe Lernwirkungen von ihnen ausgehen. Die Notwendigkeit „zusätzlicher Übungen" wird jedoch meist nicht eingesehen. Die Folge sind ständige Konflikte und Kämpfe zwischen Eltern und Kind. An regelmäßiges Lernen ist meist nicht zu denken.
Hypoaktive (ADD-) Kinder sind nach dem Erledigen der schriftlichen Hausaufgaben, die sehr lange – oft stundenlang – dauern, so erschöpft, dass bei ihnen ebenfalls keine Energie und Zeit mehr für das „eigentliche Lernen" vorhanden ist.

Da ohne das notwendige Wiederholen kein „Automatisieren" stattfindet, kann der Lernende auch kein sicheres Wissensfundament bilden. Dieses würde gründliches, systematisches Lernen mit vielen Wiederholungen erfordern, und damit genügend Zeit. Ein solcher „zeitraubender Prozess" stellt insbesondere ADS-Kinder vor große Probleme.

Wird dann einmal gelernt, wird die Zeit jedoch häufig durch unsystematisches, oberflächliches Lernen vergeudet. Schnell, oberflächlich und ohne Wiederholung Gelerntes gerät rasch wieder in Vergessenheit. Deswegen müssen ADS-Kinder immer wieder „von vorne beginnen" (siehe ❽ in Abbildung 5.1).

Trotz des möglicherweise großen Zeitaufwandes machen die Kinder die Erfahrung, dass „einfach nichts hängen" bleibt. Die sich wiederholenden Misserfolge führen zu Selbstzweifeln und zu der oft gemachten Aussage: „Ich kapier ja doch nichts – ich bin blöd". Dies verstärkt wiederum die Motivationsprobleme der Kinder (siehe ❼ in Abbildung 5.1).

Das (mangelhafte) *Verautomatisieren* des *Lernstoffs* bildet bei vielen ADS-Kindern das *zentrale Grundproblem.*

6. Informationen müssen richtig eingeordnet und abgespeichert werden

In Kapitel 3 haben wir auf die Bedeutung des richtigen Einordnens von Informationen im Langzeitspeicher hingewiesen. Daraus ergeben sich weitere Schwierigkeiten für das ADS-Kind. Bereits vorhandene Informationen sind möglicherweise nicht gut absortiert und abgesichert, alte Speicherplätze werden nicht gefunden. Somit kann neues Wissen schlecht mittels Assoziationen mit alten Gedächtnisinhalten verknüpft werden. Das Langzeitgedächtnis von ADS-Kindern gleicht, bildhaft gesprochen, häufig mehr einer Rumpelkammer als einem gut geordneten und gefüllten „Regalsystem“ (siehe ❾ in Abbildung 5.1).

Eine angemessene Einordnung von neu hinzukommenden Lernstoff setzt einen Prozess der selektiven Aufmerksamkeit im Vorfeld voraus und stellt eine gezielte aktive Tätigkeit dar, die das ADS-Kind möglicherweise nicht leisten kann. Da ADS-Kinder häufig Strukturierungsschwächen zeigen, ist es um so wichtiger, den Lernstoff gut vorzustrukturieren. Fehlt die innere Struktur, muss die äußere um so besser sein. ADS-Kinder und ihre Eltern stehen hierbei vor zwei Problemen:

- Wer soll die äußere Strukturierung übernehmen?
- Lässt sich das ADS-Kind darauf ein?

Bei der äußeren Strukturierung sind besonders die Eltern viele Jahre, d.h. bis in die höheren Schulklassen, gefordert. Aber selbst wenn Eltern diese Aufgaben übernehmen, verweigern sich ADS-Kinder häufig. Wichtig ist dabei: Je später die Eltern mit dem gemeinsamen strukturierten Lernen beginnen, desto wahrscheinlicher ist es, dass die Kinder nicht mit machen.

Immer wieder zu beachten ist, dass die feste und dauerhafte Verankerung von altem Wissen im Langzeitgedächtnis verhindert, dass eine Vermischung mit neu gelernter Information stattfindet. Je länger und sicherer alter Lernstoff im Gedächtnis sitzt, desto weniger ruft er Hemmungen oder Verwechslungen mit neuem Lernstoff hervor. Übertragen auf eine Fremdsprache bedeutet dies z.B.: Je größer der bereits automatisierte und gut sitzende Wortschatz in einer Fremdsprache ist, desto leichter und zahlreicher kann ich mir neue Worte der selben Sprache merken. Je mehr „Gedächtnishaken“ ich in meinen „Gedächtnisfels“ eingeschlagen habe, desto besser kann ich mich als „Kletterer“, d.h. als Lernender festhalten und wiederum neue „Haken“ einschlagen.

Kapitel 6: Der Einfluss der Umwelt auf Lernschwächen – wie der „Teufelskreis" Lernstörungen entsteht

In den vorangegangenen Kapiteln haben wir die durch die Kernsymptomatik des ADS bedingten Gefahrenstellen im Lernprozess dargestellt. Es wurden die Besonderheiten der Behaltens- bzw. der Vergessensprozesse bei ADS-Kindern dargelegt. Aufgrund des typischen Wahrnehmungsstils und bedingt durch die Aufmerksamkeitsbeeinträchtigung, durch die Probleme im motivationalen Bereich sowie den Besonderheiten des Kurzzeitgedächtnisses, hatten wir festgestellt, dass ADS-Kinder statistisch gesehen mehr Lernschwierigkeiten als andere Kinder haben. Diese beziehen sich häufig auf die Grundfertigkeiten Lesen, Rechtschreiben und Rechnen, aber auch auf die Fremdsprachen und Sachfächer.

Die Schullaufbahn von ADS-Kindern entwickelt sich daher meist deutlich negativer und mit mehr „Einbrüchen" als bei ihren Klassenkameraden. Dennoch, ADS bedeutet nicht zwangsläufig das Entstehen von Lernstörungen. Diese entwickeln sich nämlich in einem komplexen dynamischen Prozess und ihre Weichenstellung erfolgt hierzu – wie Sie in diesem Kapitel sehen werden – sehr frühzeitig.

1. Fallbeispiel Lene

Lene ist acht Jahre alt und hat das 2. Grundschuljahr fast beendet. Im letzten Rechentest hat Lene 6 von 28 Punkten erreicht. Lenes Mutter ist entsetzt. Lene kann die Plus- und Minusaufgaben im Hunderterraum nicht richtig rechnen, sie bekommt fast jedes Mal ein falsches Ergebnis heraus. Lene versteht nicht, was sie eigentlich machen soll. An die Textaufgaben hat sich Lene gar nicht erst herangetraut.

Betrachten wir in Lenes „Vorgeschichte", so zeichneten sich ihre Rechenschwierigkeiten schon von der Mitte der ersten Klasse an ab, obwohl dies anfänglich von den Eltern noch nicht so ernst genommen wurde. Sowohl im Kindergarten als auch zu Beginn der Grundschulzeit war Lene immer ein sehr liebes, braves, aber auch ruhiges Mädchen, das eher ängstlich reagiert hat. Lene wirkt verträumt, sie beteiligt sich kaum am Unterricht, wird sie aufgerufen, weiß sie oft nicht, was die Lehrerin von ihr möchte. Lene erledigt manchmal ihre Hausaufgaben nicht vollständig, weil sie in der Schule nicht mitbekommt, was aufgegeben wird. Zuhause war Lene bislang sehr lieb, die Hausaufgabensituation jedoch von Anfang an schwierig. Lenes Mutter muss sich die ganze Zeit dazusetzen. Wenn Lene alleine gelassen wird, kommt sie immer wieder ins Träumen, sitzt oft stundenlang an ihrem Schreibtisch und schaut aus dem Fenster.

Welche Schwierigkeiten hatte Lene bislang im Rechnen? Am Anfang des Rechenunterrichtes, als noch konkretes Rechenmaterial wie z. B. Perlen angeboten wurden, hatte Lene im Zahlenraum bis 10 keine Schwierigkeiten. Aber schon das Addieren und Subtrahieren im Zahlenraum bis 10 ging bei Lene langsamer, vom Zählen mit den Fingern hat sie sich nie gelöst. Teilweise hat sie sich verzählt, insbesondere wenn die Zahlen im Zehnerraum größer wurden, so z. B. bei den Aufgaben „9 minus 7“ oder „2 plus 6“. Den Zehnerübergang mit dem Zerlegen der zu addierenden oder zu subtrahierenden Zahl hat Lene nie richtig verstanden und an ihrer „bewährten Finger-Strategie“ festgehalten. Das wurde mit größeren Zahlen immer problematischer, da man bei diesen mehr im Kopf behalten muss, was Lene recht schwer gefallen ist.

Welche Gefühle haben sich nun bei Lene eingestellt? Als sie beim Überschreiten des Zehnerraumes bemerkte, dass sie langsamer als andere Kinder ist und sich viel häufiger verzählt, begann Lene unsicher zu werden. Der Eindruck „ich bin schlechter als die anderen“ stellte sich ein. Mit zunehmenden Misserfolgserlebnissen in den Rechenarbeiten bekam Lene Angst, manchmal Bauchschmerzen. Der Vater äußerte einmal: „Mädchen sind halt rechnerisch nicht begabt“. Ihre Mutter möchte Lene unterstützen, weiß aber nicht so recht wie. Sie lässt Lene zusätzlich zu den Hausaufgaben noch mehr Rechenpäckchen rechnen. Dieses „zusätzliche Üben“ löst bei Lene das Gefühl aus: „bei mir ist etwas nicht in Ordnung“. Lene leidet immer mehr, weint häufig bei den Hausaufgaben und dem nachfolgenden Üben und vor den Rechentests möchte sie am liebsten überhaupt nicht in die Schule gehen. Die Mutter sucht die Schulsprechstunde auf und spricht mit Lenes Lehrerin. Lene sollte mehr üben, meint diese und ist so freundlich, Lenes Mutter zusätzliches Anschauungsmaterial und seitenweise Kopien mit verschiedenen Aufgabentypen zur Verfügung zu stellen. Lene arbeitet tapfer weiter, ihre Leistungen verbessern sich jedoch in keinster Weise. Lenes Selbstwertgefühl nimmt immer mehr ab und sie denkt „ich bin einfach dumm“. Ihre Ängste und depressiven Gedanken verstärken sich. Die Lehrerin zieht nun die Schulpsychologin zu Rate. Die Lehrerin hat die Verdachtsdiagnose „Dyskalkulie“. Von der Schulpsychologin werden entsprechende Tests durchgeführt. In dem ausführlichen Begabungsdiagnostikum K-ABC (Kaufman, Kaufman 1994) zeigen sich bei Lene eine durchschnittliche intellektuelle Begabung, Schwierigkeiten beim Merken sowie im akustischen Kurzzeitspeicher. Zudem werden typische Lückenmuster bei der Bearbeitung verschiedener Subtests sichtbar, was auf Aufmerksamkeitsprobleme hinweist. Lene wird gegen Ende des Testes immer unkonzentrierter. In dem durchgeführten Schulleistungsdiagnostikum finden sich weit unterdurchschnittliche Leistungen für die zweite Klasse. Die Schulpsychologin stellt fest, dass Lenes Schwierigkeiten bereits beim Zehnerübergang in der ersten Klasse liegen. Es besteht also eine erhebliche Diskrepanz zwischen Lenes intellektuellen Möglichkeiten und den Rechenleistungen, was per Definition eine Teilleistungsstörung im Bereich Rechnen, Dyskalkulie genannt, darstellt. Lene soll nun den Förderunterricht besuchen, eine spezielle Therapie für Rechenstörungen steht nicht zur Verfügung. Die Schulpsychologin kopiert weitere Materialien, um Lenes Mutter beim täglichen Üben zu unterstützen. Zuhause verändert sich die Situation. Hat Lene bisher noch relativ bereitwillig mitgearbeitet, verweigert sie sich nun zunehmend. Sie weint und sagt, dass sie auf keinen Fall mehr üben möchte, auch mit dem Vater nicht. Rechnen ist für Lene zum „Horrortrip“ geworden.

2. Fallbeispiel Paul

Paul ist neun Jahre alt und besucht die 3. Grundschulklasse. Er hat große Schwierigkeiten in der Rechtschreibung. Das gleiche Wort schreibt Paul auf unterschiedlichste Art und Weise falsch. Schwere Wörter schreibt Paul manchmal richtig, leichte falsch, dann ist es aber auch wieder anders. Eine Systematik ist eigentlich gar nicht zu erkennen. In den geübten Nachschriften sind die Leistungen meistens mangelhaft, manchmal aber auch etwas besser. Die Diktate, die nicht geübt werden konnten, sind eine Katastrophe.

Die Hausaufgabensituation war von Anfang an sehr schwierig. Paul unternimmt alles, um den Beginn der Hausaufgaben herauszuzögern, verwickelt sich ständig in Streits und Diskussionen mit seiner Mutter, die schon nach ein paar Schulwochen völlig entnervt ist. Paul hasst das Schreiben. Seine Schrift ist krakelig und schlecht, ihm fällt es sehr schwer, die Linien korrekt einzuhalten. Wenn man Paul beobachtet, sieht man, wie seine Hand zum Teil recht verkrampft ist. Alles was mit Schreiben zu tun hatte, mochte Paul von Anfang an nicht. Malen im Kindergarten fand er auch schon „blöd“ und vermied dies dann auch tunlichst. Das Üben für die Rechtschreibung wurde Paul zunehmend verhasst. In der Schule findet er die angebotenen Geheimschriften und den Wortaufbau bzw. Wortabbau unerträglich, zu Hause kämpft Paul jede Woche mit seiner Mutter, die ihm täglich die komplette Nachschrift diktiert.

Was erlebt Paul? Paul ist bereits im Kindergarten von seinen Eltern und von der Erstklass- und Zweitklasslehrerin sehr häufig ermahnt und geschimpft worden. Er ist sehr impulsiv, ihm fällt es schwer, seine Bedürfnisse aufzuschieben, er ruft in die Klasse hinein und stört den Unterricht. Nun erlebt Paul im Schreiben noch einmal mehr, dass er anders ist als die übrigen Kinder. Paul erlebt „die können etwas, was ich nicht kann“. Pauls Lehrerin sieht die Schwankungen in der Rechtschreibung mit zunehmend schlechter werdender Tendenz und kann nicht verstehen, warum Paul es gestern konnte und heute wieder nicht. Sie nimmt Paul häufiger dran als andere Kinder, zumal er sowieso leicht abgelenkt ist. Paul erlebt das so: „Die weiß doch ganz genau, dass ich das nicht kann, die will mich quälen“. Peter, der neben Paul sitzt, hält Pauls Diktatheft hoch, alle Kinder können sehen, wie viel rot angestrichen ist. Pauls Mutter ist zutiefst enttäuscht, dass sie soviel Zeit aufwendet, um mit Paul zu üben und dies kostet wahrlich Nerven. Paul braucht Anerkennung! Da in der Schule jeden Tag geschrieben wird, bedeutet dies für Paul eine ständige Erniedrigung – sein Selbstwertgefühl wird zermürbt. Paul hat sich andererseits schon früher bei seinen Klassenkameraden dadurch Anerkennung verschafft, dass er Sachen tat, welche die anderen sich nicht trauten: Den Unterricht stören, die Lehrerin in Wut bringen, mit allen möglichen Gegenständen spielen, dazwischen rufen und so weiter. Die Lehrerin, die sich wirklich viel Mühe mit Paul gibt, fühlt sich gekränkt und reagiert mit schriftlichen Strafarbeiten und vielen Ermahnungen. Aber Schreiben ist Paul verhasst. Strafarbeiten verschwinden, Paul muss nachsitzen...

Pauls Selbstwertgefühl wird immer mehr zerstört. Auch das Rechtschreiben – so seine Gedanken – kann er sowieso nicht mehr lernen, was soll er sich da noch anstrengen. Zu Hause ist mittlerweile an Üben für die Nachschriften überhaupt nicht mehr zu denken, da Paul die Vorlagen grundsätzlich in der Schule „vergisst" und sich jetzt vollständig verweigert. Pauls Lücken werden immer größer. Paul wartet nur noch auf seine nächste 6 im Diktat. Und die Krise weitet sich aus: Paul mag nicht mehr in die Schule gehen und ebenfalls im Rechnen wird er immer schlechter, weil er sich weigert, das Einmaleins zu wiederholen.

ADS-Kinder rutschen häufiger als andere Kinder in einen „Teufelskreis" hinein. Zum einen gibt es „Passungsprobleme": Die in unserem Schulsystem angebotenen Lernstrategien und didaktischen Prinzipien lassen sich häufig nicht mit den Eigenschaften der ADS-Kinder vereinbaren, sie passen nicht zueinander. Diese Kinder bringen zusätzliche neuropsychologische Handicaps (d. h. Beeinträchtigungen der Feinmotorik und/oder eine geringere Kapazität bzw. höhere Störanfälligkeit des akustischen Kurzzeitspeichers) sowie – besonders wenn sie zum hyperaktiv-impulsiven Typ gehören – Verhaltensprobleme mit, die von der Umwelt zuvor schon oft über Jahre hinweg negativ sanktioniert wurden. Das Kind hat in dieser Zeit also bereits selbstwertmindernde Erfahrungen gemacht.

Besonders die Impulsivität bewirkt, dass sich der Teufelskreis Lernstörung für ADS-Kinder schneller drehen kann. Ihre besonderen Voraussetzungen gepaart mit einer geringen Frustrationstoleranz bedingen, dass sehr viel schneller Vermeidungsverhalten entsteht, wenn Erwachsene Leistungsanforderungen stellen. Hinzu kommt das häufige Dominanzstreben dieser Kinder. Sie möchten gerne die Ersten und Besten sein, erleben sich aber im Schulalltag als die Letzten. Ihre Gefühlsreaktionen sind oft überschießend, d. h. negative Erlebnisse lassen sie schneller „rot" sehen als andere Kinder.

Betrachtet man die beiden Beispiele von Lene und Paul, so lässt sich zunächst beobachten, dass bei beiden Kindern das Lerntempo langsamer ist. Die Frage ist jedoch, ob es alleine die *ADS-Voraussetzungen* sind, die Lenes Defizite im Rechnen und Pauls Schwierigkeiten im Rechtschreiben bedingen. Oder ob diese Voraussetzungen *gemeinsam mit falschen Lernwegen sowie den entsprechenden Wechselwirkungen mit der Umwelt* Lene und Paul in den Teufelskreis Lernstörungen hineinrutschen lassen.

Paul, der hyperaktiv-impulsive Typ, weist noch etwas ungünstigere Voraussetzungen auf als Lene: Aufgrund seiner Verhaltensprobleme hatte er schon im Kindergarten und zu Beginn der Grundschulzeit die Erfahrung gemacht, dass er anders ist als die übrigen Kinder und entsprechende Rückkopplung von seiner Umwelt erhalten. Paul gibt gerne den Ton an, für ihn ist die Erfahrung, im Schreiben schlecht zu sein, sehr schlimm. Äußerungen seiner Umwelt wie „du bist faul und unkonzentriert, du strengst dich überhaupt nicht an" treten nun zu den bereits vertrauten Rückmeldungen hinzu. Die erste Grundlage für eine Lernhemmung ist bei ihm gelegt.

Paul war aufgrund seiner Verhaltensprobleme schon im Kindergarten, in der Familie und in der Klassengemeinschaft in einer Außenseiterposition. Durch die sich entwickelnden Leistungsprobleme gerät er nun noch tiefer in diese Rolle hinein. Ihm fehlt es nicht an möglichen „Kompensationsstrategien": Die motorische Unruhe und Zappeligkeit, die Aggressivität sowie das oppositionelle Verhalten nimmt zu, die Rolle des Klassenkaspers wird immer mehr übernommen.

Bei Lene ist das etwas anders. Lene ist vorher nicht aufgefallen. Sie ist ein ruhiges, angepasstes und braves Mädchen. Sie fällt erst in der 2. Klasse durch ihre zunehmenden Rechenschwierigkeiten auf. Aufgrund ihrer besonderen Art der Wahrnehmung, ihres häufigen Abdriftens und Träumens stellt sich nun bei Lene ein deutlicher Rückzug ein. Ihr inneres Erleben wird durch die sich vergrößernde Leistungsangst, eine wachsende Misserfolgserwartung und vor allen Dingen depressive Gedanken bestimmt. Bei Paul hingegen richtet sich die Verarbeitung seiner negativen Erfahrungen eher nach außen, diese wird für seine Umwelt in Form von Verhaltensproblemen sichtbar.

Bei beiden Kindern entwickelt sich eine gravierende Leistungsstörung: Lernlücken vergrößern sich, Schulangst und Vermeidungsverhalten halten Einzug. Dies erleben insbesondere die Mütter von Paul und Lene. Von Anfang an war bei beiden Kindern die Hausaufgabensituation schwierig. Lene wusste oft nicht, was sie auf hatte, sie war zwar einerseits willig, ihre Hausaufgabensituation dauerte jedoch andererseits sehr lange, da Lene immer wieder ins Träumen geriet. Paul wollte nicht mit seinen Hausaufgaben anfangen, zeigte sehr viel Ausweichverhalten, telefonierte, fing an zu spielen, verwickelte sich in Streits mit seinem Bruder etc. Er redete und diskutierte mit seiner Mutter, so dass sich der Hausaufgabenbeginn sehr lange hinaus zögerte, deren Dauer war wie bei Lene ebenfalls sehr lang.

An zusätzliches Üben für die Nachschriften oder die anstehende Rechenarbeit war bei beiden Kindern gar nicht mehr zu denken. Paul verschwieg angekündigte Probearbeiten, Arbeitsblätter sowie Bücher wurden in der Schule vergessen, Hefte und zurückgegebene Tests versteckt.

Die Beziehung zu den Eltern, insbesondere zur Mutter, die meistens mit der Hausaufgaben- und Lernsituation betraut ist, verschlechtert sich bei beiden Kindern. Auch das Verhältnis zur Lehrkraft, die für ADS-Kinder von besonderer Bedeutung ist, weil ihre Motivation in besonderem Maße personengebunden ist, wird belastet. Lene und Paul fühlen sich abgelehnt und unverstanden. Paul glaubt sich zudem ungerecht behandelt und ist entsprechend enttäuscht und frustriert. Seine Lehrerin verstrickt sich zunehmend in Auseinandersetzungen mit ihm. Anfangs hatte sie sich sehr um Paul bemüht. Aber bedingt durch seine Verhaltensprobleme und wachsenden Blockaden äußert sich die Lehrerin vermehrt pädagogisch ungeschickt (Bloßstellung vor der Klasse) oder in Form „roter schriftlicher Kommentare" unter Hefteinträgen und Klassenarbeiten. Damit trägt sie ungewollt maßgeblich zur weiteren Entmutigung von Paul bei.

Beiden Kindern ist am Schluss gemeinsam, dass ihnen ihre Lerndefizite nicht mehr überwindbar erscheinen. Die Zuschreibung (Attribution) von Erfolg und Misserfolg hat sich bei Paul und Lene endgültig verfestigt: Erfolge werden dem

Zufall oder Glück zugeschrieben, Misserfolge ausschließlich dem eigenen Versagen oder der eigenen Dummheit. Da die eigene Anstrengung in Bezug auf das Lernen als völlig aussichtslos und wirkungslos (Banduras Self-efficiacy-Theorie) erlebt wird, steht das Ergebnis der Leistungskontrolle schon vorher in den Gedanken der Kinder fest: mangelhaft oder ungenügend. Die weitere Lernbereitschaft sinkt auf den Nullpunkt, das Selbstwertgefühl wird immer mehr demontiert.

Die Beispiele von Paul und Lene zeigen uns, dass die Entstehung von Lernstörungen bei ADS-Kindern auf einem komplexen Wechselwirkungsgeschehen beruhen. ADS-Kinder rutschen aufgrund ihrer Besonderheiten eher in den Teufelskreis Lernstörungen. Verschiedene Faktoren, die wir im Folgenden erläutern möchten, greifen neben den Besonderheiten des ADS-Kindes in diesen Prozess ein. Sie unterliegen einer Eigendynamik, einem sich selbstverstärkenden Prozess, der bei entsprechend anderer Weichenstellung aber auch anders ablaufen kann.

3. Das Teufelskreismodell

a) Die Interaktion von Kind, Lehrern und Eltern („sozialer Teufelskreis")

Thema dieses Abschnitts ist das Zusammenspiel der sozialen Umwelt des Kindes mit seinem Selbsterleben bzw. Selbstwertgefühl. Welche Faktoren können hier wirksam sein? Dies sind zum einen Erwartungen, die an das Kind gestellt werden, und zum anderen die Art der Zuwendung, die das Kind erlebt. Im negativen Fall können es Repressionen wie z. B. Drohungen und Strafen, im positiven Fall Ermutigung, Lob und Anerkennung für Fortschritte sein. Trösten, überfürsorgliches Helfen oder der Entzug von Anerkennung sind weitere mögliche Reaktionen auf das Verhalten des Kindes. Die Kinder ihrerseits verhalten sich sozial unterschiedlich, um die erlebten Probleme zu kompensieren.

Die Bezugspersonen der Kinder reagieren in der Regel zunächst vielseitig und versuchen auf unterschiedliche Weise, auf die Kinder einzuwirken. Mit der Zeit schleifen sich bei ihnen aber einseitige und im Hinblick auf Fortschritte destruktive Interaktionsmuster mehr und mehr ein. Zum Schluss sind diese sehr stark verfestigt – die Wechselwirkungen laufen immer in sehr ähnlicher Weise ab.

Paul wird aggressiv und oppositionell, er kaspert in der Klasse herum und nimmt gegenüber Leistungsanforderungen sehr rasch eine Verweigerungshaltung ein („das bringt mir nichts – ihr könnt mich alle"). Eltern und Lehrer üben immer stärkeren Druck aus, strafen, schimpfen, sind gereizt und lehnen Paul auch gefühlsmäßig immer mehr ab. Am Ende eskalieren nicht nur Pauls Leistungsprobleme, sondern ebenso seine Verhaltensprobleme.

Lene passt sich wesentlich länger an, reagiert eher depressiv, verzweifelt mit der Bitte um Hilfe, ihre Schulangst nimmt zu. Eltern und Lehrer reagieren mit einer Mischung aus Druck, enttäuschtem Aufgeben und Trösten. Am Ende sind Lenes Leistungsprobleme massiv verfestigt. Im Vordergrund stehen jedoch immer mehr ihre Rückzugstendenzen und ihre Schul- und Prüfungsängste.

b) Die Verarbeitung erlebter Misserfolge durch das Kind („innerpsychischer Teufelskreis")

Hierbei handelt es sich um Vorgänge zwischen dem Selbstwertgefühl des Kindes einerseits und seinem Selbsterleben im Leistungsbereich andererseits. Bei Kindern, die immer häufiger Misserfolge erleben, verstärken sich wiederum Angst und Blockierung. Leistungen werden letztlich durch das sich aufschaukelnde Zusammenspiel von Vermeiden und Versagen verhindert. Misserfolge und Erfolge erklären sich zunehmend stabiler, wobei überwiegend nur die Misserfolge der eigenen Verursachung und Verantwortlichkeit zugeschrieben werden. Die Entwicklung gipfelt dann in Gedanken wie „ich genüge nicht – ich schaffe das nicht – bin ich überhaupt noch etwas wert?" oder „ich bin einfach dumm – ich werde das nie schaffen – es hat ja eh alles keinen Sinn!"

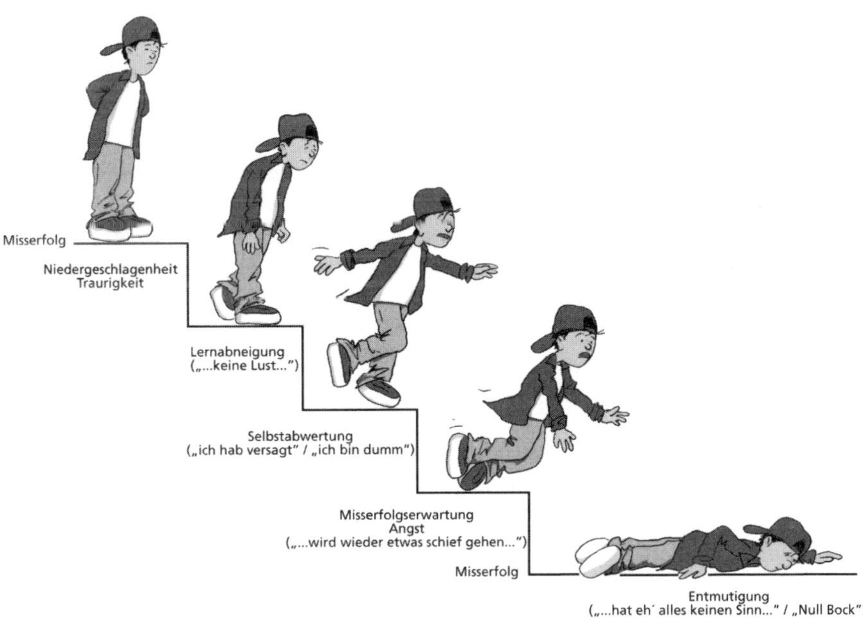

Abbildung 6.1: Treppe: Misserfolge bewirken weitere schlechte Leistungen

c) Die Verstärkung des Teufelskreises durch das System Schule („pädagogischer Teufelskreis“)

Die besonderen Beiträge des Systems Schule und der Eltern, die unmittelbar mit den Leistungen des Schülers zu tun haben, können zu einen „pädagogischen Teufelskreis“ führen. Dazu gehört die Methodik im entsprechenden Unterrichtsfach, die Didaktik des Lehrers und die Frage, ob Methodik und Didaktik den individuellen Voraussetzungen des ADS-Kindes, seinen Bedürfnissen und seinem Lerntyp gerecht werden können. Sehr häufig passen diese nicht zusammen mit der Folge, dass Misserfolge vorprogrammiert sind und sich weiter aufschaukeln (Motto: „Üb’ mehr“ – leider ist jedoch die Lernmethode „falsch“).

Bedeutsam ist der Maßstab, an dem die Leistungen gemessen werden. Hierzu zählen wiederum nicht nur die Klassenarbeits- und Zeugnisnormen, sondern auch die Erwartungen der Eltern. Die Art der Leistungen, d. h. positive und negative Leistungen, wirken auf Eltern und Lehrer zurück. Im negativen Fall zeigen Eltern Sorge, Enttäuschung und zum Teil Scham, wenn ihre Kinder „versagen“. Die Lehrerin ist enttäuscht, weil sie sich sehr bemüht hat, der Schüler aber stört und das Vorankommen im Unterricht verhindert. Die Lehrkraft weiß nicht mehr, wie sie die notwendige Zeit und den Aufwand, die sie den betroffenen Kindern entgegenbringen muss, aufbringen kann.

Häufige Fallen, in die Eltern von ADS-Kindern mit Lernschwierigkeiten hineintappen können

Ärger
Eltern, die mit ihrem ADS-Kind intensiv, aber „vergeblich“ für die Schule üben, kommen häufig auf den Gedanken: „Jetzt habe ich so viel mit ihm geübt, dass kann doch einfach nicht wahr sein, dass er das immer noch nicht beherrscht“.

Enttäuschung
Jede Mutter, jeder Vater hat ganz bestimmte Wunschvorstellungen, wie das Kind „sein“ sollte. Dies ist völlig normal. Da uns allen leicht hochgesteckte, idealisierte Ziele im Hinterkopf herumspuken, ist die Enttäuschung mit dem eigenen Kind auch im Leistungsbereich groß, wenn es den schulischen Anforderungen und Erwartungen nicht genügt.

Sorgen und Schonen
Oft finden sich bei Eltern von ADS-Kindern Gedanken wie: „Unser Kind weint so häufig beim Lernen – dies ist ohnehin schon eine große Quälerei für ihn, da können wir ihm nicht noch zusätzlich zu den Hausaufgaben etwas zumuten“. Denken Eltern in dieser Weise und versuchen sie ihr Kind auf diese Art zu schonen, wird ihr Kind diese Lücke sehr erfolgreich mit der Konsequenz weiter ausbauen, dass zusätzliches Üben nicht und somit nicht praktiziert wird.

Fazit
Die auf das jeweilige Kind bezogenen individuellen ADS-Merkmale liefern die schwierigen Startbedingungen für die Schullaufbahn. Die komplexen Wechselwirkungsprozesse zwischen Kind, Schule, Elternhaus und weiterem sozialen Umfeld, die wir im „Teufelskreismodell" dargestellt haben, machen aber letztlich erst die eigentliche, konkrete Lernschwäche/-störung aus. Nicht zwangsläufig muss also bei ADS-Kindern im Hinblick auf das Lernen ein Teufelskreis entstehen, sofern die besonderen Voraussetzungen der betroffenen Kinder in Schule und Elternhaus angemessen berücksichtigt werden.

An welchen Stellen wir ansetzen können, um einen „Teufelskreis" Lernstörung wirkungsvoll zu verhindern, werden wir im nächsten Kapitel darlegen.

Teil II: Allgemeine Tipps zum Lernen mit ADS-Kindern

Kapitel 7: Lerntipps für ADS-Kinder im Überblick

1. Grundprinzipien

Die Grundprinzipien für ein erfolgreiches Lernen lauten:

- Übungen regelmäßig wiederholen
- Lernen in kleinen Portionen

Seine Aufmerksamkeitsstörung, seine Filterschwäche und sein begrenzter Arbeitsspeicher machen es für das ADS-Kind erforderlich, den Lernstoff regelmäßig zu wiederholen. In der begrenzten Aufnahmekapazität von Informationen, der reduzierten Aufmerksamkeitsspanne und der Filterschwäche liegt der Grund dafür, dass ADS-Kinder nur in kleinen Portionen lernen können. Statt 15 Vokabeln auf einmal zu lernen, müssen diese z. B. in Dreierpäckchen unterteilt werden, da mehr als fünf Informationseinheiten zumeist nicht in das Kurzzeitgedächtnis der ADS-Kinder hineinpassen.

ADS-Kinder brauchen mehr Wiederholungen als andere Kinder, um den Stoff dauerhaft abspeichern zu können.

Wie schaffen Lerninhalte (besonders aus dem Bereich der Grundfertigkeiten) den Sprung vom Kurzzeit- in das Langzeitgedächtnis?

Das Fassungsvermögen des Kurzzeitgedächtnisses ist sehr klein und umfasst nur wenige Informationseinheiten. Damit diese im Kurzzeitgedächtnis verbleiben können, ist es notwendig, sie innerlich lautlos zu wiederholen, und zwar im Sinne einer Schallplatte, die einen Sprung hat: Man hört dann immer wieder den gleichen Satz, die gleichen Inhalte oder sieht das gleiche Bild innerlich vor sich. Je öfter eine solche Information im Kurzzeitgedächtnis wiederholt wird, desto eher geht sie unterteilt in einzelnen Informationseinheiten ins Langzeitgedächtnis über. Dadurch, dass das Kurzzeitgedächtnis diese wenigen Informationseinheiten wie in einem Kreisprozess immer wieder aufs neue wiederholt, wird es möglich, Gedächtnisspuren im Gehirn anzulegen und zu vertiefen. Dabei wirkt sich für das Erinnern günstig aus, dass die Informationseinheiten in schon bestehende „Lernkarten“ (= Ablagen) im Gehirn integriert werden.
Beim Wiederholen von Lerninhalten im Kurzzeitgedächtnis ist Konzentration von entscheidender Bedeutung. Konzentriert ist man nur, wenn man an nichts anderes als an die Informationen denkt, die man sich einprägen möchte.

2. Mehr Strukturierung des Lernstoffes von außen

Da ADS-Kinder große Probleme in der Selbstorganisation, Selbststeuerung und auch Zeitplanung haben und im hohen Ausmaß ablenkbar und impulsiv sind, brauchen sie eine gute Vorstrukturierung des Lernstoffes. Gemeinsam mit Ihrem Kind sollten Sie sich deshalb einen Überblick sowohl über den jeweils aktuellen Lernstoff als auch über anstehende Schulaufgaben machen. Sie sollten also wissen, welche Vokabeln neu zu lernen sind, welche neuen Grammatikthemen in der Schule und welche neuen Rechenarten in Mathematik durchgenommen wurden. Tragen Sie die Termine für Klassenarbeiten in einen Monatsplaner ein, um stets den Überblick zu behalten und tägliche, angemessene Lernportionen festzulegen. Die Vereinbarungen über die „Lernportionen“ können Sie wiederum schriftlich festhalten.

Im Grundschulalter sowie in den unmittelbar darauffolgenden Klassenstufen ist es nicht ratsam, den Kindern das Üben gänzlich selbst zu überlassen. Überlegen sie gemeinsam mit Ihrem Kind, wann welche Lernportionen für welches Fach am besten im Alltag unterzubringen sind. Hinsichtlich der Lernwege sollten Sie Kenntnisse über die effektivsten Möglichkeiten haben und den Lernstoff, z. B. in der Rechtschreibung, entsprechend vorgeben.

3. Wenige, passende Methoden und Reduktion auf das Wesentliche

ADS-Kinder brauchen nicht ein Mehr an didaktischen und methodischen Prinzipien, sondern ein Weniger. Ein Zuviel an Übungsformen und -wegen verunsichert die Kinder, ein erfolgreicher Abspeicherprozess wird in diesem Fall völlig unterlaufen. Einige wenige passende Methoden, die wir im dritten Teil des Buches in Bezug auf die einzelnen Fächer darstellen, bringen dagegen ein Mehr an Effektivität.

Reduktion auf das Wesentliche im Grundschulbereich bedeutet, sich darüber im Klaren zu sein, welches denn die eigentlich wichtigen Fächer sind. Zeit für Abschreiben, Ausmalen oder Arbeiten für Nebenfächer sollte zugunsten der Kernfächer (d. h. der Grundfertigkeiten Lesen, Schreiben und Rechnen) umverteilt werden.

4. Der visuelle Einprägeweg ist häufig günstiger

Aufgrund vieler empirischer Befunde und eigener Erfahrung wissen wir, dass der akustische Kanal bei ADS-Kindern nicht so gut funktioniert und schneller überlastet ist als der visuelle Kanal. Alles, was nur gehört wird und keinen Anker visueller Natur hat, wird viel schneller vergessen. Lernwege sollten diese Voraussetzungen unbedingt berücksichtigen.

5. Lernwege ohne Schreiben

Da ADS-Kinder häufig fein- und graphomotorische Schwierigkeiten haben, stoßen alle Übungsformen, die mit Schreiben verbunden sind, auf Ablehnung. Der Schreibprozess selbst benötigt umfangreiche Kapazitäten im Arbeitsspeicher, der sowieso schon sehr begrenzt ist. Diese Kapazitäten stehen dann dem eigentlichen Abspeicherprozess nicht mehr zur Verfügung – ein adäquates Abspeichern der eigentlichen Lerninhalte wird verhindert.

Wir müssen uns auf die Suche nach Lernwegen ohne Schreiben machen, damit ADS-Kinder ihren Lernstoff sicherer behalten und automatisieren können. Auch reduziert das oft verhasste Schreiben bei den Kindern grundsätzlich die Motivation, überhaupt zu üben. Üben und Wiederholen sind aber eine absolute Notwendigkeit. Lernwege ohne Schreiben erhöhen die Bereitschaft der Kinder deutlich, sich auf das zusätzliche Üben einzulassen.

6. Unterstützung bei den Hausaufgaben

ADS-Kinder profitieren von einem klar definierten äußeren Rahmen ihrer Hausaufgabensituation. Unklare Regelungen und ungeordnete äußere Bedingungen erhöhen das Ausmaß der Ablenkbarkeit und verhindern den Aufbau von stabilen äußeren *und* inneren Strukturen. Durch feste Regeln, strukturierte Abfolgen und eine gelassene, ruhige innere Einstellung der Eltern (die sehr schwer ist, da gerade hyperaktive Kinder durch ihre Umtriebigkeit leicht „nervös" machen können!) sowie effektive Hilfestellungen durch die Eltern als Begleiter in der Hausaufgabenzeit kann es schrittweise gelingen, den „Reibungsverlust" zwischen Eltern und Kindern im sonst üblichen „Hausaufgabenkrieg" abzubauen. Gesparte Energie durch ein Weniger an Diskussionen, Streit und Blockaden kann dann für alle Beteiligten gewinnbringend eingesetzt werden (z.B. für zusätzliches Üben).

Hausaufgabensituation:
Rahmenbedingungen und förderliches Hilfeverhalten

1. **„Ich weiß nicht, was ich auf habe"**
   - Hausaufgabenheft mit täglicher Gegenzeichnung durch Lehrkraft
   - Vorbereitung des Hausaufgabenheftes, um Zeit zu sparen
2. **Gestaltung der Rahmenbedingungen**
   - ruhige, ablenkungsfreie Atmosphäre, keine Geschwister
   - gleicher Zeitpunkt
   - immer gleicher Arbeitsplatz
   - leergeräumter Schreibtisch
   - klare Regeln in Bezug auf Ausweichverhalten (kein Spielen, Trinken, Telefonieren etc.)
   - Hausaufgabenplan als Vorstrukturierung: Reihenfolge festlegen, Zeitbudget

- vereinbaren, Portionen festlegen
- eventuell Einbettung der Hausaufgabensituation in Punkteplan mit
- Selbstbeobachtung, Selbstverstärkung, Fremdverstärkung etc.

3. **Allgemeine unterstützende Verhaltensweisen**
   - überwiegend ruhiges Zusehen, Zurückhaltung
   - bei Ablenkung und Unterbrechung möglichst nonverbal freundlich eingreifen
   - auf Weigerung und Argumentieren nicht eingehen

4. **Unzweckmäßige Verhaltensweisen, die unterlassen werden sollten**
   - **zu viel reden**
   - Wiederholung bereits verstandener Aufforderungen
   - ungeduldig werden
   - zu viele irritierende Fragen stellen
   - zu mehr Anstrengung auffordern
   - überflüssige Ratschläge
   - die Aufgabe letztlich selbst lösen

7. Pausen (vor und zwischen den Hausaufgaben)

Die Pause zwischen dem Mittagessen und dem Beginn der Hausaufgaben sollte 30 Minuten nicht deutlich überschreiten, da sonst die Bereitschaft des Kindes, überhaupt zu beginnen, immer mehr abnimmt.

Minipausen können die Aufmerksamkeit deutlich erhöhen. Pausen sollten in die Hausaufgaben- und Lernzeit vorher miteingeplant werden. 10–30 % der Arbeitszeit sollten in Pausen bestehen. Diese sollten dann eingelegt werden, wenn das Kind noch lernfähig ist und nicht, wenn dieses (und auch die Mutter) völlig erschöpft sind.

Eine Minipause kann 2–5 Minuten dauern und sollte bei Kindern im Grundschulalter alle 20–30 Minuten eingelegt werden. In dieser Zeit kann Ihr Kind kurz aufstehen, etwas trinken, herumlaufen, sich strecken oder beispielsweise einmal kurz auf dem Minitrampolin hüpfen.

Eine Verschnaufpause sollte spätestens nach 60 Minuten stattfinden und ca. 15 Minuten dauern. Jetzt darf Ihr Kind das Zimmer verlassen, Musik hören, etwas essen etc. Bei Jugendlichen, die längere Zeit zu arbeiten haben, sollte nach ca. 2–3 Stunden Arbeitszeit eine Erholungspause von etwa einer Stunde eingelegt werden. Hier ist es günstig, sich körperlich zu betätigen, z. B. spazieren zu gehen, zu baden oder sich anderweitig zu entspannen. Für jüngere Kinder sind Minipausen besser geeignet. Zu lange Pausen machen es ihnen schwer, wieder den Anschluss zu finden.

8. Den Sinn der Hausaufgaben wiederentdecken

Hausaufgaben haben das eigentliche Ziel, Unterrichtsinhalte zu wiederholen, zu vertiefen und zu verfestigen. Dieses ist nicht vorrangig dadurch zu erreichen, dass am Ende des Nachmittags viel im Heft steht. Vielmehr sollte der Stoff im Kopf, im Gedächtnis „stehen". Deswegen ist es unbedingt notwendig, sich Gedanken über Formen, Inhalte und Umfang der Hausaufgaben zu machen. Dies rechtfertigt auch, mit dem Lehrer gegebenenfalls Absprachen darüber zu treffen, ob Ihr Kind alternative, günstigere Übungsformen (also Hausaufgaben) aufbekommt, die bei ihm zu einem größeren Lerneffekt führen.

Motto für die Hausaufgaben:
Nicht im Heft, sondern im Kopf, im Gedächtnis muss es stehen!

9. Zeit- und Lernmanagement in Abhängigkeit vom Lebensalter der Kinder

a) Zeitmanagement

Wer schlecht lernt, hat häufig Schwierigkeiten mit der zeitlichen Einteilung. Sehr oft wird dabei der Fehler gemacht, dass in zu großen Zeiteinheiten gearbeitet wird bzw. man sich zu große Lernportionen vornimmt. Besonders am Anfang ist die Zeit, in der Kinder konzentriert lernen können, sehr kurz, sie beträgt nur Minuten. Im Laufe des Lernens kann diese Zeit innerhalb bestimmter Grenzen ausgedehnt werden. Aber auch in diesem Fall beträgt die Obergrenze für konzentriertes Lernen und Einprägen üblicherweise eine Viertelstunde. Nur durch eine Pause können Sie Ihr Kind wieder in die Lage versetzen, erneut und häufig dann noch einmal kürzer konzentriert zu lernen. Für die Lernbereitschaft ist dies durchaus von Vorteil, da mit den meisten Kindern eine regelmäßige Lernzeit von 8–14 Minuten ohne größere Probleme zu vereinbaren ist. Wird dies mit Hilfe der Eltern konsequent durchgehalten, ist mit Erfolgen zu rechnen.

b) Lernmanagement

Bei jüngeren Kindern ist es in der Regel nicht schwierig, sich auf gemeinsame Lernzeiten und -portionen zu einigen, sofern diese Vereinbarungen umsichtig und geschickt getroffen werden. Je älter die Kinder werden, umso wichtiger wird es, sie schrittweise in eine größere Selbstständigkeit zu entlassen, auch wenn hier die Erwartungen immer realistisch bleiben sollten. Hat sich die Beziehung zwischen Eltern und Jugendlichen völlig „verhakt", kann es günstig sein, die Begleitung des Lernens an eine „neutrale" Person zu delegieren. Wichtig ist in diesem Fall eine ruhige und konsequente Lernbetreuung durch eine Person, die der Jugendliche akzeptieren kann und die über die Problematik Bescheid weiß. Mit dem Jugendlichen sollten seine eigenen kurz-, mittel- und langfristigen Ziele besprochen und schriftlich fixiert werden. Gemeinsam kann ausgehandelt werden, was der Jugendliche alleine angehen möchte und an welchen Stellen er sich Hilfe durch die Eltern oder durch einen „Coach" wünscht. Lerntechniken können mit dem Jugendlichen eingeübt und Freunde als Modell mit einbezogen werden. Bei größeren Problemen sind schriftliche Verträge mit einer bestimmten Gültigkeitsdauer, klaren Zielen und Aufgaben von Jugendlichem und Eltern oft hilfreich.

10. Problemfeld Computer und Fernsehen

Kinder sind begierig auf Fernsehen, und sitzen sie vor dem TV-Gerät, haben Eltern endlich einmal eine Verschnaufpause. Für ADS-Kinder ist Fernsehen besonders attraktiv, da sie ein fast körperliches Bedürfnis nach hoher Reizstimulation haben.

Aber auch bei Fernseher und Computer gilt: „Man übt das, was man tut". Fernsehen, vor allem zu langes, bedeutet das Gegenteil von aktiver Auseinandersetzung, Anstrengungsbereitschaft und schrittweiser Erhöhung der Ausdauer Ihres Kindes. Viele Studien haben eindeutige Zusammenhänge zwischen der Dauer des Fernsehens im Vorschul- und Grundschulalter und dem Leistungsniveau in der Grundschule gezeigt. Auch sind Zusammenhänge zwischen der Dauer des Fernsehens und sozialen Verhaltensauffälligkeiten im Grundschulalter nachweisbar.

Bezüglich des Aktivitätsniveaus der Kinder wird vermutet, dass flackernde Bilder die motorische Unruhe verstärken. Ferner wird angenommen, dass die motorische Unruhe der Versuch sein könnte, das hohe Reizniveau wiederherzustellen.

Durch den schnellen Bildwechsel, insbesondere bei Zeichentrickfilmen, trainieren die Kinder regelrecht eine kurze Aufmerksamkeitsspanne. Eine geringere Reizqualität, wie sie z. B. im Unterricht besteht, wird für sie dann uninteressant.

Langer Fernsehkonsum bedeutet schließlich fehlende Zeit für andere Aktivitäten, so auch für das notwendige Lernen.

Wie beim Lernen, sollten Sie mit ihrem Kind klare Vereinbarungen über Computer- und Fernsehzeiten treffen. Vielleicht kann sich Ihr Kind eine Verlängerung der Fernsehzeit als Belohnung für kleine Lerneinheiten verdienen. Günstig ist es allerdings, eine verkürzte „Basisfernsehzeit" auszumachen, um dann „Joker" in Form von zusätzlichen kleinen Einheiten als Verstärker einsetzen zu können. So haben Sie mehr Kontrolle über den Fernseh- und Computerkonsum und haben die sonst selbstverständliche und rasch ausgedehnte Fernsehzeit vielleicht sogar insgesamt verkürzt.

11. Team-Gedanke anstatt „überzogene" Selbstständigkeitsanforderungen

Bleiben Sie realistisch. Bei ADS-Kindern sind Sie als Eltern auch in Sachen Schule einige Jahre länger gefordert als andere Eltern. Ihre Kinder überschätzen möglicherweise ihre eigenen Möglichkeiten. Sie sollten wachsamer Begleiter, Trainer und Coach Ihrer Kinder sein. Als gut funktionierendes Team können sie Ihr Kind schrittweise zum (Lern-)Erfolg führen. Dazu gehört eine wohlwollende aber auch hartnäckige Grundhaltung, die Würdigung der Bemühungen Ihrer Kinder, das Treffen von Vereinbarungen und das Einsetzen von Strukturierungshilfen für die Hausaufgaben und das Lernen.

Von entscheidender Bedeutung ist, dass Sie die Wertschätzung und Liebe Ihres Kindes und die Anerkennung seiner Anstrengungen nicht von den in Tests und Klassenarbeiten erzielten Noten abhängig machen. Wichtig ist hier allein die Bereitschaft und das Bemühen Ihres Kindes. Keinesfalls zeigen Sie Ihrem Kind Ihre Enttäuschung bei einer schlechten Note, wenn es sich vorher beim Lernen angestrengt hat. Mit dieser Anstrengung hat Ihr Kind ja eine Leistung erbracht, die anzuerkennen ist.

„Überfallen" Sie Ihr Kind im Hinblick auf zusätzliches Lernen nicht plötzlich nach dem Motto: "Jetzt machen wir noch mal schnell...". Meist wird sich Ihr Kind dann wehren und verweigern. Treffen Sie solche Lernvereinbarungen vielmehr im voraus. Vermitteln Sie Ihrem Kind das Gefühl, in die Vereinbarungen miteingebunden zu sein. Und denken Sie als Eltern daran, die Abmachungen auch *selber* einzuhalten!

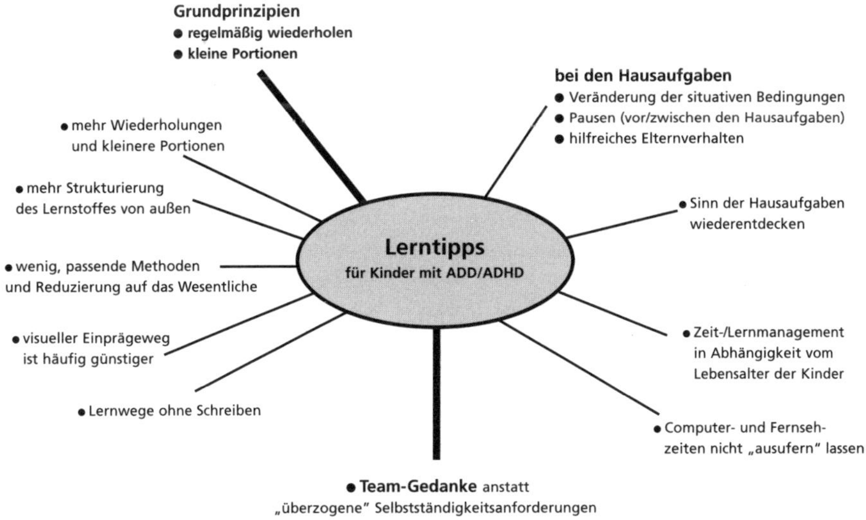

Nicht vergessen:

- Lernprobleme effektiv angehen heißt, an vielen Stellen mit dem Ziel anzusetzen, möglichst wenig Zeit und Energie zu verschwenden.
- (Vor-)Strukturierung des Lernstoffs und hartnäckige Begleitung des Übens durch die Eltern sind für ein erfolgreiches Lernen unerlässlich!

Kapitel 8: Grundprinzipien der Lernmethoden

In den vorangegangenen Kapiteln haben wir dargestellt, welche besonderen Voraussetzungen ADS-Kinder zum Lernen mitbringen, wie Abspeicher- und Lernprozesse funktionieren und wo die Hauptgefahren – und manchmal auch Vorteile – im Lernen von ADS-Kindern liegen. In diesem Kapitel möchten wir unsere Grundprinzipien für das Lernen mit ADS-Kindern im Sinne eines Fazits zusammenfassend vorstellen.

Basismethoden für das Lernen mit ADS-Kindern

- weniger ist mehr
- möglichst nicht schriftlich
- regelmäßig und in kleinen Portionen

Diese Basismethoden sind für das Lernen in allen Fächern anzuwenden. Inhaltliche Besonderheiten der einzelnen Fächer und entsprechend gezielte Lernstrategien werden wir in den nachfolgenden Kapiteln ausführlich beschreiben.

1. Weniger ist mehr

Leider ist die Vielzahl der didaktischen und methodischen Prinzipien, die in unserem Schulsystem zum „Verautomatisieren" der Grundfertigkeiten angeboten wird, für ADS-Kinder in der Regel eher ungünstig. Wir plädieren stattdessen für eine Reduktion der Methodenvielfalt – sowohl im schulischen als auch im häuslichen Lernbereich – und damit auf einige wenige einfache Methoden. Aufgrund der begrenzten selektiven Aufmerksamkeit, der hohen Ablenkbarkeit, der Aufnahme von vielen überflüssigen und irrelevanten Informationen in den Kurzzeitspeicher besteht bei ADS-Kindern häufig eine oberflächliche Informationsverarbeitung. Dies führt dazu, dass Grundlegendes nicht abgespeichert und später automatisiert werden kann. ADS-Kinder benötigen einfache Lernmethoden, die sie regelmäßig anwenden, um den Stoff zu wiederholen und zu vertiefen.

2. Möglichst nicht schriftlich

ADS-Kinder leiden oft unter fein- und auch graphomotorischen Schwierigkeiten. Dies bedingt zum einen eine erhebliche emotionale Abneigung gegenüber allem, was mit schriftlichen Leistungsanforderungen zu tun hat. Zum anderen wird das Kurzzeitgedächtnis beim Schreiben zusätzlich in seiner ohnehin schon begrenzten Kapazität durch die Aufmerksamkeitsausrichtung auf den Schreibprozess abgelenkt. Damit verbleibt für den Verarbeitungs- und Abspeicherprozess nur noch geringe Aufmerksamkeitskapazität, und die eigentliche Lernaufgabe, die Einprägearbeit, kann nicht erfolgen. Wir plädieren deshalb für Übungs- und Lernformen, die zum großen Teil auf das Schreiben verzichten.

Die Arbeit mit den Lernkärtchen

Was lässt sich beim Lernen sinnvoller Weise an die Stelle des Schreibens setzen? In unserer Arbeit erleben wir immer wieder, dass Karteikarten von der Größe DIN A 7 (7,4 x 10,4 cm), die mit einem dicken schwarzen Filzstift beschriftet werden, eine gute Alternative darstellen. Dies gilt besonders auch für Kinder mit ausgeprägten Motivationsproblemen. Die Karteikarten können sowohl für den Grundwortschatz in der deutschen Rechtschreibung und die englischen Vokabeln als auch für die Grundrechenarten in Mathematik eingesetzt werden. Die Lernkarten sollten dabei möglichst nicht vom Kind beschriftet werden, da dieses von ihm einen zusätzlichen Aufwand erfordern würde. Zudem ist sein Schriftbild ja auch häufig schlecht. Das Einprägen z.B. der englischen Vokabel oder des deutschen Wortes bedeutet aber auch die Notwendigkeit einer „guten“ und „prägnanten“ Gestalt: Das Wort muss als Ganzes graphisch akzeptabel abgespeichert werden können. Im Falle der krakeligen Schrift eines ADS-Kindes wäre es für dieses kaum möglich, ein Wort in seiner vollständigen Wortgestalt zu erfassen und abzuspeichern.

Ein weiterer Vorteil der Lernkärtchen liegt darin, dass diese Art zu Lernen für die Kinder nicht mühsam ist. Aufregung, Anstrengung und krampfhaftes Zermartern des Gehirns sind in der Arbeit mit Karteikarten nicht notwendig. Wird die Antwort vom Kind noch nicht gewusst, wird das Kärtchen umgehend umgedreht: Die Lösung kann dann auf „einen Blick“ erfasst werden. Weitere Wiederholungen folgen.

Um die Informationen, die wir lernen möchten, später zu erinnern, müssen wir sie eine Zeit lang in unserem Kurzzeitgedächtnis präsent halten. Dazu können uns die Lernkärtchen verhelfen.

Ein Mathematikbeispiel: Automatisierung des Rechnens im 10er-Raum

Die Aufgaben werden in Dreiergruppen von den Eltern vorgestellt, das heißt der Wiederholungsprozess wird von Außen gesteuert. Nehmen wir an, Ihr ADS-Kind bekommt auf einem Kärtchen die Aufgabe „9 minus 5“ vorgelegt, und es weiß die Antwort nicht binnen einer Sekunde. Dies ist kein Beinbruch.

Sie als Mutter oder Vater drehen die Karte einfach um, zeigen Ihrem Kind das Ergebnis auf der Rückseite (visueller Einprägeweg) und wiederholen die Aufgabe. Nun wissen es die Kinder: „9 minus 4 ist 5“.
Der Vergessensprozess ist völlig normal. Einprägen bedeutet Arbeit, deshalb sind Wiederholungen notwendig. Dafür muss man die Karte umdrehen. Warum also sich ärgern, dass Ihr Kind die Antwort nicht beim ersten Mal wusste? Weiß Ihr Kind die Antwort beim dritten Mal, sollten Sie sich positiv äußern: „toll“, „genau“.
Dann die nächste Aufgabe: „9 minus 6“. Ihr Kind weiß die Antwort nicht sofort? „9 minus 6, schau dir die Karte einfach noch einmal an. Weißt du es noch? Genau, 3!“

Eine solche Lernarbeit mit den Kärtchen ist ein *interaktiver Prozess* und wirkt sich auf ihr Kind meist motivierender aus, als wenn es sich beim Lernen allein überlassen bleibt. Die Aufmerksamkeit kann zusätzlich in fast spielerischer Form auf das Einzuprägende ausgerichtet werden. Ungünstig bei der Arbeit mit den Lernkärtchen wäre es jedoch, wenn Sie ärgerlich und ungeduldig reagieren. Zuschreibungen wie „jetzt streng dich doch endlich einmal an – du bist schon wieder unkonzentriert“ treffen auf bereits vorhandene Merkmalszuschreibungen, die Ihr Kind sowieso schon verinnerlicht hat und die den „Teufelskreis“ Lernstörungen nur weiter unterhalten.

Ein Beispiel mit dem deutschen Grundwortschatz

Sie haben ein Wort – zum Beispiel „schließen“ – schön in Druckbuchstaben auf die Karte geschrieben. Indem Sie Ihrem Kind die Karte vorstellen, kann es seine Aufmerksamkeit auf das Wortbild lenken. Ihr Kind weiß, dass es das Wort später beispielsweise rückwärts buchstabieren soll. Wenn es die Augen schließt, muss es das Wortbild im Gedächtnis erzeugen. Dies ist aktive Einprägearbeit. Die „Methode“ Schreiben würde diesen Vorgang dagegen häufig erschweren bzw. unmöglich machen.

3. Regelmäßig und in kleinen Portionen

Das regelmäßige innere Wiederholen mit dem Ziel, den Lernstoff präsent, d.h. lebendig zu halten, ist notwendig, um ihn ins Langzeitgedächtnis überführen zu können. ADS-Kinder dürfen nicht mit zu vielen Informationen, die sie gleichzeitig im Kurzzeitgedächtnis präsent halten müssen, überschüttet werden. Nicht mehr als fünf Informationseinheiten (Schubladen, vgl. S. 22) pro Zeiteinheit können vom ADS-Kind gespeichert werden. Dies bedeutet, dass Lernstoff stets in kleine Portionen zu unterteilen ist. Muss ihr Kind beispielsweise 20 Vokabeln lernen, so sind maximal Päckchen von je fünf Vokabeln auf einmal zu wiederholen. Als günstig haben sich 3er- oder bei schwierigeren Kombinationen 2er-Päckchen erwiesen. In einer Lerneinheit sind nur wenige Päckchen hintereinander abspeicherbar. Statt 20 Vokabeln lernen zu wollen, besteht das Ziel in dieser Lerneinheit bei acht Vokabeln. Das Unterteilen in kleine Portionen hat zugleich einen Motivationseffekt. Der „Berg" an Lernmenge, der bei Ihrem Kind ja in erster Linie Abneigung erzeugt, wird in kleine Portionen zergliedert, die damit handhabbar und überschaubar sind. Die Motivation Ihres Kindes steigt.

Die Regelmäßigkeit des Wiederholens ist nötig, um effektives Einprägen zu ermöglichen. Gelingt es, *im Alltag regelmäßig* kleine Portionen – möglichst immer zur gleichen Zeit – einzuprägen, wird sich dieses im Tagesablauf mit der Zeit fest verankern: Das Lernen wird damit für Ihr Kind etwas Alltägliches und Selbstverständliches.

Ferienzeit – Vergessenszeit

Kinder (und auch Eltern) wünschen sich zumeist für die Zeit der Ferien eine Lernpause, in der nicht für die Schule gearbeitet werden muss. Diese Einstellung ist verständlich, bringt aber auch erhebliche Nachteile mit sich. Eine häufige Erfahrung der Eltern besteht darin, dass Kinder in den Ferien sehr schnell vergessen. So wird beispielsweise das vorher gelernte Einmaleins, Lernwörter oder sogar das Lesen vollständig „vergessen".

Was passiert in der Ferienzeit? Sind Automatisierungsvorgänge in den Grundfertigkeiten Lesen, Schreiben, Rechnen noch nicht abgeschlossen, setzt der Vergessensprozess ein, d.h. nach den Ferien müssen ADS-Kinder mit der jeweiligen Grundfertigkeit fast wieder von vorne beginnen. Dies ist für die betroffenen Kinder und ihre Eltern frustrierend und mühsam.

Sinnvoll ist es deshalb, auch in den Ferien *nach vorheriger Vereinbarung mit Ihrem Kind* Zeiten festzulegen, in denen in kleinen Portionen – möglichst am Vormittag – gelernt wird. Ein bestimmter Lernrhythmus und Tagesablauf wird damit beibehalten. Der Übergang von der Ferien- zur Schulzeit gelingt auf diese Weise auch emotional wesentlich besser und Erfolgserlebnisse stehen möglicherweise am Anfang des neuen Schuljahres.

Kapitel 9: Mein Kind will nicht lernen – Grundprinzipien bei der äußeren Strukturierung

Sie kennen das Problem. Das Kind müsste eigentlich lernen, um seine Leistungsdefizite aufzuholen, verweigert sich aber vollständig. Die Folge sind ein ständiger Streit und Kampf und letztlich kommt bei den erzwungenen Lernübungen nicht viel heraus. – Was kann ich als Mutter, als Vater und auch als Lehrer/in in dieser Situation tun? Wie kann ich mit Aussicht auf Erfolg mein Kind unterstützen?

Wie können Eltern und Lehrer Lernprobleme von ADS-Kindern angehen? – Einige wichtige Grundprinzipien im Überblick

- Vereinbarungen im Voraus treffen
- Realistische Ziele setzen
- Erfolge ermöglichen
- Anreize schaffen
- Anforderungen auch an die Eltern stellen

1. Vereinbarungen im Voraus treffen

Bedenken Sie die Lernvoraussetzungen bei Ihrem Kind, insbesondere seine emotionale Situation. Sein Erregungsniveau ist schnell hochschießend, nach den Hausaufgaben ist seine Bereitschaft zu weiterem Üben in der Regel gleich null. Sollten Sie nun Ihr Kind mit der Idee „überfallen", nun noch ein bisschen zu üben, werden sie nur Diskussionen oder Tränen ernten.

Für ein erfolgreiches Lernen mit ADS-Kindern ist es wichtig, *Vereinbarungen im Voraus* zu treffen. Stellen Sie schon am Sonntag einen gemeinsamen Plan für die Woche auf oder treffen Sie beim Mittagessen mit Ihrem Kind eine Vereinbarung für ein zusätzliches Lernen am Nachmittag. Diese Vereinbarungen müssen klar umrissene Ziele enthalten, d. h. die Kinder müssen wissen, was auf sie zu kommt. Dies betrifft den genauen Zeitpunkt des Lernens, dessen Zeitdauer sowie die Menge des zu lernenden Stoffes. Ihrem Kind wird das Lernen leichter fallen, wenn es sich frühzeitig darauf einstellen kann. Auch Sie als Eltern müssen Vereinbarungen selbstverständlich in verlässlicher Weise einhalten, denn Sie nehmen gegenüber Ihrem Kind eine wichtige Modell- und Vorbildfunktion ein.

Wichtig ist es, gerade in Abhängigkeit vom Alter der Kinder, diese zunehmend in das Treffen von Vereinbarungen mit einzubeziehen. Geben Sie ihren Kindern das Gefühl, dass sie mit entscheiden dürfen. Sie diskutieren jedoch nicht darüber, dass grundsätzlich z. B. im Bereich der Rechtschreibung geübt wird. Denken Sie daran, dass sich auch Ihr Kind verbessern möchte, es aber dafür eine klare Struktur von außen braucht. Lassen Sie Ihr Kind z.B. über den Zeitpunkt oder den Umfang der Lernübungen mitbestimmen: „Beginnen wir um 17.30 oder um 18.00 Uhr?" Das Erleben, mitentscheiden zu dürfen, wird sich bei Ihrem Kind günstig auf seine Motivation auswirken.

Sie können mit Sicherheit davon ausgehen, dass Ihr Kind unter schlechten Schulleistungen leidet. Jedes Kind möchte besser werden und ist anfangs gerne in die Schule gegangen. An diesem Punkt können Sie Ihr Kind „abholen". Versuchen Sie es mit dem so genannten „Ja-Set", wenn Sie eine Vereinbarung treffen: „Willst du wirklich besser werden? – Bist du dir ganz sicher? – Willst du wirklich ein bisschen investieren, um besser zu werden? – Bist du sicher, dass du bereit bist, jeden Tag ein bisschen zu lernen?" Sie können dann mit dem gemeinsamen Vereinbaren des zeitlichen Lernrahmens fortfahren: „Wie viel Zeit würdest du einsetzen? – Oh, eine halbe Stunde erscheint mir viel zu viel, zehn Minuten wären schon enorm! – 15 Minuten willst du machen, das ist prima! Also, wir vereinbaren: zehn Minuten lernen, wenn du viele Hausaufgaben auf hast, und 15 Minuten, wenn du nicht so viel auf hast. Die Zeit legen wir immer beim Mittagessen fest. Abgemacht?"

In der Hausaufgaben- und Lernzeit müssen Sie eine besondere *Falle* im Auge behalten. Viele Eltern erlauben ihren Kindern die Belohnung schon vor der Arbeit. Dies bedeutet, dass mit Ihrem Einverständnis schon der Gameboy oder der Fernseher *vor* der Hausaufgaben- oder Lernzeit eingeschaltet wird. Die Gesetze der klassischen Lerntheorie aber sagen uns, dass die Belohnung erst auf das erwünschte Verhalten (hier das Lernen) hin erfolgen und nicht schon vorher „verbraucht" werden sollte. Wer stellt den Fernseher freiwillig ab, um zehn Minuten Vokabeln zu lernen?

Treffen Sie also frühzeitig mit Ihrem Kind eine Vereinbarung und führen Sie diese vor allem täglich durch. Durch Ihr hartnäckiges Einhalten und tägliches Bestehen auf der gemeinsamen Absprache stehen Sie Ihrem Kind – möglichst ohne Diskussionen und negative Bemerkungen – zur Seite. Damit ermöglichen Sie Ihrem Kind einen Gewöhnungseffekt im Sinne eines Rituals. Vertraute Rituale bedeuten weniger Reibungsverlust durch Diskussionen, Tränen u.s.w. Die Abneigungen und das Blockieren Ihres Kindes gegenüber dem Lernen können Sie damit deutlich reduzieren.

2. Realistische Ziele setzen

Um Erfolge möglich zu machen, müssen Ziele so gesetzt werden, dass sie auch erreicht werden können. Sind Ziele zu hoch gesteckt, da sie auf unrealistischen Wunschvorstellungen beruhen, ist die Frustration der Kinder direkt vorprogrammiert. Gerade für ADS-Kinder – und dies betrifft nicht nur das Lernen – gilt es, größere Ziele in kleinere und vor allem erreichbare Ziele zu unterteilen oder in Teilziele zu zerlegen, um ihnen in jedem Fall ein Erfolgserlebnis zu ermöglichen.

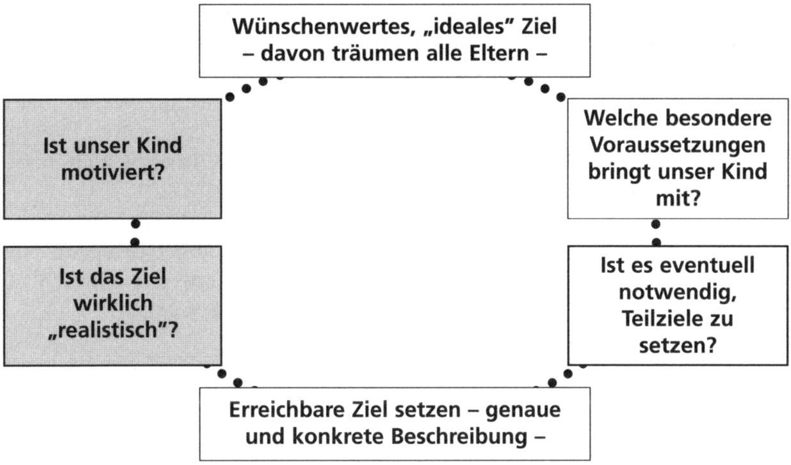

Abbildung 9.1: Was haben wir als Eltern bei der Festlegung von Lernzielen zu berücksichtigen?

3. Erfolge ermöglichen

Motivation kann Leistungen bewirken, die bei günstiger Ausgangslage das „normal Mögliche" deutlich überschreiten. Tatsache ist es, dass bei Kindern Interesse, Freude, Begeisterung oder Faszination bei der Arbeit mit „langweiligem" Schulstoff, besonders beim Prozess der Automatisierung von Grundfertigkeiten, nicht vorausgesetzt werden kann. ADS-Kinder bleiben hier – ebenso wie ihre Mitschüler – meist freudlos und uninteressiert. Da wir also nicht von einer primären Motivation ausgehen können, müssen wir das Erfolgsmoment nützen, um die Motivation in Gang zu setzen: Unser Kind muss Erfolg haben, und zwar auf der Stelle und sei dieser Erfolg auch noch so klein.

Der grundlegende Motor zur Erhöhung der Motivation von (ADS-)Kindern sind erlebte Erfolge.

Wie können Sie Ihrem Kind beim Lernen Erfolgserlebnisse ermöglichen? Wirksame Mittel stehen Ihnen dafür in den zu treffenden Vereinbarungen und dem Setzen von realistischen, erreichbaren Zielen zur Verfügung.

Wir wissen, dass die Lernleistungen von ADS-Kindern in erheblichem Maße von der äußeren „Verstärkung" ihrer Bemühungen abhängig sind (vgl. Barkley 1998, S. 117). Werden ADS-Kinder unmittelbar und regelmäßig verstärkt, steigt ihre Leistung deutlich. Da unser Schulsystem diese Aufgabe in der Regel nicht (ausreichend) wahrnehmen kann, fällt Ihnen als Eltern hierbei eine besonders wichtige Rolle zu. Wenn Sie mit Ihrem Kind lernen, ist es also wichtig, dass Sie Ihr Kind regelmäßig loben und vor allem seine Anstrengungen anerkennen. Nicht die Noten in den Klassenarbeiten sollten im Vordergrund stehen, sondern das Bemühen und die Lernbereitschaft Ihres Kindes. In Ihrem Lob müssen Sie nicht übertreiben, es reichen wenige Worte oder auch nonverbale Gesten. Mindestens genauso wichtig ist es, dass Ihr Kind die Lernerfolge *selbst* erlebt und bewusst wahrnimmt: „Ich mache Fortschritte, ich werde immer besser". Mit zunehmenden Erfolgen – „Im Einmaleins bin ich jetzt sehr gut" oder „Diesen Packen Vokabeln beherrsche ich schon sicher. Der Packen wird täglich ein bisschen größer" – wird seine Motivation stetig wachsen.

Erfolge durch die richtigen Lernstrategien zu ermöglichen, ist also eine grundlegende Voraussetzung für Motivation, die ADS-Kinder dringend benötigen. In Ihrem Kind muss die Hoffnung entstehen: „Ich kann das schaffen, wenn ich mich anstrenge". Nichts macht erfolgreicher als der Erfolg!

Exkurs: Wie das Gehirn Lernerfolge belohnt

In neuen wissenschaftlichen Untersuchungen hat man festgestellt, dass unser Gehirn ein eigenes Belohnungssystem hat. Treten Ereignisse ein, die sich positiv von dem abheben, was wir voraus „berechnet" haben – also ein unerwarteter Erfolg –, wird Dopamin im Frontalhirn produziert. Der Freisetzung von Dopamin kommt für die weitere Informationsverarbeitung eine „Türöffnerfunktion" zu: Der unerwartete Lernerfolg wird in der Weise weiter verarbeitet und abgespeichert, dass von nun an leichter und besser gelernt wird. Für das tägliche Lernen bedeutet dies, dass besonders effektiv gelernt wird, wenn positive Erfahrungen gemacht werden. Das Abspeichern von neuen Informationen wird damit erheblich begünstigt (vgl. Spitzer 2000, Seite 71 ff).

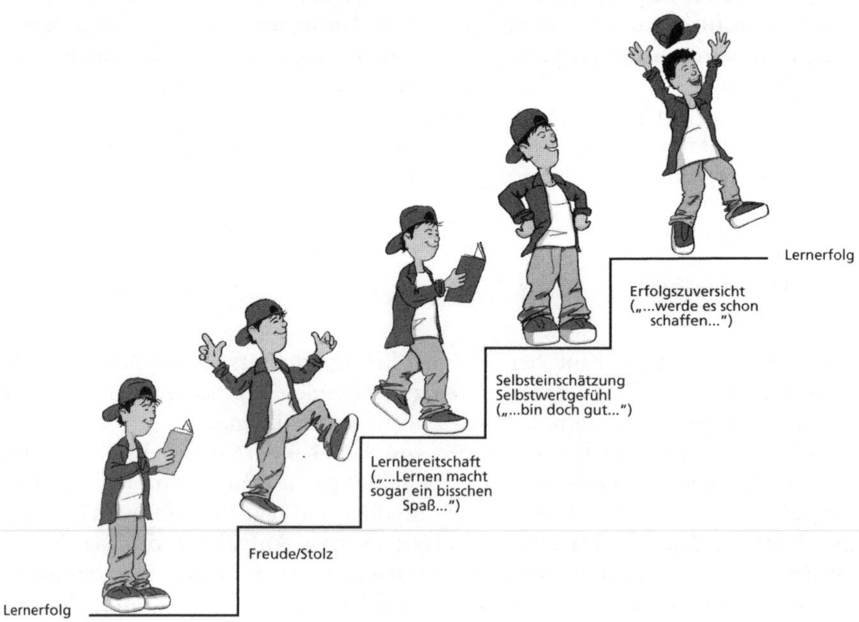
Lernerfolg
Freude/Stolz
Lernbereitschaft („...Lernen macht sogar ein bisschen Spaß...")
Selbsteinschätzung Selbstwertgefühl („...bin doch gut...")
Erfolgszuversicht („...werde es schon schaffen...")
Lernerfolg

Abbildung 9.2: Nichts macht erfolgreicher als der Erfolg!

4. Anreize schaffen

Leider besteht die Ausgangssituation bei ADS-Kindern typischerweise oft darin, dass sich bereits ein „Teufelskreis“ Lernstörung entwickelt hat. Um diesen zu verlassen und an seine Stelle einen „Engelskreis“ zu setzen, ist es notwendig, zunächst mit Anreizen und Verstärkungen zu arbeiten, die Sie als Eltern von außen setzen.

Diese können darin bestehen, dass Sie sich mit Ihrem Kind konkrete Belohnungen für das Erledigen von bestimmten Lerneinheiten überlegen. So genannte Punktepläne können hier hilfreich sein. Sie verabreden dabei klare Ziele, beispielsweise jeden Tag zehn Minuten mit der Lernkartei zu lernen. Für dieses zusätzliche Lernen kann Ihr Kind zwei Punkte bekommen. Am Ende der Woche könnte es also maximal 14 Punkte erreicht haben. Sie verabreden mit Ihrem Kind, dass es beim Erlangen von zehn Punkten – nicht bei der unrealistischen Maximalpunktzahl – diese in etwas eintauschen darf. Diese „Verstärker“ (also Belohnungen) müssen von Ihrem Kind selbst aus einem von Ihnen vorgegebenen Pool an Möglichkeiten ausgewählt werden können. Beispielsweise kann sich Ihr Kind entscheiden, mit Ihnen am Sonntag Eisessen oder ins Schwimmbad zu gehen. Diese äußeren Anreize bilden am Anfang einen wichtigen Faktor, um dem täglichen Lernen eine gewisse Regelmäßigkeit und Routine zu verleihen. Später können die äußeren Verstärker durch den von Ihrem Kind eigenständig erlebten Erfolg und die mit dem Lernen verbundenen Rituale abgelöst werden.

5. Anforderungen auch an die Eltern stellen

Als Eltern kommt Ihnen an der Aufgabe, den „Teufelskreis“ Lernstörungen in einen „Engelskreis“ Lernerfolge zu verwandeln, der entscheidende Anteil zu.

Für Ihr Kind, das mit großen Schwierigkeiten in der Selbststeuerung, im Zeitmanagement und in der Strukturierung des Lernstoffes kämpft, besitzen Sie eine wichtige Vorbild- und Modellfunktion. Nur durch Ihr eigenes konsequentes Verhalten, d.h. das regelmäßige, oft heikle Einstehen für die gemeinsamen Lernvereinbarungen ist Erfolg für Ihr Kind und Sie als Team möglich.

Dies wird sich positiv auch auf Ihr eigenes Zeitmanagement auswirken, denn die Zeit, die Sie früher mit Diskutieren und Streiten verbracht haben, können Sie nun wirkungsvoller und effizienter einsetzen. Hilfreich kann dabei der Gedanke sein, dass sich in erster Linie nicht Ihr Kind, sondern Sie selbst sich ändern müssen. Machen Sie sich dabei immer wieder bewusst, dass Sie für die Schullaufbahn Ihrer Kinder ganz wichtige Voraussetzungen schaffen können. In der Praxis haben wir es oft erlebt, dass Eltern, denen es gelungen ist, in der Grundschulzeit und zu Beginn der weiterführenden Schulzeit solche Lernstrukturen aufzubauen, erleben durften, wie ihre Kinder mit zunehmendem Alter Schritt für Schritt diese Strukturen eigenständig übernehmen konnten. Dies sind echte Früchte, die Sie als Eltern ernten können.

Wie sollen wir uns als Eltern beim Lernen unserer ADS-Kinder verhalten?

- Verhalten Sie sich gegenüber Ihrem Kind einerseits ruhig, gelassen, wohlwollend, freundlich und geduldig, andererseits jedoch auch hartnäckig, kontrollierend und strukturierend
- Zeigen Sie Ihrem Kind, dass Sie seine Lernbereitschaft und -bemühungen anerkennen
- Entwickeln und fördern Sie mit Ihrem Kind den „Teamgedanken": Nur gemeinsam als „Team" können Eltern und Kind erfolgreich lernen

Sie werden sich vielleicht fragen, wie Sie Ihre besondere Rolle und Aufgaben neben den ohnehin schon hohen Belastungen Ihres Alltags auch noch erfüllen sollen. Insbesondere die Mütter sind sehr stark belastet und die Anforderungen ihres Alltags erheblich, so dass viele von ihnen angespannt, nervös und hektisch werden. Um Ihr Kind letztlich erfolgreich unterstützen zu können, ist möglicherweise eine Veränderung Ihrer eigenen Grundhaltung notwendig. Ihre Ziele sind längerfristiger Natur. Die Teilschritte, in denen Sie planen und vorgehen, sollen jedoch bewusst klein sein, so dass es Ihnen möglich wird, eine gelassene und ruhige innere Haltung einzunehmen. Es ist möglich, vieles zu lernen. Es ist ebenso möglich zu „trainieren", innerlich etwas ruhiger zu werden, verbunden mit einer zuversichtlichen Erwartungshaltung an die Zukunft. Die Lern- und familiären Strukturen, die für Ihre Kinder gut sind, sind für Sie als Eltern mit Sicherheit auch gut. Strukturen und Rituale, die die Hektik aus dem Alltag verbannen und zu mehr Gelassenheit führen, können auch für Ihr Leben eine Bereicherung darstellen.

Wenn es Ihnen gelingt, *ein Team mit ihrem Kind* zu bilden, d. h. mit diesem gemeinsam an einem Strang zu ziehen, legen Sie ein sehr wichtiges Fundament für dessen Motivation und Lernbereitschaft. Durch Ihr gemeinsames Lernen – z. B. mit den Lernkärtchen oder anderen Lerntricks (z. B. mithilfe des Pyramidenspiels, vgl. S. 95) – geben Sie Strukturen von Außen vor, die ein erfolgreiches, effektives Lernen und damit eine wachsende Motivation Ihres Kindes ermöglichen. Dies schafft für die Lernsituation völlig andere Rahmenbedingungen, als wenn Ihr Kind beständig und regelmäßig alleine üben müsste, zumal es dazu nicht die entsprechend notwendigen Voraussetzungen mitbringt.

Das Team, das Sie als Eltern mit Ihrem Kind bilden, kann unterschiedlich besetzt sein. So ist es beispielsweise sinnvoll, dass auch Väter in einzelnen Unterrichtsfächern ein eigenes Team mit ihrem ADS-Kind bilden und damit die Mütter, die häufig die Hauptlast des gemeinsamen Lernens zu tragen haben, entlasten.

Eine Anmerkung zur Dauer des Lernens

Wenn Sie es schaffen, mit Ihrem ADS-Kind im Grundschulbereich für ein Fach zehn Minuten täglich zu lernen, ist dies für den Anfang großartig. Die Zeiteinheiten sollten aus Motivations- sowie aus Kapazitätsgründen des Kurzzeitgedächtnisses kurz, aber regelmäßig sein. Länger als 15 Minuten am Stück zu lernen, ohne eine Pause einzulegen, ist wenig effektiv. Ratsam ist es zudem, während der schriftlichen Hausaufgaben eine Einprägephase – z.B. bei Vokabeln oder Wörtern aus dem Grundwortschatz – zu machen und die Wiederholungs- und Überprüfungsphase auf den Abend zu verlegen.

Kapitel 10: Reformpädagogisch orientierte Unterrichtskonzepte und ADS-Kinder

1. Leitvorstellungen

Die Pädagogik Maria Montessoris oder Peter Petersens (Jena-Plan-Schule) lassen sich mit ihren Ideen in das erste Drittel des letzten Jahrhunderts zurückverfolgen. Diese pädagogischen Ansätze waren überwiegend geprägt von der Grundidee einer „Pädagogik vom Kinde aus“. Leitvorstellungen bestanden darin, dass im Kinde „gute Kräfte“ wirken. Es müsse ihm nur der notwendige Freiraum gegeben werden, damit sich das Kind dann gut entwickeln könne. Unterstellt wurde hier eine ausgeprägte „intrinsische Motivation“. Dies bedeutet, dass Kinder notwendiges Lernen von selbst und eigenmotiviert durchführen. Diese Ideen spiegeln sich zum Beispiel in Maria Montessoris Motto „Hilf mir, es selbst zu tun“ wider.

Selbständiges Arbeiten stellt innerhalb dieser pädagogischen Ideen ein wichtiges Leitprinzip dar. Lernaufgaben, so glaubt man, würden vom Kind am Besten bewältigt, wenn sich das Kind eigenständig mit dem Lerngegenstand auseinandersetzt. Der Lehrer tritt somit gegenüber den angebotenen Lernmaterialien zurück. Das notwendige Wissen erwirbt das Kind in eigenständiger Auseinandersetzung mit dem dargebotenen Lernmaterial, das vom Umgang mit Montessori-Materialien, insbesondere Anschauungsmaterialien, bis hin zum Durcharbeiten von Lehrgängen und Arbeitsblättern reichen kann.

2. Unterrichtskonzepte

Die Freiarbeit und der Wochenarbeitsplan spielen in diesen reformpädagogischen Ansätzen eine wichtige Rolle. Gefordert ist eine selbstständige Auseinandersetzung des Kindes mit dem Lernstoff und den Lernmaterialien und der eigenständigen Strukturierung der Lernaufgaben und -portionen.

ADS-Kinder zeigen immer wieder Schwierigkeiten mit Wochenarbeitsplänen und Freiarbeit. Insbesondere die selbstständige Strukturierung, d.h. die Einteilung von Arbeitseinheiten und -portionen, überfordert sie. Nicht selten erfahren wir in der Praxis, dass ADS-Kinder mit ihren Wochenplänen nicht fertig werden, dass sie Konflikte in der Entscheidungsfindung, d.h. in welcher Reihenfolge sie welche Aufgaben bearbeiten sollen, erleben, und dass sie bei ihren Arbeiten gedanklich abdriften.

So erzählen ADS-Kinder im Umgang mit dem Wochenarbeitsplan: „Ich sitze nur herum, wenn ich ihn bekomme“. „Das ist so ein großer Berg, ich kann mich nicht entscheiden, womit ich anfangen soll“. Mütter klagen häufig: „Mein Kind wird nicht fertig und wir müssen am Wochenende alles nachholen." Werden dagegen klare Strukturierungshilfen durch die Lehrkraft gegeben – was dem pädagogischen Ansatz widerspricht – vermindern sich die Probleme meist deutlich. Lehrer berichten, dass die ADS-Kinder bei enger Führung, genauer Vorgabe der einzelnen am jeweiligen Tag zu erbringenden Arbeitsleistungen und sofortiger begleitender Kontrolle deutlich besser zurechtkommen. Kinder, die Schwierigkeiten haben, sich selbst zu strukturieren, das Arbeitspensum zu ordnen und die dazu neigen, sich zu verzetteln und abzudriften, können bei passender Führung und Begleitung immer häufiger den angestrebten Arbeitserfolg erleben.

Teilweise wird dieser pädagogischer Ansatz von Lehrerseite aber auch in undifferenzierter Weise im Unterricht umgesetzt. Begründet wird er damit, dass das Kind selbstständiges Arbeiten lernen soll. Eltern hören dann häufig: „Ihr Kind wird nur selbstständig, wenn es selbstständig arbeitet." Unserer Auffassung nach handelt es sich hierbei um eine unpädagogische Äußerung. Die pädagogische Aufgabe besteht vielmehr darin, von der besonderen Individuallage jedes Kindes auszugehen, um dann zu überlegen, wie es angesichts dieser seiner individuellen Voraussetzungen zur Selbstständigkeit und zum Lernerfolg geführt werden kann. Viele Lehrer erkennen in ihrer täglichen Unterrichtspraxis die Schwierigkeiten der ADS-Kinder und helfen ihnen, in dem sie beispielsweise den Wochenarbeitsplan in definierte Portionen zerlegen oder in Lerneinheiten zergliedern, damit die Kinder dann diese Schritt für Schritt einüben können.

„Bei der freien stillen Arbeit war es notwendig, Zeitgrenzen für bestimmte Tätigkeiten festzulegen, um ein zu oberflächliches schnelles Arbeiten zu verhindern". *Zitat aus dem Zwischenzeugnis von Niklas, 4. Klasse*

Wird das ADS-Kind mit seinen Aufgaben oder Arbeitsblättern „alleine gelassen", d.h. arbeitet es diese wie gefordert selbstständig durch, entspricht dies einem eher oberflächlichen Lernen. Fälschlicherweise wird „selbstständiges Erarbeiten" gleichgesetzt damit, dass dann „automatisch" das Richtige im Gehirn geschehe und das Kind die notwendige Anzahl der Wiederholungen beim Automatisieren der Grundfertigkeiten zwangsläufig durchführt. Dies ist bei ADS-Kindern natürlich nicht der Fall. Besonders wenn die Kinder Schwierigkeiten in dem einen oder anderen Teilbereich erleben, vermeiden sie zunehmend häufiger die Auseinandersetzung gerade mit diesen Inhalten.

Für ADS-Kinder ist es somit meist hilfreicher, wenn ihr Lernen unter direkter Führung und Strukturierung seitens des Lehrers oder der Eltern stattfindet. Anleitung und Kontrolle sind sehr viel länger als bei anderen Kindern notwendig. ADS-Kinder werden Lernaufgaben in der Regel vermeiden, wenn sie diese als schwierig und anstrengend erleben. Wiederholungen, die für die Automatisierung der Grundfertigkeiten notwendig sind, werden sie sicherlich nicht freiwillig durchführen.

Eine weitere Grundidee in den genannten reformpädagogischen Grundansätzen ist der Glaube an das „selbstentdeckende Lernen“, an das Lernen aus Fehlern und an der Entdeckung eigener Lernwege und deren selbstständiger Durchführung. Jedoch – ADS-Kinder tun sich aufgrund ihrer Voraussetzungen bei diesen Formen des Lernens schwer. Ihre reduzierte Aufmerksamkeitsausrichtung auf den Lerngegenstand, ihr geringeres Durchhaltevermögen und auch ihre geringere Frustrationstoleranz beeinträchtigen die Möglichkeit, aus Fehlern zu lernen. Wenn beispielsweise in der Schülergruppe Fehler gemeinsam aufgedeckt werden und das ADS-Kind dann mit seinen Fehlern konfrontiert wird, „rastet“ es möglicherweise schnell aus und verweigert sich anschließend. Dieser Mechanismus ist wahrscheinlicher als ein möglicher propagierter Wissensgewinn aus dem Lernen aus Fehlern.

Es erscheint für ADS-Kinder günstiger, wenn die Lehrkaft Lerninhalte zergliedert, sie systematisch aufeinander aufbaut, sie explizit vermittelt und kleinschrittig präsentiert. Es erscheint hilfreicher, die Kinder unter der Anleitung der Lehrkräfte üben zu lassen und somit auch kontrollieren zu können, um sie dann auch anschließend für ihre Lernfortschritte zu loben.

3. Reformpädagogisch orientierte „alternative Schulformen“

Besonders Eltern, die im Schulalltag die Schwierigkeiten ihrer Kinder erleben, suchen nach Alternativen. Eine Lösung wird dann oft in einem Schulwechsel aus dem Regelschulsystem heraus in eine sogenannte alternative Schule, wie beispielsweise die Montessori-Schule bis hin zur Jena-Plan-Schule gesehen.

Zunächst erleben sowohl die Kinder als auch die Eltern häufig Entlastung. Durch weniger rigide Strukturen in der Klasse fällt das ADS-Kind auch in geringerem Maße mit seinen Schwierigkeiten auf. Das Hausaufgabendrama vermindert sich, da die Bewältigung der Hausaufgaben mehr in den Schulalltag verlagert ist. Leistungs- und Notendruck reduzieren sich oder verschwinden ganz, da sie durch individuelle verbale Entwicklungsberichte und Bewertungen ersetzt werden.

Die Kehrseite des Schulwechsels zeigt sich erst nach einer gewissen Zeit, jedoch dann auch häufig drastisch. So werden Entwicklungsberichte meist ohne Noten verfasst und verschleiern Leistungsrückstände, die erst vor oder in zentralen Abschlussprüfungen offensichtlich werden. Die geforderte Selbstständigkeit führt oft zu einer Überforderung der ADS-Kinder. In diesen freieren Systemen finden ADS-Kinder oft die Lücken und lernen, ihr Vermeidungsverhalten noch besser zu „trainieren.“ Dies birgt die große Gefahr in sich, dass sich Leistungsschwächen erst recht entwickeln bzw. Leistungsrückstände sich zunehmend vergrößern, ohne dass dies sofort durch Eltern oder Lehrkräfte wahrgenommen wird.

Entscheidungen über die Beschulung in einer alternativen Schulform sind natürlich immer im Einzelfall zu treffen. Neben der genannten Entlastung sollten jedoch die Nachteile von vorneherein mitbedacht werden, damit das „böse Erwachen" nicht zwangsläufig folgen muss. In jedem Fall ist eine engere Kooperation mit den Lehrkräften sowie ein engmaschiges Arbeiten unter Anleitung und Kontrolle anstehender Lernschritte notwendig.

4. Reformpädagogisch orientierte Lernmethoden bei Lernschwächen

ADS-Kinder entwickeln überzufällig häufig Lern- und Leistungsschwächen. In unserem Schul- und Fördersystem besteht oft der Glaube, dass die reformpädagogisch-orientierten Lernmethoden Kindern mit Lernschwächen und -störungen möglicherweise am besten helfen können. Wie aktuelle Analysen zeigen, scheint es notwendig zu sein, an dieser Idee Zweifel anzumelden. So untersuchte Grünke (2006) in einer Metaanalyse von Lernförderstudien die Effektivität von Fördermethoden. Er kommt in seiner Analyse zu einer kritischen Bewertung der sogenannten „konstruktivistischen" Fördermethoden, unter die er „spezifische reformpädagogische Konzepte wie die Montessori- oder die Freinet-Pädagogik sowie die meisten Realisierungen von entdeckenden Lernformen oder des problem- und handlungsorientierten Unterrichts" zusammengefasst hat (Grünke 2006, S. 242).

„Ein freies, entdeckendes, kindzentriertes, konstruktivistisches Herangehen oder gar ein indirekter Ansatz über die Förderung der Psychomotorik oder der Wahrnehmung ... bewirken im günstigsten Fall relativ geringe Verbesserungen, im ungünstigsten schaden sie". „Der Tenor dieser Befunde besagt, dass im Hinblick auf die allermeisten Lernziele ein eher lehrkraftgesteuertes und gut geplantes Vorgehen angebracht ist, bei dem die Inhalte oder Strategien explizit, redundanzreich und schrittweise vermittelt werden. Hierbei sind die Schüler ständig zu einer aktiven Beteiligung sowie zum ausgiebigen Üben aufgefordert. Sie erhalten für alle Leistungen und Antworten eine sofortige konkrete Rückmeldung." (Grünke 2006, S. 251). Grünke stellt abschließend kritisch fest, dass „die Wirksamkeit der Interventionskonzepte kaum ihrer tatsächlichen Verbreitung im Alltag entspricht. So stellt insbesondere, dass mit einer konstruktivistischen Vorgehensweise verbundene Menschenbild des freien, inhärent motivierten und zur eigenständigen Gestaltung von Wissen fähigen Kindes vielfach ein Leitbild in der sonderpädagogischen Praxis dar und bestimmt die Wahl der Methoden" – obwohl es den am wenigsten effektiven Förderansatz darstellt. Der Autor plädiert deswegen mit „Nachdruck dafür ..., die recht eindeutigen Erkenntnisse über effektive und weniger effektive Förderprinzipien nicht mehr in dem Maße zu ignorieren, wie es bisher der Fall war". (Grünke 2006, S. 252).

Grünkes Metaanalyse betrifft Kinder mit Lernschwächen und Lernstörungen. Was jedoch für diese Kinder gilt, dürfte für unsere ADS-Kinder mit einer Lernschwäche um so eher zutreffen.

Reformpädagogisch-orientierte, „konstruktivistische“ Förderkonzepte sind somit nicht unbedingt für ADS-Kinder geeignet – manchmal können sie ihnen auch schaden. Besonders wenn im Leistungsbereich Schwächen vorliegen, bedarf es einer genauen Lernplanung und -begleitung, damit Schaden verhindert werden kann. ADS-Kinder brauchen eine zusätzliche konsequente Begleitung und Führung.

Unabhängig davon, in welcher Schulform ADS-Kinder unterrichtet werden, bedarf es in jedem Falle jedoch einer engen Kooperation des Elternhauses und der Lehrkräfte, gegebenenfalls auch der beteiligten Therapeuten. Die individuelle Begleitung des Kindes sollte von Eltern und Lehrern abgestimmt werden und die besonderen Voraussetzungen der ADS-Kinder berücksichtigt werden. Kritisch sollten stets Unterrichtsformen und Lehrmethoden reflektiert werden.

Teil III: Konkrete Lernstrategien für einzelne Schulfächer

Kapitel 11: Rechnen

1. Einleitung

a) Zur Rechenstörung (Dyskalkulie) aus kinder- und jugendpsychiatrischer Sicht

Rechenstörungen werden im internationalen Krankheitsklassifikationsschema ICD-10 der Weltgesundheitsorganisation (WHO) (Remschmidt u.a. 2000) den so genannten umschriebenen Entwicklungsstörungen der schulischen Fertigkeiten zugeordnet. Eine Dyskalkulie wird dann diagnostiziert, wenn die Rechenleistung des Kindes eindeutig unterhalb des Niveaus liegt, welches aufgrund des Alters, der allgemeinen Intelligenz und der Schulklasse zu erwarten ist.

Eine Rechenstörung liegt im Grundschulalter durchschnittlich bei 4,4–6,7 % der Kinder vor (vgl. Jacobs, Petermann 2003), wobei Mädchen häufiger betroffen sind.

Zusätzliche 15 % der Kinder weisen Rechenschwächen auf und gelten als förderbedürftig (vgl. Lorenz, Radatz 1993, S. 15). Die Ergebnisse der aktuellen PISA-Studie bestätigen diese Prozentzahlen auch für 15-jährige Schüler.

Ergebnisse aus der PISA-Studie

- 17 % der 15-jährigen Schüler erreichen mit ihren Mathematikfertigkeiten nur Grundschulniveau und zusätzlich
- 7 % der 15-jährigen Schüler noch nicht einmal Grundschulniveau

Fazit der PISA-Studie (im Hinblick auf Mathematik- und Lesefertigkeiten)

„Das deutsche Bildungssystem ist besonders wenig erfolgreich bei der Förderung schwächerer Schüler [und] bei der Sicherung von Mindeststandards."

(Quellen: Deutsches PISA-Konsortium 2001, S. 168ff und S. 172)

Bei 17–60 % der Kinder mit Rechenstörung im Grundschulalter treten Legasthenie und Dyskalkulie gemeinsam auf. 26–42 % der von einer Rechenstörung betroffenen Kinder haben zusätzlich Symptome einer Aktivitäts- und Aufmerksamkeitsstörung (vgl. Jacobs, Petermann 2003). Eine Rechenstörung wird meistens von der 2. Grundschulklasse an erkennbar. Im kinder- und jugendpsychiatrischen Bereich werden Rechenstörungen (= Dyskalkulie) analog zur Lese-/Rechtschreibstörung durch eine so genannte Diskrepanzdiagnostik bestimmt. Es muss ein vorgegebener großer Unterschied zwischen dem Abschneiden in einem standardisierten Rechentest und einem normierten Intelligenztest vorhanden sein.

Exkurs: Vom Nutzen der Schwachstellen- und Fehleranalyse

Während für die Diagnostik das Diskrepanzmodell sinnvoll sein mag, ist es für den Bereich der Förderung sicher weniger hilfreich. Fachleute haben sich deshalb in den letzten Jahren von einem „überholten medizinischen Paradigma" distanziert (vgl. Griesemann 1996, S. 14). Griesemann oder auch Fritz, Ricken und Schmidt (2003) treten stattdessen für eine so genannte Schwachstellen- bzw. Fehleranalyse ein. Ihrer Meinung nach macht es wenig Sinn, statistisch signifikante Merkmale von Dyskalkulie „abzuchecken". Das Entscheidende sei vielmehr die Erfassung von individuell verschiedenartigen Störungen im Aufbau mathematischer Operationen, von fehlenden oder gar falschen Strategien, von durch die Art des Lehrens verursachten Defiziten und von emotionalen Beeinträchtigungen, die in verschiedensten Konstellationen in Hunderten von Varianten von Rechenschwächen vorkommen können. So können *Störbedingungen* nach Grissemann (1996) in den besonderen Voraussetzungen des Kindes (z.B. Persönlichkeitsstruktur oder Kapazität des Arbeitsgedächtnisses), des Lehrens (Didaktik/Methodik) und Lernens (z.B. fehlende ausreichende Automatisierung, Konsequenzen von Lernlücken, Fehlstrategien) sowie in dem Zusammenspiel der beteiligten Systeme begründet liegen.

Für die Ursachen (Ätiologie) von Rechenstörungen gibt es derzeit noch keine eindeutigen Erklärungsmodelle. In der wissenschaftlichen Forschung wird ein pathogenethisch bedeutsamer Zusammenhang mit Besonderheiten der sprachlichen Informationsverarbeitung angenommen. Auch Komponenten der visuellen Informationsverarbeitung sowie konzeptuelle und rechenstrategische Komponenten werden diskutiert. Linguistische Fähigkeiten, aber auch Fähigkeiten zur räumlichen Informationsverarbeitung bei Zählvorgängen spielen eine Rolle. Ferner sind Rechenstrategien beeinflusst von Aufmerksamkeit, Gedächtnisspanne und Tempo der Informationsverarbeitung. Vermutlich existieren ebenso wie bei der Lese-/Rechtschreibstörung Subgruppen.

b) Rechenschwäche bei ADS-Kindern

Untersuchungen an ADS-Kindern haben unter Zugrundelegung eines strengen Diskrepanzkriteriums (vgl. Barkley 1998, S. 101) ergeben, dass etwa 12–30 % dieser Kinder eine Rechenstörung aufweisen. Die Ergebnisse zeigen ferner, dass Anzahl und Ausmaß der weiteren Lernstörungen bei hyper- und hypoaktiven Kindern im Vergleich zu Kindern mit oppositionellen Störungen und Störungen des Sozialverhaltens höher sind.

Welche Faktoren können dazu führen, dass ADS-Kinder in einem besonderen Maße von einer Rechenschwäche betroffen sind? Zum einen haben Kinder mit ADS vermutlich mehr Schwierigkeiten in der verbalen Informationsverarbeitung, die auch in der Mathematik eine wichtige Rolle spielt. Ferner sind ADS-Kinder von Aufmerksamkeitsschwächen betroffen, d.h. Ziffern und Rechenzeichen werden fehlerhaft abgeschrieben oder bleiben unbeachtet, oder eine behaltene Zahl wird beim Addieren fehlerhaft übertragen. Die entscheidenden Faktoren liegen aber unserer Ansicht nach im begrenzten Arbeitsspeicher sowie in der Anwendung unpassender Lernstrategien, die Rechenschwächen bei ADS-Kindern Vorschub leisten.

2. Wie lernen Kinder das Rechnen? – Phasen beim Erlernen der Grundfertigkeit Rechnen

In der *ersten Phase* des Rechenerwerbs steht die *Handlung an konkretem Material* im Vordergrund. In dieser Phase, in der mit Alltagsgegenständen oder mit schulischen Veranschaulichungshilfen wie Mengenplättchen, Perlen, Stäben, Steinen usw. gearbeitet wird, wird ein grundlegendes Verständnis dessen angestrebt, was bei der einzelnen Rechenoperation eigentlich passiert. Bei „plus" (Addition) werden die Mengen zusammengelegt, bei „minus" (Subtraktion) wird weggenommen, beim Zehnerübergang (Addition/Subtraktion) werden Einzelperlen in Perlenstränge umgetauscht und umgekehrt, beim Malnehmen werden Mengen mehrfach hingelegt, beim Teilen wird in gleiche Teilmengen aufgeteilt usw... In der Handlung mit konkretem Material ist also immer das „logisch-strukturelle Skelett" der jeweiligen Rechenoperation enthalten. Gleichzeitig wird die Handlung auch in einer symbolischen Schreibweise (Ziffern und Rechenzeichen) dargestellt.

Das Ziel dieser Methode besteht darin, dass die Schüler diese Handlungen mit ihren jeweiligen Teilschritten visuell erinnern bzw. sich diese innerlich vorstellen können.

In dieser ersten Phase des Handelns und Nachvollziehens am konkreten Material können Beeinträchtigungen der visuellen Wahrnehmung, des visuellen Gedächtnisses und des Sprachverständnisses (Klassifikationen wie kurz–lang, mehr–weniger oder räumlich-zeitliche oder kausale Beziehungen wie vorher, nachher, vor, nach, wenn ... dann etc.) zu Schwierigkeiten führen.

In der *zweiten Phase*, der Phase der *bildhaften Darstellung*, erfolgt eine Verkurzung der dreidimensionalen, alltäglichen Gegenstände auf zweidimensionale bildhafte Darstellungen. Wiederum wird die bildhafte Darstellung verknüpft mit der symbolischen Schreibweise, die zunehmend an Bedeutung gewinnt. Die Rechenoperationen werden jetzt nicht mehr durch Handeln durchgeführt, sondern durch Abbildung der Mengen und durch graphische Zeichen für die Operationen ersetzt. Die Schüler müssen sich den eigentlichen Handlungsablauf vorstellen, d.h. ein Bild der Rechenoperation in der Vorstellung gewinnen. Viele Kinder haben dabei Schwierigkeiten in Form von Orientierungsfehlern, d.h. in einer richtigen Zuordnung der Reihenfolge der Ziffernsymbole zum Wert der Zahl.

Die *dritte Phase* ist die Phase der *symbolischen Darstellung*. Mathematische Operationen werden jetzt nur noch mit Ziffern ausgeführt, die Handlung muss erinnert bzw. vorgestellt werden können. Wichtig ist hier, dass das Kind die richtige Anordnung der Symbole (Ziffern und Rechenzeichen) abspeichern und behalten kann. Neben visuellen Fähigkeiten spielt dabei das auditive Kurzzeitgedächtnis eine Rolle, die Schüler müssen eine verbal vermittelte Ziffernfolge kurzfristig abspeichern können, um weiter zu rechnen.

Die *vierte Phase* dient dem Üben des vom Handeln abgelösten Rechnens. Ziel ist die *Automatisierung*. So soll dem Kind in den ersten Schuljahren bei Additions- und Subtraktionsaufgaben im 10er Raum und bei Aufgaben des kleinen Einmaleins bzw. bei den entsprechenden Teilaufgaben sofort das Ergebnis einfallen, ohne dass es irgendein inneres Rechnen durchführen muss. Additions- und Subtraktionsaufgaben ohne und mit Zehnerübergang im 20er Raum sollen auf die einfachste und schnellste Weise durchgeführt werden können. Durch dieses „Wissen" wird das kindliche Kurzzeitgedächtnis besonders bei schwierigeren und komplexeren Aufgaben in entscheidender Weise entlastet. Automatisierung wird nur durch Üben oder genauer durch ein angemessenes, für das Kind „passendes" Wiederholen erreicht. Unserer Erfahrung nach stehen ADS-Kinder besonders auf dieser Stufe vor Schwierigkeiten. Sie erreichen vor allem in den Grundrechenarten eine Automatisierung erst gar nicht oder sie vergessen das Gelernte – wenn sie es doch schaffen – schnell wieder.

Die letzte und abschließende Phase beinhaltet die Übertragung der gelernten und automatisierten Rechenoperation auf *Sachrechnen und Textaufgaben*. Hierzu ist eine genügende Leseleistung, ein zum Teil anspruchsvolles Sprachverständnis und eine konzentrierte Ausrichtung auf den Textinhalt über einen bestimmten Zeitraum hinweg notwendig. Ferner wird als kognitive Anforderung eine Entscheidung über die auszuführende Operation verlangt.

3. Grundsätzliche Herangehensweise bei einer Rechenschwäche

a) Analyse von Schülerfehlern

Die Analyse von Schülerfehlern dient dazu, die Lernschwierigkeit des einzelnen Kindes beim Lösen von mathematischen Aufgaben zu erkennen. Die angewandten Strategien und Fehlmuster des Kindes sind zu identifizieren, um später entsprechend gezielt fördern zu können. Schülerfehler im Mathematikunterricht entstehen in der Regel seltener durch flüchtiges Verrechnen, sondern fast immer aufgrund mangelhafter individueller Lösungsstrategien oder Rechenregeln, die von den Kindern nicht erkannt werden. Solche Fehlermuster, die den Schülern irrtümlicherweise als sinnvoll erscheinen, werden sodann systematisch angewandt.

b) Spezielle Analyse der Problemlösestrategien

Mathematische Fehlstrategien zu suchen, gilt es nicht nur, wenn das Ergebnis einer Rechnung falsch ist. Auch die richtige Lösung einer Mathematikaufgabe gibt noch lange keinen Aufschluss darüber, auf welche Weise das Ergebnis zustande gekommen ist. Wenn wir Kinder mit Rechenschwierigkeiten beobachten, um Fehlstrategien auf die Spur zu kommen, sollten wir die Kinder während des gesamten Rechenvorgangs beobachten. Beispielsweise können wir dann sehen, dass manche Kinder für ihre Zählstrategien nicht mehr offen ihre Finger benutzen – dies wurde ja schon verboten. Sie haben stattdessen „unsichtbare" Strategien entwickelt: Bei „einfachen" Aufgaben, bei denen eigentlich eine Automatisierung bestehen sollte, „rechnen" bzw. zählen sie mittels Druck der Finger auf den Tisch, mithilfe von Muskelanspannungen in Fingern bzw. Beinen oder Klopfen der Füße. Durch langes Üben dieser Methoden entwickeln sie oft eine ungeahnte Kompetenz. Aber es bleiben Fehlstrategien, die bei schwierigeren Aufgabenstellungen zwangsläufig zu massiven Problemen führen. Verschiedene Arten von Fehlstrategien beeinträchtigen zusätzlich die Aufmerksamkeit und führen oft zu einer subjektiv empfundenen Überbelastung, die sich in Abschalten, Herumzappeln etc. äußern kann.

Beispiel für eine Fehlstrategie mit falschem Ergebnis
Aufgabe: 9 – 5 = 5
Das Kind zählt mithilfe der Finger zurück: 9..8..7..6..5; Ergebnis: 5

Beispiel für eine Fehlstrategie beim Rechnen mit richtigem Ergebnis
Aufgabe: 6 x 8 = 48
Innerlich passiert hierbei folgendes: Unter Zuhilfenahme der Finger zählt das Kind hoch 8...16...24...32...40...48; Ergebnis: 48

4. Wo liegen die größten Gefahrenstellen beim Erlernen der Rechenfertigkeiten? – Häufige Fehlstrategien von ADS-Kindern

Unserer Beobachtung nach liegen für ADS-Kinder die größten Gefahrenstellen beim Erlernen der Rechenfertigkeiten in der oben beschriebenen vierten Phase des Rechenlernprozesses, der *Phase der Automatisierung*. Hier ist das Automatisieren von Rechenoperationen im Zahlenraum bis zehn, der Addition und Subtraktion im Zahlenraum bis zwanzig und des kleinen Einmaleins gefordert, um das Wissen fest zu verankern und in der Folge komplexere Aufgaben schnell und fehlerfrei bearbeiten zu können. Die ersten drei Phasen des Rechenlernprozesses werden in der Schule meist sehr ausführlich durchgeführt, so dass hier weniger häufig Schwierigkeiten auftreten.

Machen wir uns noch einmal die besonderen Ausgangsbedingungen der ADS-Kinder bewusst: Aufgrund ihres begrenzten Arbeitsspeichers (Anzahl der Informationseinheiten sowie Dauer des Speichervermögens) benötigen hyper- und hypoaktive Kinder mehr Wiederholungsdurchgänge als andere Kinder, um sich neuen Lernstoff einprägen zu können. Eine Verautomatisierung der Rechenaufgaben und -ergebnisse, d.h. die Fähigkeit, diese ohne (langes) Nachdenken auswendig zu beherrschen, fällt ADS-Kindern damit grundsätzlich schwerer.

ADS-Kinder lernen, d.h. merken sich aus schriftlichen Arbeiten weniger, da ihre graphomotorischen Probleme ihren Arbeitsspeicher zusätzlich belasten. Damit aber können die wichtigen Einprägeprozesse kaum noch stattfinden, so dass das „endlose" schriftliche Rechnen von Rechenpäckchen für ADS-Kinder wenig hilfreich ist.

a) Wie wird die Automatisierung in der Schule geübt? – Wie läuft der Einprägeprozess ab?

Bei guten Rechnern läuft der Automatisierungsprozess quasi „nebenbei" in den ersten drei Phasen des Rechnenlernens ab. Diese ersten drei Phasen – d. h. die Phase der Handlungen am konkreten Material, der bildlichen sowie der symbolischen Darstellung – dienen in erster Linie der Einsicht und dem Verstehen bzw. dem Begreifen, was die jeweilige Rechenoperation bedeutet. Diese Phasen bewirken nur in einem geringen Maße eine Automatisierung der jeweiligen Rechenoperation.

Die aus allen Schulbüchern der Grundschule bekannten „Rechenpäckchen" erbringen für ADS-Kinder einen geringen Behaltensertrag, da hier das Rechnen schriftlich erfolgt. Gerade bei hyper- und hypoaktiven Kindern geht durch diese Herangehensweise zu viel Verarbeitungskapazität für die eigentlichen Merkprozesse verloren.

Im Rahmen des Mathematikunterrichts lassen sich – genauso wie im Bereich des Rechtschreibens – die „buntesten" und methodisch vielfältigsten Formen finden, die entsprechenden Aufgaben darzustellen: Operatorenmodelle, Rechenräder, Pfeildiagramme, Rechentabellen und vieles mehr. Ist die jeweilige Rechenfertigkeit bei den Kindern jedoch noch nicht gesichert, d. h. wird sie von ihnen noch nicht weitgehend auswendig beherrscht, verursachen diese unterschiedlichen Übungsformen eher eine zusätzliche Verunsicherung der Kinder als die eigentlich angestrebte Rechen-Automatisierung. Der tatsächliche Lernertrag fällt auf diese Weise recht gering aus, besonders wenn man den zuvor erbrachten Arbeitsaufwand betrachtet. So üben die Kinder letztlich im Wesentlichen die jeweilige spezielle Übungsform und nur zu einem Teil die Grundrechenart, die sie „verautomatisieren" sollten.

Da die Lehrer ihren Unterricht entsprechend der vorgegebenen Lehrpläne gestalten müssen, sind sie gezwungen, im Lernstoff weiter voranzuschreiten. Dies hat häufig zur Folge, dass mit neuen und schwierigeren Rechenoperationen schon begonnen wird, obgleich einzelne Kinder die einfacheren noch nicht sicher – d. h. „automatisch" – beherrschen.

b) Häufige Fehlstrategien und die Reaktion des „Systems" Schule

Stellen wir uns ein ADS-Kind in der Schule vor, das Schwächen im Bereich der Addition und Subtraktion im Zahlenraum bis zehn zeigt. Das notwendige Fundament, um die nächsten mathematischen Schritte zu erlernen, besitzt es nicht. Wie wird typischerweise sein Lehrer bzw. seine Lehrerin auf diese Schwäche reagieren? Ein häufig angewandtes Prinzip lautet „mehr desselben". Dabei wird in aller Regel erneut auf der „niedrigen" Stufe der ersten drei Phasen des Rechenlernprozesses angesetzt, die mithilfe von konkretem Material und bildhafter

Darstellung vorrangig dem Verstehen der Rechenoperationen dienen. Ein häufiger Irrglaube in diesem Zusammenhang ist das Motto: „Rechenschwache Kinder brauchen noch mehr Veranschaulichungen". Möglicherweise sind aber zu viele Veranschaulichungen, vorrangig in der ersten Phase des Rechenerwerbs, nicht nur wenig nützlich, sondern sogar eher kontraproduktiv. Denn zu viele Veranschaulichungen drohen ein „Chaos im Gehirn" zu erzeugen und das Lernen im Sinne einer zunehmenden Automatisierung der Rechenfertigkeit zu verhindern.

„Wenn ein Kind eine Rechenschwäche hat, braucht es noch mehr Veranschaulichungen!" Bei dieser Aussage scheint es sich weniger um eine Tatsache als um einen **Mythos** zu handeln, worauf Jens Holger Lorenz – Professor für Mathematik und ihre Didaktik an Pädagogischen Hochschule Heidelberg – nachdrücklich hinweist:

> „In Untersuchungen zeigt sich immer wieder, dass die leistungsstarken Kinder die Veranschaulichungsmittel nicht mehr benötigen und die Übersetzung ihrer Lösungswege an diese Materialien eher als lästig und als zusätzliche Aufgabe ansehen, und **dass leistungsschwache Schüler vom Umgang mit den Materialien auch nach häufigem Gebrauch nicht profitieren.**" (Lorenz 2003, S. 94)

Auch im Hinblick auf das Veranschaulichen müssen wir stets daran denken, dass jede einzelne Veranschaulichungsform eine Verankerung in einem eigenen neuronalen Netzwerk der betroffenen Kinder erfordert. Jedes neue Veranschaulichungsmittel – seien es die Steckwürfel, die Cuisenaire-Stäbe, Spindelkästen, Rechenschiffchen, Rechenringe, das goldene Perlenmaterial, Würfelbilder, der Rechenrahmen, der Zahlenstrahl, die Hundertertafel etc. oder von Lehrern selbst erstellte Materialien – muss neu erfasst und gelernt werden. Denn die Handlung, die das Kind an einem Material lernt, beispielsweise die Rechenaufgabe 13 + 25, kann es nicht ohne weiteres auf ein anderes Material übertragen. Diese Handlungen sind völlig unterschiedlich. Viele Formen, viele Farben, viele Veranschaulichungsmittel bedeuten auf der Ebene der neuronalen Informationsverarbeitung letztendlich das Hinterlassen nur oberflächlicher Gedächtnisspuren, die wieder verblassen werden, da sie jeweils nur begrenzt wiederholt werden. In diesem Zusammenhang vertritt Professor Lorenz sogar die Auffassung, dass leistungsschwächere Schüler – und hier gehören unsere ADS-Kinder zumindest zu einem Teil dazu – Lernprobleme entwickeln, wenn sie von einem auf ein anderes Veranschaulichungsmittel umlernen müssen (Lorenz 2003, S. 35 ff). Die „Hilfestellungen" seitens der Schule nach dem Motto „mehr desselben" bleiben demnach ohne positive Wirkung, da sie ohne Einfluss auf den Verautomatisierungsprozess bzw. das Auswendiglernen sind. Statt dessen tragen sie vielmehr dazu bei, Fehlstrategien – wie die des inneren Zählens – zu verfestigen.

Beispiel einer Fehlstrategie

Ein Beispiel für die Verfestigung einer häufigen Fehlstrategie stellt die folgende „Hilfe" einer Lehrerin dar: Das Kind (Rechenschwäche, 3. Klasse) sollte sich ein Papiermetermaß aus dem Möbelmarkt besorgen und dann bei Additions- und Subtraktionsaufgaben vor- und zurückzählen.

Neben der Darbietung unterschiedlicher Veranschaulichungsformen wird später häufig auch mit zu vielen unterschiedlichen Darstellungsformen in wenig passender Weise geübt. Anstatt nach dem „Gießkannenprinzip" aus dem Bereich der „methodischen Vielfalt" noch mehr anzubieten – die „Förderung" besteht dann darin, dem Kind mit der Aufforderung „Üb' mehr" kopierte Arbeitsblätter mit den unterschiedlichsten Übungsformen mit nach Hause zu geben –, fehlt zumeist eine Mikroanalyse des Rechenvorganges.
Wie aber sehen die Folgen aus? Das Kind wird sich verstärkt an der unerkannten Fehlstrategie festhalten und in den Grundrechenarten weiterhin unnötige und störende zusätzliche Rechenprozesse anwenden.

„Es gibt kein schlechtes Gedächtnis, sondern nur ein schlechtes Lernen" (Lorenz, Radatz 1993, S. 179).

c) Worauf sollte ich als Lehrerin bzw. Lehrer oder als Eltern – nicht nur – bei ADS-Kindern achten?

Wichtig ist es, bei jeder Stufe der mathematischen Operationen, sei es z. B. bei der Addition im 10er Raum oder beim Bruchrechnen, zu fragen: Ist die Automatisierung erreicht und zwar dauerhaft? Höhere Aufgaben auf der jeweiligen Stufe können nur angemessen gerechnet werden, wenn bei den Kindern ein sicheres Fundament der Automatisierung besteht.

Wenn z. B. ein Kind am Ende der ersten Klasse nicht auf Anhieb weiß, wie viel 7 minus 5 ist, weil es diese Rechenoperation nicht auswendig beherrscht, sondern innerlich oder mit Hilfsmitteln zählt, bedeutet seine Herangehensweise einen Fehlweg, der die Schwäche des Kindes in Mathematik zementiert. Rechnet das betroffene Kind die Aufgabe mithilfe seiner Fingern oder von Perlen, wird sein Arbeitsspeicher zusätzlich und unnötig belegt und dessen Kapazität rasch erschöpft.

Die häufigsten Fehlstrategien, die wir bei ADS-Kindern erleben, sind das Rechnen mit den Fingern und das innere Hoch- und Zurückzählen.

Bleiben die Kinder auf diesen ersten Lernstufen z. B. beim Einmaleins stehen und folgt als nächster Lernstoff das schriftliche Malnehmen, stehen sie vor einem großen Problem: Sie benötigen viel mehr Zeit als ihre Klassenkameraden und kommen leicht durcheinander.

In der Praxis angewandte Fehlstrategien – eine Beispielaufgabe: 74 x 6
Wie sieht der innere Rechenprozess des ADS-Kindes aus?

- 6 x 4: erster Finger: 4, zweiter Finger: 8, dritter Finger: 12 usw. bis 24
- Dann geht es weiter: 4 hingeschrieben, 2 gemerkt
- 7 x 6: erster Finger: 6, zweiter Finger: 12 usw. bis 42

Ob sich das ADS-Kind die 2 (von 24) zwischenzeitlich innerlich erfolgreich gemerkt hat, ist fraglich.

Das innere Rechnen ist nicht nur sehr zeitaufwendig, sondern birgt auch die Gefahr des Verrechnens. Selbst wenn das Kind z. B. „Tricks" einsetzt – wie z. B.: 5 x 4 = 20, plus 4, also 6 x 4 = 24 –, bedeutet dies immer noch, dass hierbei unnötige Speicherkapazität des Arbeitsgedächtnisses belegt wird.

Welche Rechenfertigkeiten sollen in welcher Klasse beherrscht werden?

Hinweise auf Schwierigkeiten gegen Ende der 1. Klasse
Gegen Ende des ersten Grundschuljahres verlangen jene Schüler besondere Aufmerksamkeit, die den Zahlenraum bis 10 noch nicht automatisiert haben und die die Zahlzerlegung nicht beherrschen. Ebenso muss auf zu diesem Zeitpunkt noch vorhandene Zählstrategien (inneres Hoch- oder Zurückzählen, mit den Fingern zählen ...) geachtet werden, da sie sich zu verfestigen drohen und die notwendige Automatisierung die Ausbildung wirkungsvoller Strategien verhindern (vgl. Lorenz 2003).

Hinweise auf Schwierigkeiten in der 2. Klasse
Mitte der zweiten Klasse ist auf jene Kinder zu achten, die noch Schwierigkeiten mit dem Zehnerübergang haben und analoge Verallgemeinerungen (8 + 5, 18 + 5, 28 + 5 ...) nicht nachvollziehen können.
Am Ende der zweiten Klasse sollten die Kinder Additions- und Subtraktionsaufgaben im 100er-Raum mit zweistelligen Zahlen (43 + 38/72 – 28) sicher und zügig lösen können.

Hinweise auf Schwierigkeiten in der 3. Klasse
Mitte der dritten Klasse sollten jene Kinder Beachtung finden, die das Einmaleins „rechnen", d. h. die bei den 1 x 1-Reihen seriell hochrechnen oder „Ankeraufgaben" benutzen. Der Rechenweg für die Aufgabe 6 x 8 könnte dann folgendermaßen aussehen: 5 x 8 ist 40 → 6 x 8 ist 5 x 8 + 1 x 8 d. h. 40 + 8 = 48.
Das Einmaleins sollte Ende der dritten Klasse stattdessen aber vollständig, ohne das Zurückgreifen auf Fehlstrategien, automatisiert sein.

Hinweise auf Schwierigkeiten gegen Ende der 4. Klasse
Hier sollten die Kinder beachtet werden, bei denen sich Schwierigkeiten beim schriftlichen Malnehmen und Teilen zeigen.

d) Welche Erklärungen haben Eltern und Lehrer häufig für die Rechenprobleme von ADS-Kindern?

Oft ist von Lehrern und Eltern folgende „Erklärung“ zu hören: „Unser Kind hat einfach keine Begabung für Mathematik. – Vielleicht sollte man es in Ruhe lassen, schonen.“ Dies ist jedoch die falsche Schlussfolgerung. Schonen, in Ruhe lassen oder Begabungsmängel als Merkmalszuschreibungen helfen den Kindern nicht weiter, sondern zementieren ihre Defizite.

5. Vorüberlegungen für eine angemessene Vorgehensweise

a) Die Ausgangssituation des ADS-Kindes mit einer Rechenschwäche

Welche Voraussetzungen bringt ein ADS-Kind mit? Die Kinder sind in der Regel durch viele Misserfolgserlebnisse sehr demotiviert. Dies bedeutet, dass für sie zusätzliches Üben in Mathematik am Nachmittag mit der Mutter überhaupt nicht in Frage kommt. Dies gilt umso mehr, wenn die ADS-Kinder zusätzlich noch schreiben sollen, was sie sowieso „hassen“. ADS-Kinder bringen zudem oft bereits sehr eingeschliffene falsche Rechenstrategien mit. Die Grundrechenarten werden meist nicht ausreichend beherrscht. Insofern weisen die Kinder bereits echte Lernrückstände und Leistungslücken auf. Zusätzliche Fördermaßnahmen von Seiten der Schule – soweit dies von deren Personalstand überhaupt möglich ist – bestehen nicht selten aus noch mehr Veranschaulichungs- und Übungsformen, noch mehr Fotokopien mit unterschiedlichsten Rechenaufgaben. Eine individuelle Mikroanalyse der Fehlstrategien findet zumeist nicht statt und ist angesichts der großen Schülerzahlen pro Klasse nur schwer zu leisten. Reaktionen von Schule und Elternhaus gipfeln gleichermaßen in dem Satz: „Du musst einfach mehr üben – du bist nur zu faul ...“. So bröckelt das ohnehin angeschlagene Selbstwertgefühl der ADS-Kinder weiter ab.

Die fortgesetzte Konfrontation mit Misserfolgen bzw. mit schlechten Noten mündet bei den Kindern in den üblichen Teufelskreis. Mathematikschwache Kinder entwickeln so schnell Ängste, wobei nachweislich Mädchen höhere Angstwerte zeigen als Jungen. Diese Ängste führen zu Vermeidungsverhalten und Blockaden. Aus der Vermeidung resultieren Übungsdefizite, welche die Leistungsschwächen noch weiter verstärken.

Gleichzeitig reduzieren die Ängste aber auch die Aufmerksamkeitsfähigkeit und die Kapazität des Arbeitsgedächtnisses. Mit zunehmender Angst verlängert sich die Bearbeitungszeit und die Fehlerrate beim Lösen von Aufgaben steigt. Selbstwertmindernde Einstellungen, wie „Das lerne ich sowieso nie – Ich bin zu blöd“ verfestigen sich und senken weiter Motivation und Anstrengungsbereitschaft. Der emotionale Kontext, d.h. das Ausmaß der Angst, in dem das Rechnenlernen eingebunden ist, hat somit weitreichende Konsequenzen für die weiteren Lernprozesse (vgl. von Aster 2005b, S. 30 ff).

b) Worin besteht das wichtigste Lernziel für die Grundrechenarten?

Wenn Ihnen als Eltern einfache Rechenaufgaben wie z.B. „9 minus 5“ oder „6 mal 4“ gestellt werden, fällt Ihnen in der Regel das entsprechende Ergebnis sofort ein. Sie müssen dafür meist nicht innerlich irgendwelche Rechenarten durchführen. – Was möchten wir bei den Kindern erreichen? Ihrem Kind soll – genauso wie Ihnen selbst – das Ergebnis bei den Grundrechenarten ohne langes Überlegen einfallen. Ziel ist es, die Lösungen aus dem Bereich der *einfachen* Additions- und Subtraktionsaufgaben im 10er-Raum und des „kleinen“ Einmaleins auswendig zu wissen – als Grundlage für schwierigere und komplexere Aufgaben. Wir möchten für Ihre Kinder ein solides Fundament für ein Zutrauen in die eigene mathematische Leistungsfähigkeit legen. Auf dieses Fundament soll es später auch bei komplexeren Rechenoperationen bauen können, bei denen es in ähnlicher Weise gilt, die Abfolge der richtigen Rechenschritte zu „verautomatisieren“.

c) Grundprinzipien zur Entwicklung erfolgversprechender Lernstrategien

Sind die Fehlstrategien bei ADS-Kindern entdeckt, gilt es die Kinder zu zusätzlichem Üben zu bewegen. Dies ist aufgrund ihrer Demotivation und Frustation – „Rechnen ist blöd – ich kann kein Rechnen“ – schwierig. Neben den bereits in den Kapiteln 4 bis 6 beschriebenen grundsätzlichen Lerntipps – z.B. das gemeinsame Treffen von Vereinbarungen – sollten Eltern und Lehrer beachten, dass auch in Mathematik das schriftliche Üben „Gift“ ist. ADS-Kinder schreiben nicht gerne. Werden sie mit zusätzlichen Schreibübungen konfrontiert, werden sie sich noch mehr verweigern. Eltern und Lehrer sind also aufgefordert, Übungsformen zu entwickeln, die nicht mit Schreiben in Verbindung stehen. Und dies nicht aus falsch verstandener Rücksichtnahme auf die Abneigung der Kinder gegen das Schreiben, sondern weil der Schreibprozess die Aufmerksamkeit der Kinder auf Kosten des Einprägeprozesses auf sich „ablenkt“. Soll aber eine erfolgreiche Verknüpfung zwischen Rechenaufgaben und Ergebnis im Gedächtnis zustande kommen, scheint eine Zeitdauer von einer halben Sekunde sehr wichtig zu sein. Beide Reize müssen möglichst gleichzeitig, zumindest innerhalb einer halben Sekunde dargeboten werden, damit sie gemeinsam abgespeichert werden können. Ein langsames (und mühevolles) Schreiben überschreitet dagegen diese Zeitdauer, erlaubt kein rasches Einprägen und lässt zwischen Aufgabenstellung und Ergebnis keine Verknüpfung im Gehirn entstehen. Ein „Einschleifen“ und „Verautomatisieren“ kann an dieser Stelle nicht stattfinden. Das erzwungene Schreiben verhindert also bei ADS-Kindern in doppelter Hinsicht das richtige Einprägen: Zum einen verstärkt es ihre Unlust zum Lernen erheblich, zum anderen verursacht es in mehrfacher Hinsicht eine Überbelastung des Kurzzeitgedächtnisses.

Exkurs: „Spielerisches Lernen“ versus „Lerndrill“?

Einige Pädagogen sind der Meinung, dass im spielerischen Lernen der günstigste Weg zum dauerhaften Behalten von neuen Informationen liegt. Sie verwechseln hier jedoch Lernmotivation mit Lerneffekt und stimmen ihre Me-

thodik darauf ab. Das *vielfältige* Gestalten von Lernstoff, -methoden und -situation führt allerdings nicht unbedingt dazu, dass (ADS-)Kinder das Lernen als solches meistern. Häufig wird dabei vielmehr dem Lernen aus dem Weg gegangen und dem Vergessen der Weg geebnet. Das Kernstück des Lernens ist nicht die erste spielerische Begegnung mit dem Lernstoff, sondern *der unermüdliche Kampf gegen die „menschliche Vergesslichkeit"* mithilfe des regelmäßigen Wiederholens.
An dieser Stelle möchten wir uns einem oft erhobenen Vorbehalt stellen: Wenn Lehrer verlangen, dass Antworten blitzschnell, d.h. ohne Nachdenken „wie im Schlaf" sitzen müssen, wird dies von vielen Pädagogen und Eltern als bloßer Drill, als Belastung und sinnlose Schikane betrachtet. Im Lichte der Lernpsychologie betrachtet sind diese Vorwürfe schlichtweg falsch. Denn die Verbindung, die Assoziation zwischen zwei geistigen Ereignissen, zwischen Signal und Handlung, Reiz und Reaktion, Frage und Antwort, wird dann am erfolgreichsten geknüpft, wenn beide Assoziationsglieder einander im Abstand von höchstens einer halben Sekunde folgen.

ADS-Kinder brauchen für den Mathematikunterricht ein sicheres, absolut automatisiertes Fundament. Deswegen ist als Ausgangspunkt für Lernübungen die erste erkennbare Leistungslücke zu nehmen. Hat beispielsweise bei einem Kind keine Automatisierung der Addition und Subtraktion im 10er-Raum stattgefunden und wird in der Klasse aber schon im 100er-Raum gerechnet, ist dennoch mit einem individuellen Lernprogramm im 10er-Raum zu beginnen.

Es gibt also keinen „Zauberstab", kein „Wundermittel", wie ohne größere Mühe möglichst spielerisch der Zusammenhang zwischen Rechenaufgabe und Ergebnis in unser Gedächtnis gelangen kann. Es geht hier vielmehr schlichtweg um Üben, Auswendiglernen und Verautomatisieren, um in ihrem Selbstbewusstsein und Selbstwertgefühl erschütterten Kindern Sicherheit und Zutrauen in ihre eigene mathematische Leistungsfähigkeit zu geben. Dies bedeutet Arbeit, systematische sowie individuell passende Einprägearbeit. Nur so kann die Grundlage für sicheres und schnelles Rechnen gelegt werden.

d) „Die Geschichte mit den Kärtchen"

Unserer Erfahrung nach arbeiten ADS-Kinder sehr gerne mit Kärtchen, da für sie das Lernen mit ihnen keine größere Anstrengung bedeutet: Sie müssen ja nicht schreiben, sondern nur das Ergebnis äußern. Auf diese Weise beginnen die Kinder die Rechenaufgabe häufig erstmals ohne Widerstände zu lernen. Günstig ist es, wenn Sie als Eltern mit einem dicken schwarzen Filzstift die Aufgaben auf Kärtchen der Größe DIN A 7 (7,4 x 10,4 cm) schreiben.

e) „Weniger ist mehr"

Viele unterschiedliche Übungsformen verwirren ADS-Kinder – und nicht nur diese. Gleichzeitig vermindert sich auf diese Weise die Anzahl der Wiederholungsdurchgänge pro Übungsform zwangsläufig. Deswegen sind wenige ausgewählte Einprägeformen günstiger. Diese sind im jeweiligen Einzelfall auf ihre

Tauglichkeit hin zu überprüfen. Am effektivsten ist es, sich auf in der Praxis hilf- und erfolgreich bewiesene Methoden zu beschränken und mittels ihrer ausreichenden Wiederholung eine Automatisierung anzustreben. Ein *weniger* an Methoden erbringt – durch die deutlich höhere Anzahl an Wiederholungsdurchgängen – ein *mehr* an Behaltensleistung.

f) Erst das Fundament sichern, dann die Anwendungen

Erstes Ziel nach dem Begreifen der jeweiligen Rechenoperation muss bei ADS-Kindern die Automatisierung sein. Erst wenn diese erreicht ist, machen die unterschiedlichen Übungs- und Anwendungsformen wie z. B. Rechenräder, Pfeildiagramme, Rechentabellen und besonders auch Sachaufgaben Sinn. Ohne zuvor erfolgte angemessene Automatisierung besteht die Gefahr, dass die vielfältigen Anwendungsformen bei den Kindern zu verfestigten Fehlstrategien führen.

g) Man trainiert das, was man trainiert

Eltern und Lehrer sollten bei jeder Übungsform hinterfragen, wie direkt das angestrebte Ziel angegangen wird. Möchte ich z. B. beim Einmaleins die Kombination von Aufgabenstellung und Ergebnis „verautomatisieren", muss ich versuchen, mir diese Kombination möglichst direkt einzuprägen. Sehr kreative Übungsformen können durch die zusätzliche Anforderung an die Kinder, die Übungsform zu verstehen, vom eigentlichen Ziel ablenken. Für Lehrer gibt es die vielfältigsten Kopiervorlagen. Zu bedenken gilt aber dabei immer: Die Kinder sollen sich die Kombination von Aufgabe und Ergebnis einprägen und nicht die Art und Weise, wie sie eine spezielle Übungsform durchzuführen haben.

6. Konkrete Lernstrategien: Wie kann das Kind üben?

Waren in den ersten drei Phasen des Rechenlernprozesses keine größeren Probleme zu erkennen, beginnen wir mit unseren Übungen auf der vierten Lernstufe der Automatisierung. Konkrete Übungsformen hierzu finden Sie ab Abschnitt 6 c (siehe Seite 90). Voraussetzung für diese Lernmethoden ist jedoch, dass Ihr Kind eine Vorstellung vom jeweiligen Zahlenraum besitzt. Wenn dies, nach Überprüfung, nicht der Fall sein sollte, müssen wir noch einmal auf der Veranschaulichungsebene ansetzen, um hier das Fundament zu sichern.

Sie erinnern sich, dass die Kinder in der ersten Phase des Rechenerwerbs ein grundlegendes Verständnis für Rechenoperationen erlangen sollen. Zum einen sollen sie eine Menge, z. B. 5 Murmeln, auf einen Blick erkennen, zum anderen ein Verständnis davon erlangen, was bei der Addition und Subtraktion „passiert" sowie welches Ergebnis erzielt wird. Ziel ist es, eine „innere Landkarte", d. h. eine innere Vorstellung eines Mengenbildes im Zahlenraum bis 10 aufzubauen.

Die „Rechenoperation" an sich sollte dann letztlich nicht länger als eine Sekunde dauern: Klick – und das Ergebnis meiner jeweiligen Aufgabe (z. B. 4 + 5) fällt mir sofort ein (= 9). Nur dann, d. h. nur wenn ich bereits auf dieser niedrigsten Stufe im Rechenlernprozess Automatisierungsprozesse fördere, wird die

Voraussetzung für spätere Verstehensprozesse geschaffen. Unser Arbeitsspeicher wird dann wieder entlastet und frei für „sinnstiftendes Lernen" (vgl. Stern 2003) wie z. B. das Lösen von Sachaufgaben.

Unser Kind muss also den Zahlenraum bis 10 zunächst auf der Veranschaulichungsebene erfassen und verstehen. Durch eine häufige Anwendung der Rechenoperationen auf Symbol- und Ziffernebene wird diese allmählich automatisiert und somit Kapazität für komplexere Aufgaben geschaffen.

Leitprinzipien im Bereich der Veranschaulichung

- Über Veranschaulichung ist die notwendige Automatisierung z. B. bei Additions- und Subtraktionsaufgaben oder beim Einmaleins nur in sehr begrenztem Umfang zu erreichen.
- Mehrere unterschiedliche Veranschaulichungsformen verwirren das ADS-Kind mehr, als dass sie ihm helfen.
- Veranschaulichungsformen sollten besonders bei einem ADS-Kind mit Rechenschwäche nur dosiert und eingedenk ihrer Grenzen eingesetzt werden.

Wie gelingt es, eine Mengenvorstellung im Zehnerraum zu entwickeln sowie die Bedeutung der Addition und Subtraktion zu erfassen?
Nach dem Motto „weniger ist mehr" halten wir zwei Veranschaulichungsformen in diesem Bereich für notwendig und ausreichend (vgl. die Abschnitte 6 a und 6 b).

a) Das Zehnersteckbrett

Erstklässler tun sich zum Teil schwer, ungeordnete Gegenstände wie Perlen oder Klötzchen in ihrer Menge direkt zu erfassen. Oft gelingt es den Kindern zwar, eine Anzahl von 4 oder 5 Objekten auf einen Blick zu erkennen, alles was jedoch darüber hinaus geht, ist meist nur „viel". Hier benötigen die Kinder eine äußere Struktur, die sie als inneres Bild abspeichern können: Was bedeutet z. B. die Zahl 7?

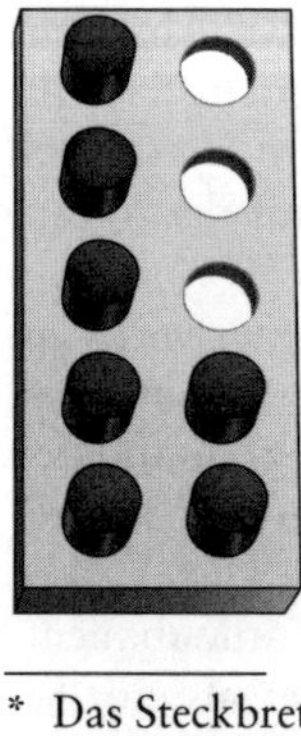

Abbildung 11.1: Visuelle Erfassung einer höheren Zahl im 10er-Raum mit Hilfe eines Steckbrettes*

* Das Steckbrett kann bezogen werden über: AJA (Aktion Jugend und Arbeit), Grombühlstraße 29, 97080 Würzburg, Telefon 09 31/2 23 21, Fax 09 31/2 27 24. – AJA ist ein gemeinnütziger Verein, der arbeitslose Jugendliche und junge Erwachsene sozialpädagogisch betreut und sie in die Arbeitswelt zu integrieren versucht.

Die 7 hat eine bestimmte Gestalt (5 + 2 in Analogie zu unseren Händen). In der Arbeit mit dem auch motorisch für ADS-Kinder gut zu handhabenden Steckbrett, sollte es nicht beim bloßen Hantieren und Experimentieren bleiben. Ziel ist das „Abfotografieren" der visuellen Gestalt der Menge, so dass ein inneres Bild der Menge entstehen kann.

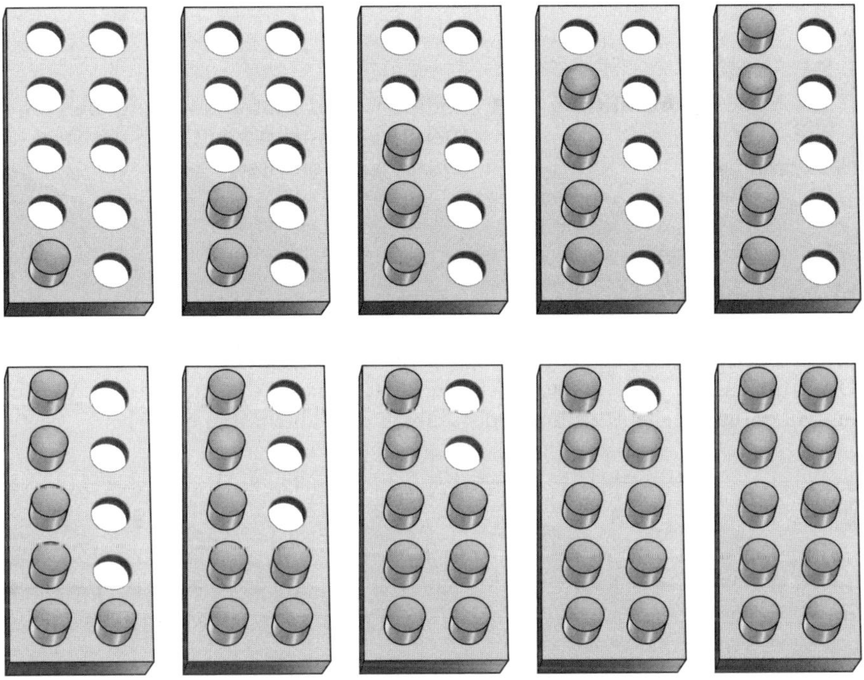

Abbildung 11.2: Das Steckbrett – ein einfaches und taugliches Mittel, ein inneres Bild der Zahlen von 1 bis 10 zu erfassen

Übungsformen (vgl. Abbildung 11.2)

a) Eltern: Steck mir 3, 5, 8, ..!
Das Kind steckt zählend die vorgegebene Zahl in der ***richtigen*** *Anordnung (vgl. Abbildung 10.2).*

b) Eltern: Welche Zahl ist das?
Als Eltern machen Sie eine Vorgabe, indem Sie im Steckbrett z.B. die Zahl 8 stecken, die Ihr Kind sodann sofort erkennen muss.

Durch häufiges Vorgeben, d.h. durch häufiges „Abfotografieren", werden Gestalt und Menge auswendig gelernt.

Im nächsten Schritt wird der Rechenvorgang der Addition und Subtraktion veranschaulicht (siehe Abbildung 11.3). Die Aufgabenstellung 6 + 2 (durch farbig unterschiedliche Darbietung) und das entsprechende Ergebnis erkennt das Kind sofort: 8.

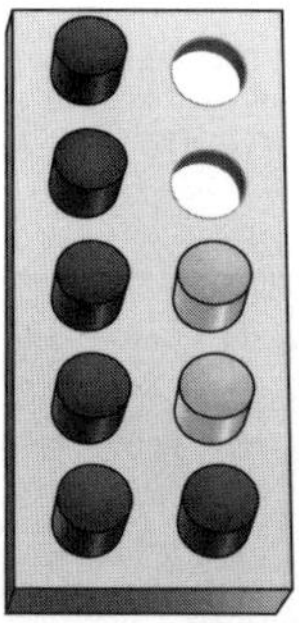

Abbildung 11.3: Additions- und Subtraktionsaufgaben im 10er-Raum lassen sich mit Hilfe des Steckbrettes leicht erfassen

b) Der Zahlenstrahl

In der ersten Klasse, als Voraussetzung für die Durchführung mathematischer Operationen mit Ziffern und Rechenzeichen, müssen die Kinder eine Vorstellung über die serielle Anordnung der Zahlen im Zahlenraum erwerben.

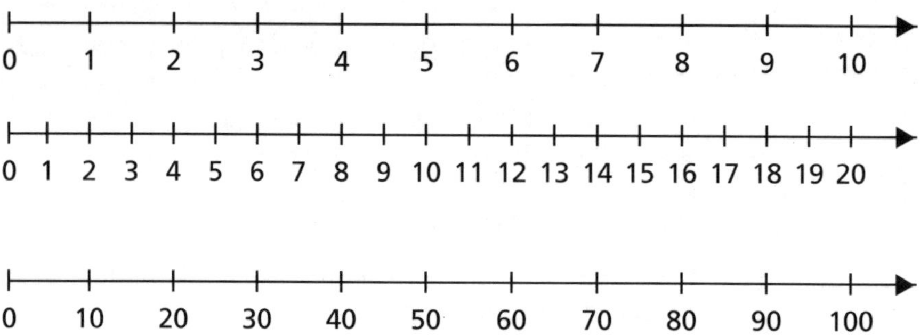

Abbildung 11.4: Zahlenstrahle 0–10, 0–20 und 0–100

Sinnvoll ist es hierfür, mit dem Zahlenstrahl zu arbeiten. Mit seiner Hilfe müssen die Kinder z. B. Nachbarzahlen „auswendig" benennen und einordnen können.

> **Übungsform**
>
> Eltern: Wie heißen die Nachbarzahlen der Zahl 6?

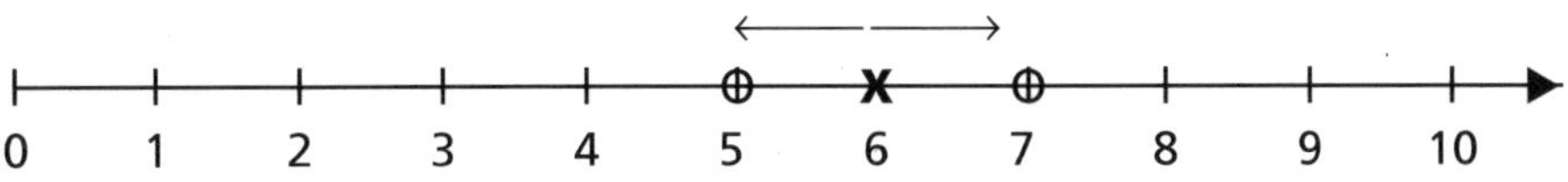

Abbildung 11.5: Mit Hilfe des Zahlenstrahls 0–10 können die Nachbarzahlen der 6 visuell leicht erfasst werden.

Weitere Übungsformen (siehe Abbildung 11.6)

a) Eltern: Wo liegt die 8? Mach dort ein Kreuz!
b) Eltern: Welche Zahl ist das?
Die Eltern markieren eine unbenannte Stelle auf dem Zahlenstrahl durch ein Kreuz. Das Kind soll diese – sofort – benennen.

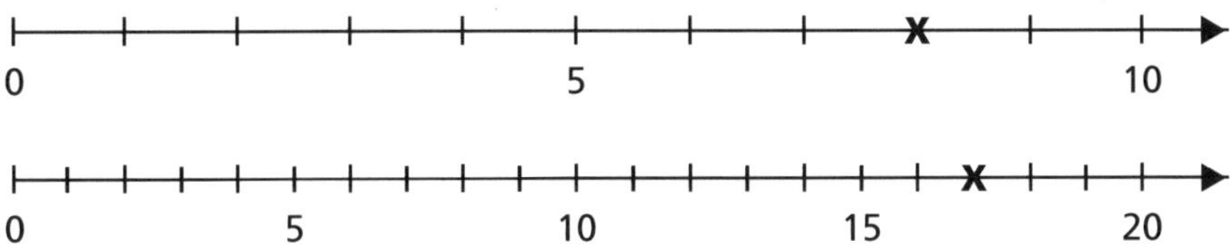

Abbildung 11.6: Weitere Übungsformen mit dem Zahlenstrahl

Zahlenstrahl mit Rechenoperationen

Während das Einüben der Vorstellung des Zahlenraumes in Form eines inneren Zahlenstrahls unabdingbar erscheint, gibt es Hinweise darauf, dass möglicherweise das Einüben von Rechenoperationen (siehe Abbildung 11.7) eine geschlechtsspezifische Differenzierung notwendig macht. Jungen, die eher zu visuell-räumlichen, funktionalen Denkstrategien neigen, scheinen davon zu profitieren, während Mädchen dadurch verunsichert werden können (vgl. Schweiter, von Aster 2005, S. 50).

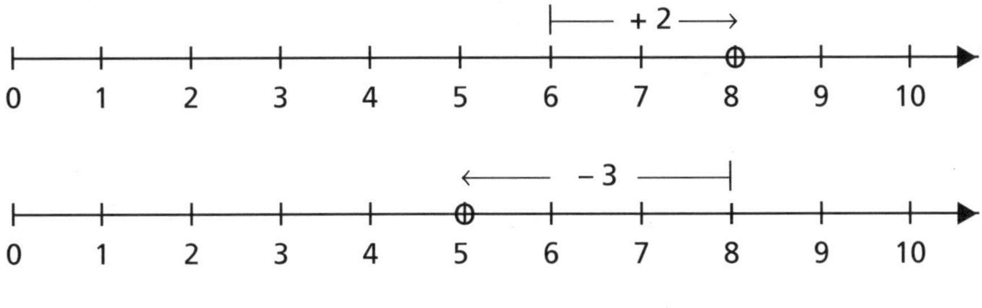

Abbildung 11.7: Der Zahlenstrahl eignet sich gut zur Veranschaulichung von Additions- und Subtraktionsaufgaben

Übungsformen (siehe Abbildung 11.7)

a) Zeichne mir ein: 6 + 2!
Das Kind führt zeichnerisch auf dem Zahlenstrahl die Rechenoperation durch.

b) Zeichne mir ein: 8 – 3!
Das Kind führt wiederum zeichnerisch auf dem Zahlenstrahl die Rechenoperation durch.

An dieser Stelle möchten wir betonen, dass Steckbrett und Zahlenstrahl als Veranschaulichungsmittel keinen Selbstzweck darstellen. Hier geht es vielmehr darum, Kindern Einsichten zu vermitteln. Diese müssen jedoch wiederholt werden, um dauerhaft abgespeichert werden zu können. In vielen Lehrbüchern wird hier (leider immer noch) oft ein künstlicher Gegensatz aufgebaut. Vor allem in den Zeiten der Bildungsreform der 1970er-Jahre wurde der Grundsatz aufgestellt, dass alle Lerninhalte – auch diejenigen einfacher Art – „verstanden" werden sollten. Auswendig lernen galt (und gilt bei vielen nach wie vor) als stupide, als das Gegenteil von „Einsicht". Heute beginnt man diese Ansicht jedoch zunehmend kritisch zu hinterfragen. Professor Dr. Elsbeth Stern, Forschungsgruppenleiterin am Max-Planck-Institut für Bildungsforschung, hat dem obigen Grundsatz sogar vehement widersprochen: Sie vertritt die Auffassung, dass automatisiertes Wissen – wie z. B. das auswendig gelernte Beherrschen des Einsundeins im Zehnerzahlenraum oder des Einmaleins – die notwendige Voraussetzung für Verstehensprozesse darstellt, weil man für diese freie Gedächtniskapazitäten benötigt (vgl. Stern 2003). Nur wer grundlegende Lernschritte automatisiert hat, kann genügend Aufmerksamkeits- sowie Gedächtniskapazität zur Verfügung stellen, um komplexeren Lernanforderungen in der Folge gerecht zu werden (vgl. auch Fritz, Ricken, Schmidt 2003).

Fazit: Bei einer Veranschaulichung von Rechenoperationen darf es in der frühen Stufe des Rechenlernprozesses nicht bleiben. Sinn und Zweck des Übens mit dem Steckbrett oder dem Zahlenstrahl ist es nicht, in dessen Folge bei einfachen mathematischen Aufgaben „innerlich zu jonglieren", sondern deren korrektes Ergebnis sofort, d. h. unmittelbar mitteilen zu können. Aus der Einsicht bzw. dem Verstehen muss also ein Automatisieren, ein auswendig gelerntes Beherrschen werden.

Die folgenden Methoden helfen ihren Kindern Schritt für Schritt den Zahlenraum mit seinen jeweiligen Rechenoperationen zu automatisieren. Wir fangen dabei so „tief" wie nötig an, um das Fundament zu sichern – oft im 10er-Bereich.

c) Additions- und Subtraktionsaufgaben im Zehnerraum

Sie stellen Ihrem Kind die Aufgaben zum schrittweisen Verautomatisieren von Additions- und Subtraktionsaufgaben im 9er-Raum (vgl. Abbildung 11.8). Es ist günstig, wenn Sie dabei stets nicht mehr als drei Aufgaben an einem Tag neu einüben. Erst wenn Ihr Kind es durch eine passende Anzahl von Wiederholungsdurchgängen am ersten Lerntag geschafft hat, ein solches Päckchen sicher zu beherrschen, sollten Sie am nächsten Tag ein neues Päckchen beginnen, wieder mit maximal drei neuen Aufgaben.

Was die Anzahl der neu hinzukommenden Aufgaben anbelangt, ist hier in Abhängigkeit vom Alter der Kinder und auch von ihrer Behaltensleistung zu differenzieren. Ältere Kinder, z. B. aus der 3. oder 4. Klasse, können sich pro Tag durchaus drei neue Kombinationen einprägen. Bei jüngeren Kindern, die die 1. oder 2. Klasse besuchen, ist möglicherweise nur eine neue Kombination pro Tag angemessen. Sie könnten sonst überfordert werden. Auch Kindern mit ausgeprägten Schwächen in der Kapazität ihres Kurzzeitgedächtnisses sollten hier nicht überfordert werden. Nun mögen Sie sich fragen, ob so wenige neue Kombinationen ausreichend sind, um das Pensum des Stoffes zu bewältigen. Ihr Kind muss sich jedoch nur die Kombinationen einprägen, die es nicht beherrscht. Bei Additionsaufgaben sind es insgesamt nur 21 Aufgaben, wenn man 1 + _ und _ + 1 Aufgaben weglässt. Verdopplungen, wie 2 + 2 und 3 + 3 beherrschen die Kinder in der Regel schon gut, diese Aufgaben kann man dann auch weglassen: Es verbleiben dann nur noch 19 Aufgaben. Ähnliches gilt auch bei Subtraktionsaufgaben.

Mit Hilfe der abgebildeten Tabellen können Sie im Bereich der Addition und Subtraktion im Zahlenraum bis 9 überprüfen, welche Aufgaben Ihr Kind schon sicher beherrscht und welche Aufgaben noch zu automatisieren sind. Bei einem sicheren Beherrschen gibt Ihr Kind sofort nach der Aufgabenstellung durch Sie die Antwort. Was eine sofortige Antwort bedeutet, können Sie ermessen, indem Sie Ihr Kind die Aufgaben 1 + 1 oder 2 + 2 lösen lassen: Sie werden das richtige Ergebnis spätestens nach ca. einer halben Sekunde zu hören bekommen.

+	1	2	3	4	5	6	7	8	9
1	2	3	4	5	6	7	8	9	
2	3	4	5	6	7	8	9		
3	4	5	6	7	8	9			
4	5	6	7	8	9				
5	6	7	8	9					
6	7	8	9						
7	8	9							
8	9								

Abbildung 11.8: Überprüfungstabelle Addition (+) im Zahlenraum bis 9

–	9	8	7	6	5	4	3	2	1
1	8	7	6	5	4	3	2	1	
2	7	6	5	4	3	2	1		
3	6	5	4	3	2	1			
4	5	4	3	2	1				
5	4	3	2	1					
6	3	2	1						
7	2	1							
8	1								

Abbildung 11.9: Überprüfungstabelle Subtraktion (–) im Zahlenraum bis 9

Bei dieser Art des Lernens werden die beiden Hauptsinneskanäle eingesetzt. Die Kinder sehen die Zahlen, d. h. sie können sie visualisieren. Sie können aber auch die Aufgabenstellung noch einmal verbal wiederholen.

Wichtig, ja entscheidend ist bei diesem Lernvorgang folgendes: Kann Ihr Kind die Aufgabe nicht auf Anhieb beantworten, drehen Sie das Kärtchen sofort herum und zeigen ihm das Ergebnis. Dies ist zum einen wichtig, um die halbe bis eine Sekunde zur Herstellung der Assoziation von Aufgabe und Ergebnis im Gehirn nicht zu überschreiten. Würden Sie das Kärtchen in diesem Fall nicht sofort umdrehen, bestünde zum anderen die Gefahr, dass Ihr Kind erneut zu einer Fehlstrategie griffe, z. B. zum Zählen mit den Fingern oder dem inneren Hoch- und Zurückzählen. An die Stelle solcher mangelhaften Strategien sollte aber in Zukunft das auswendig beherrschte, das „verautomatisierte“ Ergebnis treten.

Um die Behaltensleistung Ihres Kindes zu verbessern, verändern Sie in einem nächsten Schritt die Karten sowohl hinsichtlich ihrer Raumlage als auch in ihrer Reihenfolge. Sie schieben die drei Kärtchen hin und her und wiederholen sie dabei mehrmals.

Sofern Sie nur eine neue Aufgabe pro Tag einführen, jedoch drei Aufgaben zum Verändern der Raumlage benötigen, nehmen Sie dann einfach die Aufgaben aus den letzten beiden Tagen hinzu. Zusätzlich gilt es, alle bisher gelernten Kombinationen täglich ein bis zwei Mal im „Schnelldurchlauf“ zu wiederholen. Sie zeigen dem Kind die Aufgaben, Ihr Kind sagt sofort das Ergebnis. Zum Schluss haben Sie maximal 40 Aufgaben für diesen „Schnelldurchlauf“. Diese Aufgaben sollten Sie nicht alle hintereinander präsentieren, sondern z. B. in 10er-Blöcken abfragen. Dies kostet Sie vielleicht eine Minute. Nutzen Sie anfangs immer die visuelle Darbietung mit den Kärtchen, statt die Aufgaben nur verbal abzufragen. Diese „Schnelldurchläufe“ sollten Sie sinnvollerweise mehrfach täglich, zerlegt in kleinere Übungseinheiten durchführen, um zur Automatisierung zu gelangen.

Kinder lassen sich zumeist ohne Schwierigkeiten dazu bewegen, am Tag vier bis sieben Sequenzen von z. B. ein bis drei Minuten pro Übungseinheit mit ihnen zu lernen. Hier können Sie sowohl die 3er-Gruppe als auch den „Schnelldurchlauf" machen.

Dies kann zu Beginn oder zur Halbzeit der Hausaufgaben sein, am Abend oder sogar während des Autofahrens. Aber Ihre Anwesenheit als Mutter oder Vater ist wichtig. Sobald die Kinder alleine mit den Rechenkärtchen arbeiten, können sich wieder Fehlstrategien einschleifen.

Wichtig: Kein inneres Hoch- bzw. Zurückzählen!
Ziel: Lösung innerhalb einer Sekunde.

Kärtchen wird umgedreht/Lösung gezeigt, wenn erkennbar ist, dass das Kind innerlich zählt oder es länger als eine Sekunde dauert.

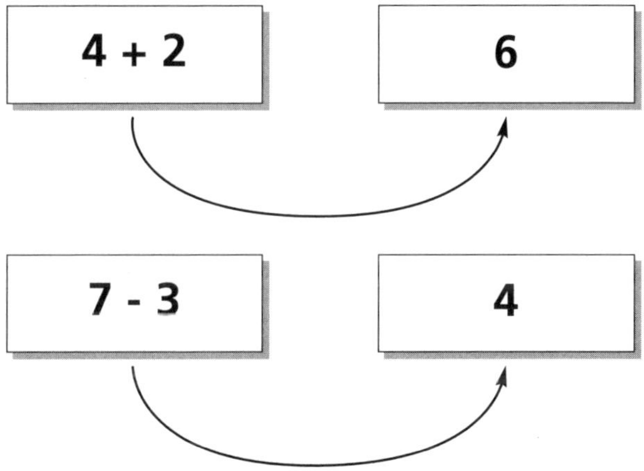

Übungsbeispiel

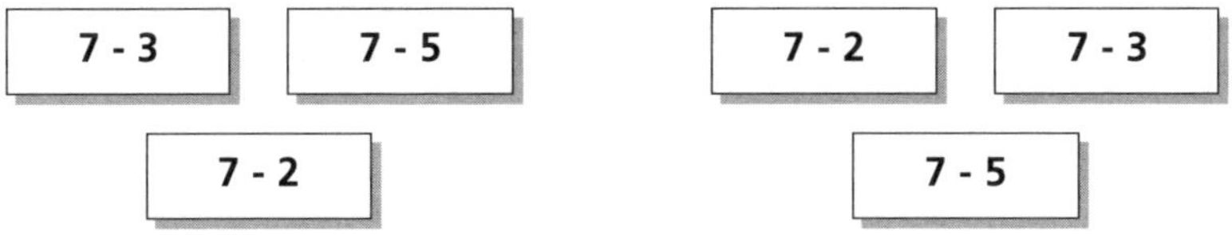

Einprägen des Ergebnisses möglichst in Dreierblöcken mit Wechsel der Raumlage und mehrmaligen/vielfachem Wiederholen.

Abbildung 11.8: Zum schrittweisen „Verautomatisieren" von Additions- und Subtraktionsaufgaben im 9er-Raum

Rechenaufgaben mit Lernkärtchen im 9er-Raum – ein Beispiel

Eltern: Hier siehst du die Aufgabe 3 + 2, weißt du das Ergebnis?
Kind: 5
Eltern: Gut, prima. Nun, 3 + 4?
Kind: *(kurzes Zögern)* 7
Eltern: Richtig. Jetzt wieder 3 + 2, weißt du es noch?
Kind: 5
Eltern: Genau. Dann, 3 + 4?
Kind: 7
Eltern: Stimmt. Jetzt 3 + 6?
Kind: *(Schweigen)*
Eltern: (drehen die Karte um)
Kind: 9
Eltern: *(wiederholen die Aufgabe)* 3 + 6? *(und drehen die Karte um)* 9; und wie viel gibt 3 + 4?
Kind: 7
Eltern: 3 + 6? Weißt du es noch?
Kind: 9
Eltern: Prima

Die Eltern verändern die Raumlage und die Reihenfolge der Lernkärtchen.
Eltern: Ich werde jetzt versuchen, dich reinzulegen. Weißt Du noch, was das 3 + 4 ergibt?
Kind: 7
Eltern: Hm, du hast dich nicht reinlegen lassen. Weißt du noch 3 + 6?
Kind: 9
Eltern: Genau, stimmt!

Als nächstes bereiten wir nun den 10er-Übergang vor und zwar mithilfe des „Pärchenspiels" (siehe Abbildung 11.9).

Das „Pärchenspiel" – ein Beispiel

Die „Pärchen" liegen immer nebeneinander. Vor jeder Aufgabenstellung wird das Kärtchen mit dem Ergebnis herumgedreht, nach der Antwort des Kindes wird das Ergebnis noch einmal gezeigt.

Eltern: 4 + 6?
Kind: 10
Eltern: Stimmt!
Das Kärtchen mit der 4 wird umgedreht.
Eltern: 10 – 6? oder 6 und wie viel ergibt 10?
Kind: 4
Eltern: Richtig!
Das Kärtchen wird umgedreht und das Ergebnis noch einmal gezeigt.

Um den 10er-Übergang vorzubereiten, müssen wir die Aufgaben, die das Ergebnis „10“ haben, automatisieren. Hier lässt sich mit Zahlenpärchen arbeiten, von denen es nur fünf gibt. Wie in Abbildung 11.9 dargestellt, können Sie nun mit Ihrem ADS-Kind alle Additions-, Subtraktions- und Platzhalteraufgaben einüben.

Wichtig ist für den Lernerfolg wieder, dass Ihr Kind die Zahlenpärchen innerhalb von einer halben Sekunde erinnert. Denken Sie daran: Überschreiten Ihr

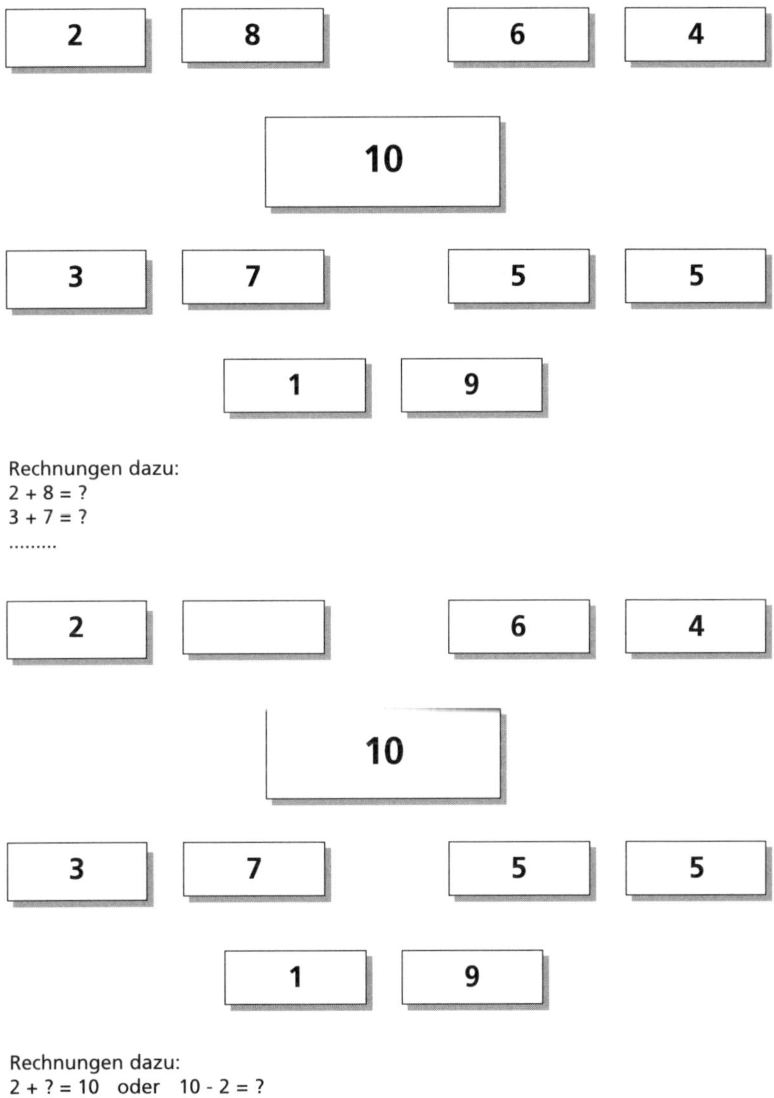

Abbildung 11.9: Das Pärchenspiel – zur Vorbereitung des 10er-Übergangs

Kind und Sie diese Zeit, beginnt erneut das innere Hoch- und Zurückrechnen. Dies möchten wir vermeiden, gegebenenfalls durch das schnelle Umdrehen (und Erinnern) des Kärtchens.

d) Rechnen im 20er- bzw. im 100er-Raum ohne 10er-Übergang

Zum Begreifen der Zahlen

Sie bereiten Kärtchen vor, auf denen Sie die Zehnerzahlen: 10, 20, 30 ... schreiben. Nun halbieren Sie die Kärtchen und schreiben auf sie die Einerzahlen.

Zunächst werden die Kärtchen eingeführt und zweistellige Zahlen zusammengesetzt.

Ein Beispiel

„Die Zahl 16" – *hier legen Sie die Karte 10 hin und decken dessen 0 mit der 6 ab* – „besteht aus"– *nun nehmen Sie die Karte mit der 6 wieder weg* – „aus: 10 und 6; 10 und 6 ergibt wieder 16". Ihr *Kind kann die 6 nun selber auf die 10 legen.* (Die Zahl 87 besteht analog aus der 80 und der 7.)

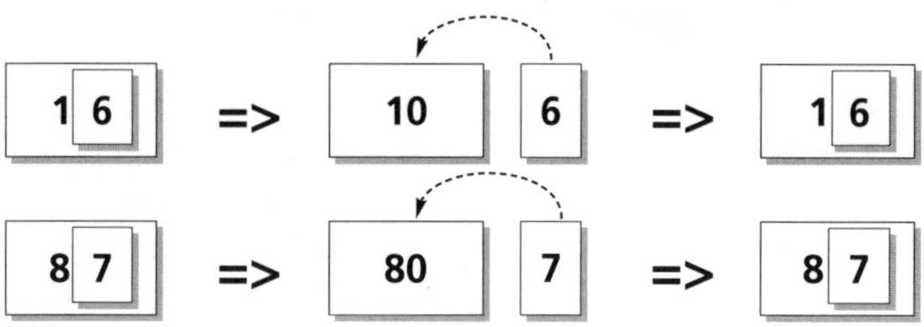

Abbildung 11.10: Zum „Begreifen" von zweistelligen Zahlen

Zum Rechnen im 20er-Raum ohne 10er-Übergang

Ein Beispiel

Wie in Abbildung 11.10 dargestellt, setzen Sie die Zahl 13 zusammen aus 10 und der Einerzahl 3, die Sie auf die 0 legen. „13 + 5, dies ist unsere Rechenaufgabe". *Sie nehmen nun die 3 von der 10 herunter.* „3 + 5 ergibt?" *Aus dem ersten Grundlagenschritt, Rechnen im Zahlenraum bis 9, weiß Ihr Kind:* „8". *Sie legen die 8 auf die Zehnerzahl und erhalten das Ergebnis:* „18".

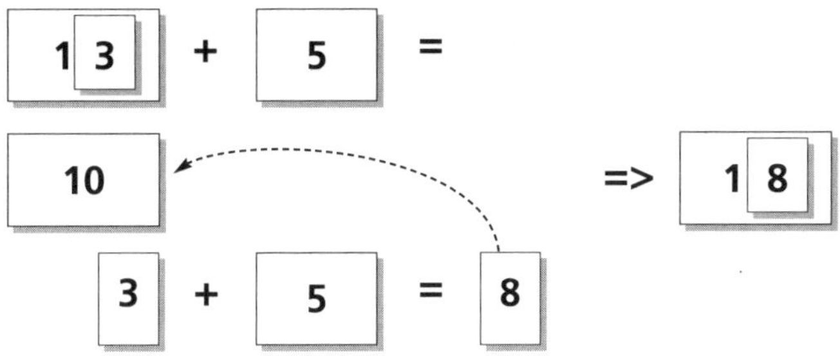

Abbildung 11.11: Additionsaufgaben im 20er-Raum ohne 10er-Übergang

Analoges gilt bei der Subtraktion.

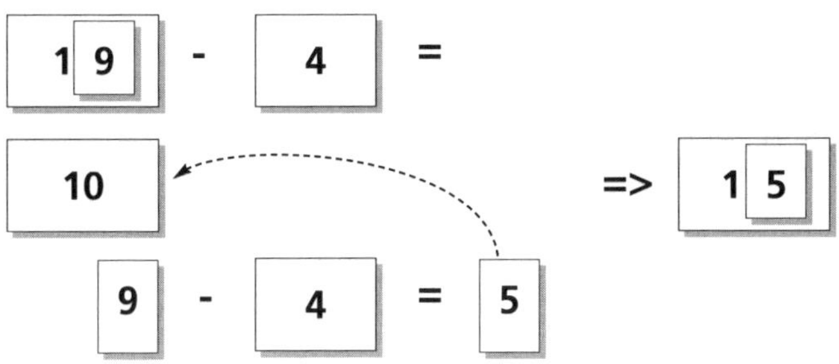

Abbildung 11.12: Subtraktionsaufgaben im 20er-Raum ohne 10er-Übergang

Rahel, die wegen Mathematik die 2. Klasse wiederholte, erfuhr bei dieser Veranschaulichung des „Tricks“ beim Rechnen von Additions- und Subtraktionsaufgaben im 20er-Raum ohne Zehnerübergang ein „Aha-Erlebnis“: „Da brauche ich ja gar nicht mit den Händen zu rechnen!“

Zum Rechnen im 100er-Raum ohne 10er-Übergang

Hier wendet man die gleichen Schritte wie im 20er-Raum an. Dabei sehen Sie noch einmal, wie wichtig die Verautomatisierung der ersten Stufe des Rechnens im Zahlenraum bis 9 für die Aufgaben ohne Zehnerübergang ist.

Bericht einer Therapeutin aus einer Trainingsgruppe für Kinder mit ADS und Rechenschwäche

In der vierten Sitzung der Mathematik-Trainingsgruppe für Kinder mit einer Aufmerksamkeitsstörung wurde mit den Kindern unter anderem das Thema „Addition und Subtraktion im Zahlenraum bis 100 ohne Zehnerübergang“ erarbeitet. Die Kinder hatten ihre Karteikästen (ADS-Box) mit den Karten für die Visualisierungstechnik von Additions- und Subtraktionsaufgaben im Zahlenraum bis neun mitgebracht.

Um das neue Thema einzuführen, nahm die Kursleiterin eine bereits gut automatisierte Karteikarte aus Svens (8 Jahre, schwere „Dyskalkulie“) Karteikasten und fragte ihn nach der Lösung der Aufgabe „3 + 4“. Wie aus der Pistole geschossen kam die „7“, woraufhin der Erfolg ausgiebig gewürdigt wurde. Auf eine noch leere Karteikarte schrieb die Kursleiterin die Aufgabe „53 + 4“ und fragte Sven, der sichtlich schockiert und ratlos beim Anblick der augenscheinlich schwereren Aufgabe war, nach dem Ergebnis. Da er die Aufgabe zunächst nicht lösen konnte, wurde die Aufgabe noch einmal mit Zehner- und Einerkärtchen gelegt. Die Kursleiterin schob die Einerkärtchen nach unten und zeigte Sven noch einmal mit Erfolg die Aufgabenstellung „3 + 4“ und und legte das Ergebnis „7“ auf die „0“ der „50“. Man hörte den Groschen förmlich fallen, als Sven plötzlich herausplatze: „Aber das ist ja ganz einfach: 57!! Das ist ja babyeinfach!“ Jetzt war auch die Aufgabe „73 + 4“ kein Problem mehr für Sven, und begeistert dachte er sich selbst neue Aufgaben nach dem gleichen Prinzip aus, die mithilfe weiterer Karteikarten gelegt wurden.

e) Rechnen im 20er- bzw. 100er-Raum mit Zehnerübergang

Additionsaufgaben im 20er-Raum mit Zehnerübergang

Durch das Pärchenspiel haben wir den 10er-Übergang schon vorbereitet. Nun kann Ihr Kind auf selbsthandelnde, anschauliche Weise den 10er-Übergang ohne Schreiben üben (siehe Abbildung 11.13).

Ein Beispiel

„Unsere erste Aufgabe heißt: 7 + 8“.
Die Aufgabe veranschaulichen Sie Ihrem Kind mithilfe der Kärtchen. Ihre erste Frage lautet: „7 plus wie viel fehlt noch zum Zehner?“
Das haben die Kinder mittels des Pärchenspiels vorher trainiert, d.h. das Pärchen heißt in diesem Fall 7 + 3.
„Ich brauche die 3, stimmt.“ *Sie legen nun die 3 unter die 8.* „Ich wollte aber 8 hinzuzählen, 3 habe ich schon hinzugezählt, wie viel muss ich noch hinzuzählen?“
Dies wissen die Kinder schnell und kommen dann auf die 5. Sie legen nun die 5 unter die 8.
„Jetzt kommt der Trick. Ich muss nicht zählen, sondern lege einfach die 5 auf meine Zehnerkarte, nämlich auf die 0, und erhalte das Ergebnis: 15“.

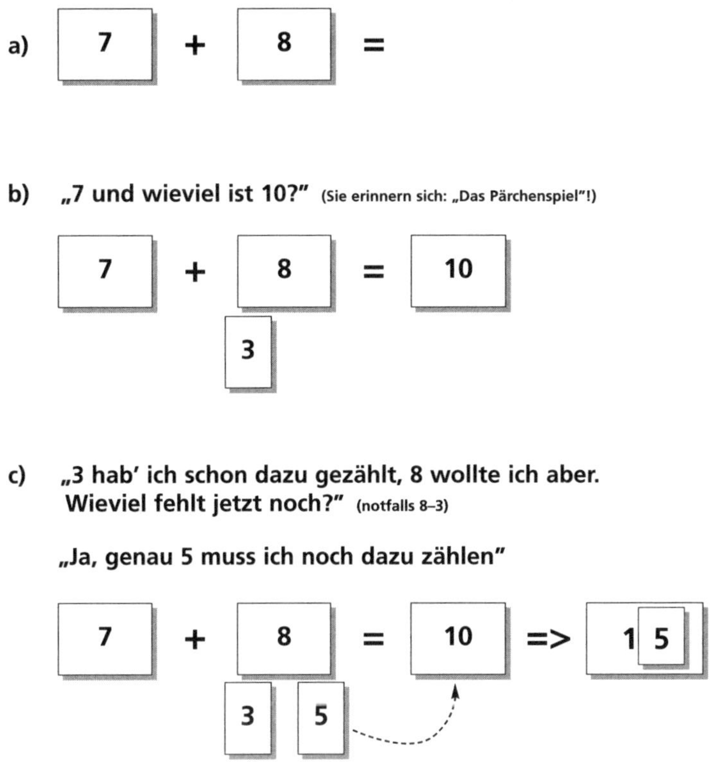

Abbildung 11.13: Additionsaufgaben im 20er-Raum mit 10er-Übergang

Subtraktionsaufgaben im Zwanzigerraum mit Zehnerübergang

Nach dem gleichen Prinzip lässt sich bei den Minusaufgaben verfahren (vgl. Abbildung 11.14).

Ein Beispiel

„Habe ich eine Minusaufgabe, z.B. 17 – 9, kommt gleich am Anfang der Trick. Ich zähle nicht zurück, sondern nehme die 7 *(das halbierte Kärtchen, das auf der 0 von der 10 liegt)* von der 10 weg."
„7 habe ich schon weggenommen, ich wollte aber 9 wegnehmen. Wie viel muss ich noch wegnehmen?"
„2".
„Richtig, 2" – *die 2 legen Sie dann wieder unter die 9, die 7 liegt bereits unter der 9.*
„Als letzten Schritt muss ich nun von der 10 noch die 2 abziehen".
Das Ergebnis wissen die Kinder sofort (Pärchenspiel!): „8"
„Genau, ich erhalte als Ergebnis 8!"

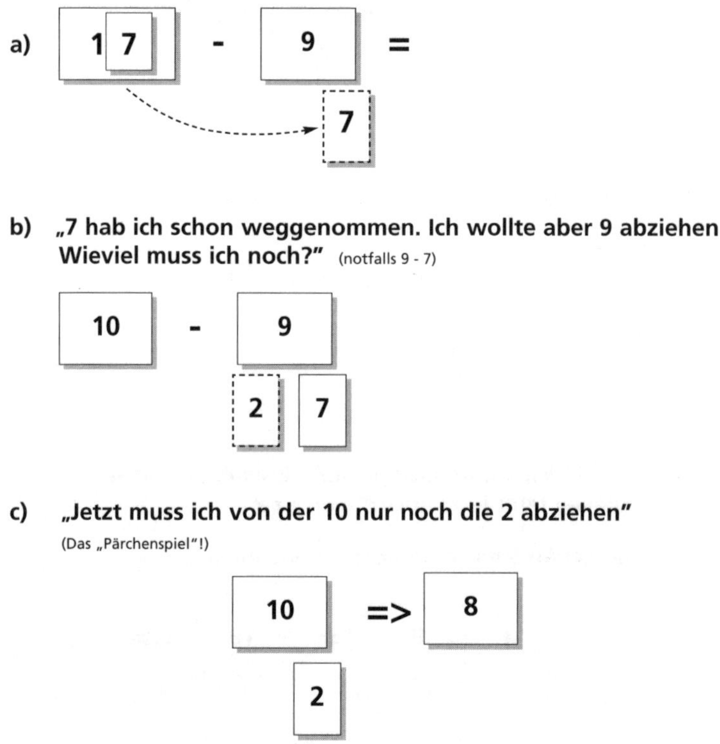

Abbildung 11.14: Subtraktionsaufgaben im 20er-Raum mit 10er-Übergang

Mittels häufigem Wiederholen kann Ihr Kind auf diese Weise die richtige Abfolge der Rechenschritte automatisieren. Dies geschieht *ohne zu schreiben*. Dabei kommt es nicht so sehr auf die Schnelligkeit der Ergebnisfindung an, sondern auf die Reihenfolge der richtigen Schritte. Haben ADS-Kinder die Rechenschritte im 20er-Raum automatisiert, ist es für sie kein Problem mehr, auf den 100er-Raum überzugehen.

Ein Beispiel

Statt der 10 legen Sie eine 60 hin und erhalten jetzt die Rechenaufgabe 67 – 9. Sie gehen in der gleichen Weise wie zuvor vor und nehmen wieder die Einerzahl (7) weg: Eltern: 7 haben wir schon abgezogen, wir wollten aber 9 abziehen.

Kind: Also muss ich noch 2 abziehen.

Eltern: Jetzt musst du von der 60 noch die 2 abziehen.

Kind: Stimmt! Das Ergebnis heißt 58.

Exkurs: Zum Unsinn so genannter „hilfreicher Tricks"

Eltern wollen ihren Kindern selbstverständlich helfen, wenn sie bei ihnen Schwierigkeiten in der Addition bemerken. Oft bieten sie ihnen die unterschiedlichsten „Tricks" an, die das Rechnen erleichtern sollen.

Beispiel: Aufgabestellung: 7 + 8
Elterntrick: „Rechne doch zuerst 8 + 8 = 16, dann 16 – 1 = 15"

Mit solchen gut gemeinten „Tricks" verhindern Sie jedoch bei Ihren Kindern eine Automatisierung der Rechenschritte. Die Verwirrung ist am Ende größer, schnelles Rechnen kann so nicht gelingen. Deshalb unser Rat: Sehen Sie von „Tricks" ab, bevor Ihre Kinder die richtigen (direkten) Rechenschritte nicht automatisiert haben.

f) Einfache Multiplikations- und Divisionsaufgaben

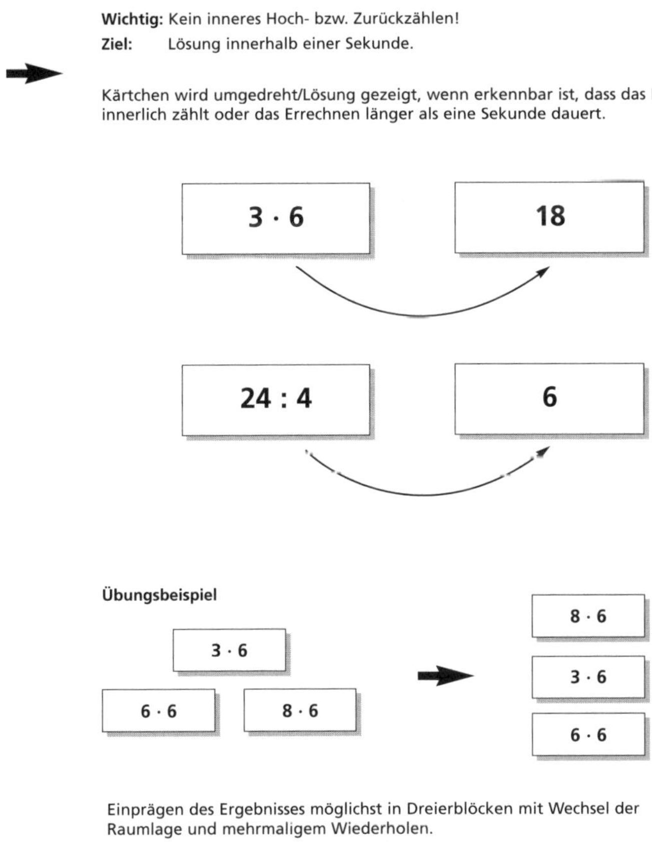

Abbildung 11.15: Zum schrittweisen „Verautomatisieren" von Multiplikations- und Divisionsaufgaben

Manche Lehrpläne sehen vor, dass sich die Kinder beim Erlernen des Einmaleins nur noch die serielle Einprägeform zu merken brauchen. Beim 8er-Einmaleins hieße dies: 8, 16, 24, 32 usw. Diese Vorgehensweise ist nicht nur wenig sinnvoll, sondern vielmehr gefährlich, da viele Kinder spätestens beim schriftlichen Malnehmen oder Teilen „Schiffbruch“ erleiden werden.

Auch bei Multiplikations- und Divisionsaufgaben geht es stattdessen mit Hilfe der Kärtchen um das Verautomatisieren der Rechenoperationen innerhalb einer halben Sekunde. Hier lässt sich wie beim ersten Schritt, dem Rechnen im 9er-Raum, verfahren: D.h. wir arbeiten zunächst mit 3er-Päckchen.

Ein Beispiel

Eltern: 7 x 8, wie viel ist das?
Wenn Ihr Kind zögert oder innerlich zu rechnen beginnt („Nicht anstrengen!“*), drehen Sie sofort das Kärtchen um und zeigen das Ergebnis: 56. Sie drehen das Kärtchen nun wieder um und zeigen die Aufgabe erneut.*
Eltern: 7 x 8. Weißt du das Ergebnis noch?
Kind: 56.
Eltern: Genau, stimmt!
Sie zeigen nochmals das Ergebnis.
Eltern: Weißt du jetzt, wie viel 2 x 8 ergibt?
Kind: 16.
Eltern: Richtig, das stimmt!
Sie drehen die Karte um und zeigen das richtige Ergebnis.
Eltern: 5 x 8?
Kind: 40.
Eltern: Stimmt! Weißt du noch das Resultat von 7 x 8?
Kind: 56
Eltern: Sehr gut!

Sie wiederholen die drei Aufgabenstellungen und verändern dabei immer wieder die Reihenfolge und Anordnung der drei Kärtchen.

Auf diese Weise können Sie erst einmal mit Ihrem Kind innerhalb einer Einmaleins-Reihe systematisch üben, dann später durcheinander.
Bei Divisionsaufgaben verfahren sie analog.

Die Magie des Sich-Nicht-Anstrengen-Dürfens
In unserem Beispiel zur Arbeit mit den 1 x 1-Kärtchen (7 x 8 = 56) haben wir erläutert, dass Sie sofort das Kärtchen mit dem Ergebnis 56 umdrehen sollen, wenn Ihr Kind die Antwort nicht „wie aus dem FF“ weiß, also längere Zeit zur Lösung der Aufgabe benötigt. Denken Sie immer an die berühmte halbe Sekunde. Ihr Kind soll das Ergebnis auswendig lernen und die Fehlstrategie des Hochzählens oder komplizierten Rechnens vermeiden.

Sie können mit dem schnellen Herumdrehen der Antwortseite des Kärtchens (56) zudem eine Motivationshilfe verbinden. Zögert Ihr Kind bei der Präsentation der Aufgabe 7 x 8, halten Sie ihm deutlich die Hand hoch und sagen „Nicht anstrengen". Von diesen zwei Worten geht eine gewisse Magie aus, eine Überraschung für Kinder, da „Nicht anstrengen" eine Leichtigkeit beim Lernen signalisiert, die im Gegensatz zum bisher zumeist sehr mühevollen Lernprozess steht. Die Kinder sind erst einmal verblüfft und machen eine gänzlich neue Erfahrung: Lernen soll nun ohne Anstrengung ablaufen. Dies erscheint für die Kinder zunächst paradox. Die Magie des „Sich-Nicht-Anstrengen-Dürfens" hat große Auswirkungen auf die Motivation der Kinder. Lernen wird hier möglicherweise in einen neuen, „leichteren" und entlastenderen Kontext eingebunden.

Besonders eindruckvoll zeigt sich die Wirkung dieser Vorgabe im folgenden Beispiel: Ein Junge mit ausgeprägter Rechenschwäche berichtete nach der Therapiesitzung seinem älteren Bruder in Anwesenheit der Mutter und der Therapeutin begeistert: „Du, ich darf mich beim Lernen fei nicht anstrengen!"

Die meisten Eltern beherrschen das Einmaleins besser als ihre Kinder, da die Schule früher mehr Wert auf das „Einschleifen", das „Pauken", legte. Ihnen als Eltern fällt das Ergebnis in der Regel deshalb sofort ein: Die gleiche Schnelligkeit gilt es bei Ihrem Kind zu erreichen.

7. Das Pyramidenspiel: Wiederholen einmal anders

Mit dem Pyramidenspiel haben Sie die Möglichkeit, Plus- und Minus-, Einmaleins- und Geteiltaufgaben, später auch englische oder lateinische Vokabeln in eher spielerischer Form zu wiederholen. Voraussetzung dafür ist im Bereich des Rechnens, dass das Kind die jeweiligen Aufgaben schon einmal gelernt hat. Das Prinzip des Pyramidenspiels beruht auf mindestens vier Wiederholungsdurchgängen pro Aufgabe in der richtigen Geschwindigkeit. Die Aufgabenstellungen, die die Kinder noch nicht unmittelbar beherrschen, verbleiben zunächst in der Basis. Zeigen die Kinder Unsicherheiten auf der dritten oder vierten Stufe der Pyramide, wandern die entsprechenden Aufgabenkärtchen zurück in die Basis und es gibt weitere Wiederholungsdurchgänge.

Das Pyramidenspiel übt auf Kinder meist eine stark motivierende Wirkung aus. Zum einen ist es wieder ein Lernen ohne Schreiben. Zum anderen erleben die Kinder eine intensive Beteiligung ihrer Eltern. Diese müssen die Rechenkarten hin und her schieben und gleichzeitig darauf achten, dass sie es in der richtigen Reihenfolge tun. Kinder können hier immer wieder einmal erleben, dass sie die Reihenfolge besser beherrschen als ihre Eltern.

Das Hin- und Herschieben der Lernkärtchen bewirkt neben einer verbesserten Motivation einen zusätzlichen Lerneffekt. Sie verändern dadurch sowohl die Reihenfolge der Aufgabenstellungen als auch die Raumlage der Aufgaben: Ihr

Kind lernt auf diese Weise nicht eine bestimmte Reihenfolge oder Raumlage der Kärtchen, sondern muss die Aufgabe mit dem Ergebnis verknüpfen. Der Einprägevorgang im Gehirn wird weiter gefestigt.

Wie funktioniert das Pyramidenspiel?

Zu Beginn legen Sie vier Kärtchen mit Mal- oder Geteiltaufgaben als Basis der Pyramide hin. Sie deuten nun auf das erste Kärtchen und benennen die Aufgabenstellung, also z.B. „3 x 6“ (vgl. Abbildung 11.16). Kann Ihr Kind das Ergeb-

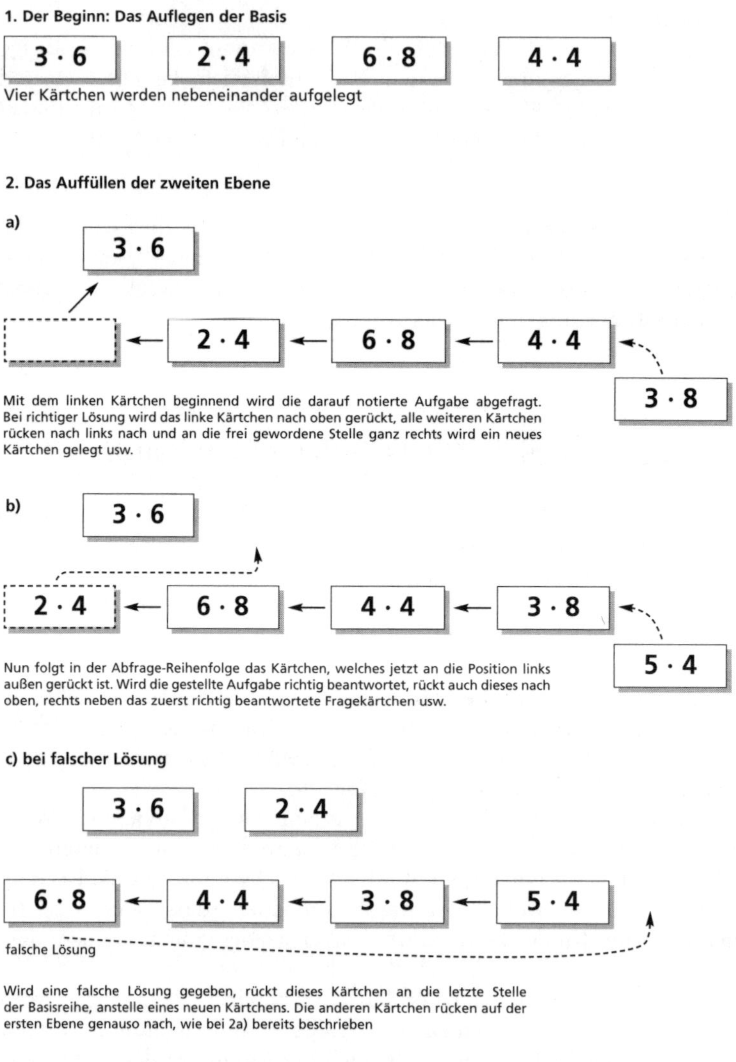

Abbildung 11.16: Das Pyramidenspiel

3. Das Auffüllen der dritten Ebene

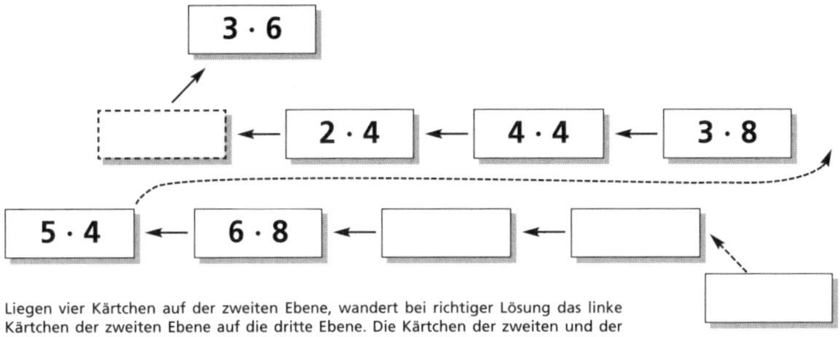

Liegen vier Kärtchen auf der zweiten Ebene, wandert bei richtiger Lösung das linke Kärtchen der zweiten Ebene auf die dritte Ebene. Die Kärtchen der zweiten und der ersten Ebene rücken wiederum nach, und an die vierte Stelle der ersten Ebene wird ein neues Kärtchen gelegt usw.

4. Das Auffüllen der vierten Ebene

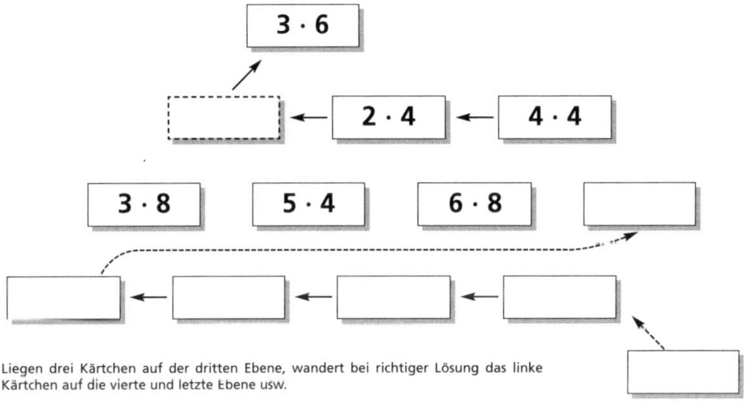

Liegen drei Kärtchen auf der dritten Ebene, wandert bei richtiger Lösung das linke Kärtchen auf die vierte und letzte Ebene usw.

5. Das Verlassen der Pyramide

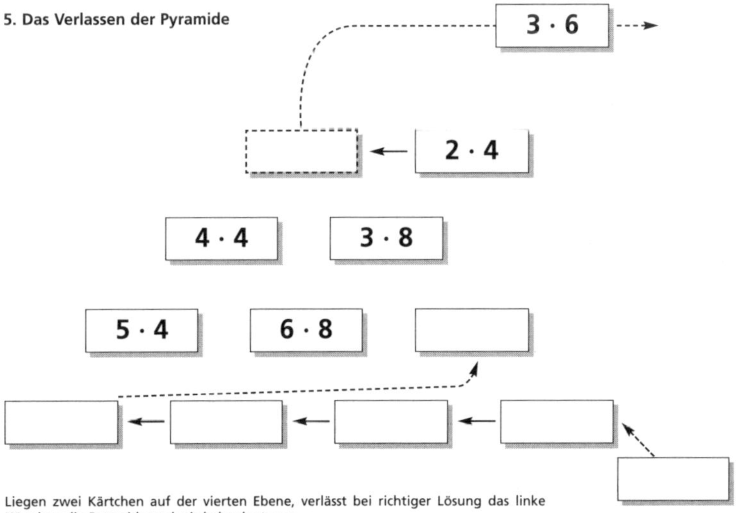

Liegen zwei Kärtchen auf der vierten Ebene, verlässt bei richtiger Lösung das linke Kärtchen die Pyramide und wird abgelegt usw.

nis nicht innerhalb einer halben Sekunde benennen, drehen Sie das Kärtchen um: 18, also „18“. So verfahren Sie ebenfalls mit den nachfolgenden Aufgaben: „2 x 4“, „8“, „stimmt!“ usw. Weiß Ihr Kind das richtige Ergebnis innerhalb einer Sekunde, wandert die entsprechende Karte in die zweite Ebene und wird jeweils von rechts angelegt. Die Kärtchen in der Basis rutschen nach links nach. Nun füllen Sie wieder die Basis auf, indem Sie von rechts das nächste Kärtchen mit der neuen Aufgabenstellung anlegen. In der Basis geht es nun weiter mit der nächsten Aufgabenstellung.

Aufgaben mit einer falschen Lösung oder Aufgaben, die Ihr Kind nicht innerhalb einer Sekunde beantworten kann, verbleiben in der Basis. Braucht Ihr Kind zu lange, drehen Sie die Karte schnell um, zeigen und benennen das Ergebnis, drehen die Karte wieder zurück und legen sie für einen erneuten Durchgang auf dieser Stufe rechts an. So verfahren Sie ebenso mit den nachfolgenden Kärtchen.

Damit sich eine Pyramide ergibt, dürfen bei einer 4er-Basis auf der zweiten Ebene nur drei Kärtchen liegen. Befinden sich dort vier Kärtchen, fahren Sie mit der linksliegenden Karte auf dieser Stufe fort. Bei richtiger Lösung wandert nun das linke Kärtchen auf die dritte Ebene. Nun liegen hier drei Kärtchen und die links liegende Karte muss als nächstes beantwortet werden. Auf der dritten Ebene dürfen nämlich nur, damit dies wiederum eine Pyramide gibt, zwei Kärtchen liegen.

Nach der nächsten Runde ist zum ersten Mal das vollständige Bild einer Pyramide erkennbar. In der Basis liegen vier Karten, auf der zweiten Ebene drei Karten, auf der dritten Ebene zwei Karten und an der Spitze (= vierte Ebene) ein Kärtchen. Beim nächsten vollständigen Durchlauf liegen zwei Kärtchen an der Pyramidenspitze. Von diesen nehmen Sie sodann erneut die linksliegende. Hat Ihr Kind die Aufgabe richtig beantwortet, verlässt die entsprechende Aufgabenkarte als erste die Pyramide und wird abgelegt.

Zeigt Ihr Kind auf der dritten und vierten Ebene Unsicherheiten, können Sie die jeweiligen Aufgabenkärtchen als erschwerende Maßnahme erneut zurück in die Basisebene wandern lassen.

Das Pyramidenspiel kann für die unterschiedlichsten Wiederholungsaufgaben genutzt werden. Meine Tochter überraschte mich z. B. damit, dass sie es für das Einprägen von Chemieformeln in der 11. Klasse einsetzte.

8. Textaufgaben

Vor allem bei Textaufgaben machen sich die besonderen Voraussetzungen, die ADS-Kinder zum Lernen mitbringen, bemerkbar. So sind Textaufgaben oft durch gefühlsmäßige Blockaden belegt, da hier die meisten Misserfolgserlebnisse liegen. Da viele Kinder Leseschwierigkeiten haben, können sie den Sinn der Aufgaben nur unzureichend entnehmen. In der Folge entwickeln sie rasch die Einstellung: „das kann ich nicht – das schaff ich eh nicht – du musst mir helfen“.

Eine häufige Fehlerquelle von ADS-Kindern liegt im flüchtigen, oberflächlichen Lesen des Textes und Bearbeiten des Zahlenmaterials. Ihnen als Eltern und Lehrern fällt damit zunächst die Aufgabe zu, Ihre Kinder dafür zu gewinnen, sich überhaupt auf die Textaufgabe einzulassen. Wir müssen Zuversicht bei unseren Kindern erzeugen, da sie bereits überzeugt sind, Textaufgaben nicht rechnen zu können. – Wie kann dies gelingen?

Ein Beispiel

„Du weißt ja, mit den Kärtchen hast du schon ganz große Fortschritte gemacht, du hast ganz toll gelernt, mit Plus und Minus, Mal und Geteilt zu rechnen. Du hast dies geschafft, weil wir regelmäßig gelernt haben, du erinnerst dich, jeden Tag unsere kleinen Portionen, so bist du gut geworden. Genauso machen wir es jetzt auch bei den Textaufgaben."

Im folgenden Schaukasten sehen Sie sechs Schritte zum Lösen von Textaufgaben. Diese Anleitung ist für Kinder der 3. und 4. Klasse häufig zu lang, gerade wenn sie Leseprobleme haben. Hier ist es günstig, wenn Sie als Eltern die Anweisung schrittweise vorlesen. Hilfreich kann auch Ihre Frage sein: „Magst du lieber Trick 1, Trick 2 oder Trick 3 benutzen?"

„Versteh' ich nicht – kann ich nicht": Besonders der Trick 4 hilft, gefühlsmäßige und gedankliche Blockierungen Ihres Kindes zu umgehen und ihm ein Erfolgserlebnis zu verschaffen. Hier steht nicht das Verstehen der Aufgabe im Vordergrund, sondern der Erfolg („Ich hab die Aufgabe doch geschafft!") und damit die Steigerung seiner Motivation. Dadurch erreichen Sie, dass sich Ihr Kind überhaupt auf die Mühe einlässt, die Aufgabe zu durchdenken.

Da ADS-Kinder in der Regel über geringe metakognitive Strategien verfügen, handeln sie sehr häufig unsystematisch und nach dem Versuchs- und Irrtumsprinzip. Die sechs Schritte (siehe unten) helfen Ihnen dagegen, eine systematische Struktur zum Lösen von Textaufgaben aufzubauen. Eine Textaufgabe wird auf diese Weise in kleine handhabbare Portionen zerlegt und besser als in einem impulsiven „Zahlenmix" durchdacht. Lassen Sie Ihr Kind die Abfolge der sechs Lösungsschritte jeden Tag an ein bis zwei Textaufgaben üben. Dadurch wird es die Schrittabfolge verinnerlichen, verautomatisieren. Durch die neuen Erfolgserlebnisse verlieren die Aufgaben für Ihr Kind ihre angsteinflößende Qualität. Stattdessen erlebt es, dass es Textaufgaben immer besser und schneller lösen kann.

6 Schritte zum Lösen von Textaufgaben

Schritt 1: Ich lese mir die Textaufgabe mehrmals langsam und genau durch. Was ist gegeben?

Schritt 2: Ich achte dabei besonders darauf:
- Welche Zahlen stehen in der Aufgabe?
- Ich finde auch die Zahlen, die als Wort und nicht als Ziffer geschrieben sind (z.B. das achtfache)

- Ich unterstreiche alle Zahlen. Ich schreibe (bzw. Mama schreibt) sie mit den jeweiligen Benennungen heraus.

Schritt 3: Was soll ich suchen, was soll ich ausrechnen?
- Trick 1: Es kann helfen, wenn ich die Aufgabe meiner Mutter oder meinem Vater noch einmal erkläre.
- Trick 2: Es kann hilfreich sein, eine kleine Zeichnung zu machen, um zu veranschaulichen, was gegeben ist.
- Trick 3: Vielleicht weiß ich, wie die Antwort lauten muss? Aus der Antwort kann ich ganz leicht die Frage bilden.

Schritt 4: Mit welchen Rechenzeichen muss ich die Zahlen verbinden?
- Trick 4: Es gibt nur vier Rechenzeichen. Ich überlege der Reihe nach durch, welches Rechenzeichen am besten passt.
  Muss ich die Zahlen
  - ☐ zusammenzählen,
  - ☐ miteinander malnehmen,
  - ☐ voneinander abziehen,
  - ☐ durcheinander teilen,
  - ☐ oder ist es ein kompliziertes Rechenmuster mit mehreren Rechenschritten?
- Trick 5: Kenne ich schon ähnliche Aufgaben? Welches Rechenmuster kann ich dann anwenden?
- Trick 6: Wenn ich es noch nicht herausgefunden habe, probiere ich den Spezialtrick aus:
  - Meist: Bei Zahlen mit gleicher Benennung: plus oder minus
    Aber: Suche ich die Anzahl: geteilt
  - Bei Zahlen mit unterschiedlicher Benennung: mal oder geteilt

Schritt 5: Wenn es ein kompliziertes Rechenmuster ist: Wie gehören die Zahlen zusammen? Welche Zahlen muss ich zusammenzählen, voneinander abziehen, miteinander malnehmen oder durcheinander teilen?

1. Schritt: + ?/ – ?/ x ?/ : ? ....
2. Schritt: + ?/ – ?/ x ?/ : ? ....
3. Schritt: + ?/ – ?/ x ?/ : ? ....

Schritt 6: Wenn ich mit der Aufgabe fertig bin, frage ich mich: „Stop! Kann das Ergebnis überhaupt stimmen?“ (Wenn zum Beispiel 8 Äpfel 640 Euro kosten sollen, schaue ich nach, ob ich mich nicht verrechnet habe.)

Wichtig ist jedoch, folgendes zu beachten: Unserer Erfahrung nach helfen die sechs Lösungsschritte in erster Linie bei den besser begabten ADS-Kindern. Sie sind in der Lage, die einzelnen Schritte nachzuvollziehen.

Es gibt aber auch ADS-Kinder, die mit der Schrittabfolge überfordert sind. Bei diesen Kindern ist es hilfreich, einer einzelnen Aufgabenstellung zunächst eine Abfolge von Rechenschritten für ein ganz bestimmtes *Muster von Textaufgaben* vorzugeben.

Ein Beispiel

Lena, ein Kind der 4. Grundschulklasse, hat eine 6 in Mathematik. Textaufgaben kann Lena überhaupt nicht lösen, sie sind für sie ein rotes Tuch, sie hat vor ihnen Angst.

Lenas Mutter bringt eine Beispielaufgabe mit: Ein Schwimmbad, in das 1000 hl Wasser hineinpassen, soll mittels eines Schlauches gefüllt werden. Durch den Schlauch laufen pro Sekunde 10 l Wasser. Wie lange dauert es, bis das Schwimmbad gefüllt ist?

In einem ersten Schritt bekommt Lena die Abfolge der durchzuführenden Rechenschritte vorgegeben:

1. Du musst Hektoliter in Liter umrechnen, denn sonst kannst du nicht teilen.
2. Die Gesamtmenge, das Volumen, ist durch die Anzahl der Liter zu teilen, die pro Sekunde durch den Schlauch fließen.
3. Ich bekomme ein Ergebnis in Sekunden heraus, die Sekunden muss ich dann in Minuten umwandeln, d.h. ich muss durch 60 teilen. Wenn ich Stunden herausbekommen will, muss ich noch einmal durch 60 teilen.

Mit dieser fest vorgegebenen Abfolge von Schritten, ist Lena in der Lage, die Aufgabe zu lösen.

Der zweite Schritt besteht in einer Textaufgabe mit genau dem gleichen Rechenmuster: Ein Weinfass wird gefüllt. In dieses Weinfass passen 9 hl Wein. Durch einen Schlauch laufen 15 l pro Sekunde. Wie lange dauert es, bis das Weinfass gefüllt ist?

Bei der zweiten Aufgabe gibt Lenas Mutter Hilfestellungen, die einzelnen Rechenschritte in ihrer Abfolge zu rekonstruieren: „Lena, erinnerst du dich noch, wie wir das bei der Aufgabe mit dem Schwimmbad gemacht haben?" Lena erinnert sich, dass zuerst hl in l umgerechnet werden müssen. „Weißt du noch Lena, wie das geht? Ach ja richtig, du musst zwei Nullen dranhängen."

Anschließend gehen Lena und ihre Mutter die Abfolge der vorherigen Rechenschritte, übertragen auf diese Textaufgabe, noch einmal durch.

Bei der dritten Aufgabenstellung, wieder eine Textaufgabe mit dem gleichen Rechenmuster, passiert das Verblüffende: Lena kann diese nun vollständig alleine lösen und zwar in der richtigen Reihenfolge der Rechenschritte, die sie vollständig erinnert.

Die dritte Rechenaufgabe war die folgende: Der Milchtank eines LKWs soll entleert werden. Der Tank fasst 72,6 hl Milch. Pro Sekunde fließen 30 l aus dem Tank. Wie lange dauert es, bis der Milchtank leer ist?

Lena gelingt es, das allgemeine Aufgabenmuster auf diese spezielle Aufgabe zu übertragen und alle Rechenschritte selbst und korrekt durchzuführen. Für Lena bedeutet dies ein riesiges Erfolgserlebnis.

Eine sinnvolle Hilfestellung liegt des Weiteren darin, parallel zum Lösen jeder Aufgabe eine Zeichnung, eine kleine Skizze anzufertigen. Für die obigen Beispiele heißt dies, ein Schwimmbad, ein Weinfass und einen Milchtank mit Zu- und Ablauf zu zeichnen.

Gegenüber unserer vorgeschlagenen Verfahrensweise lässt sich einwenden, dass die ADS-Kinder dabei lernen, nach einem „Kochrezept“ vorzugehen. Stelle sich ein Problem anders dar – so kann man argumentieren – drohen die Kinder, neuerlich zu scheitern. Obgleich die Schlussfolgerung richtig ist, kann der Einwand den Sinn der vorgeschlagenen Methode nicht infrage stellen, denn: Nur dadurch, dass die Kinder viele „Kochrezepte“ lernen, kann ihr Denken auch ein bisschen flexibler werden. Vor allen Dingen kann ihr mathematisches Zutrauen, dass sie viele „Kochrezepte“ beherrschen und damit Rechenaufgaben lösen können, auf diese Weise größer werden.

Auch bei Schwierigkeiten mit Textaufgaben sollten Lehrer und Eltern eine genaue Fehleranalyse durchführen und ihre Kinder dort „abholen“, wo sie stehen. Es ist unrealistisch, aus jedem Kind einen großen Mathematiker machen zu wollen, aber wenn Kinder auf der Grundlage sinnvoller Lernmethoden üben, werden sie in der Schule viele Aufgaben lösen und sich verbessern können. Dies bedeutet für die Kinder – wie für Ihre Eltern und Lehrer – ein großer Fortschritt.

9. Wie ist bei den weiteren Grundrechenarten vorzugehen? – Das Beispiel des Bruchrechnens

Auch beim Bruchrechnen gibt es wenige Rechenstrategien, die ADS-Kinder verautomatisieren müssen. Schwierigkeiten entstehen meist dann, wenn Kinder die einzelnen Strategien durcheinander werfen. Dieses erfolgreich zu vermeiden, ist eine Lern- bzw. Wiederholungsfrage.

Viele Eltern und Lehrer warten häufig darauf, dass es beim Kind „klick“ macht und es das Bruchrechnen „verstanden“ hat und dann dauerhaft beherrscht. Leider zeigt die Erfahrung, dass einmal Verstandenes auch leicht wieder vergessen werden kann. Unerlässlich bleibt, dass die Kinder die der richtigen Lösung zugrunde liegenden Rechenschritte auswendig beherrschen.

Die Grundprinzipien lauten hier erneut:

- Wiederholen kleiner Portionen
- Regelmäßiges Üben
- Lernen über einen längeren Zeitraum hinweg (normaler Weise länger, als dieses Thema im Unterricht behandelt wird!).

Am Anfang sind es vielleicht vier Aufgaben pro Tag (Plus, Minus, Mal, Geteilt), später dann eventuell nur noch zwei Aufgaben.
Welches sind – unter der Voraussetzung, dass Ihr Kind einfache Einmaleins- und Geteiltaufgaben sicher beherrscht – die erfolgreichen Lernstrategien für das Bruchrechnen? ADS-Kinder haben im Wesentlichen die Grundstrategie zu verautomatisieren, dass bei Additions- und Subtraktionsaufgaben die Nenner gleichnamig zu machen sind. Bei Multiplikations- und Divisionsaufgaben müssen sie einüben, dass der Zähler mit dem Zähler und der Nenner mit dem Nenner bzw. mit dem Kehrwert malgenommen werden muss. Diese einzelnen Strategien gilt es zu verinnerlichen. Mithilfe des abgebildeten „Fahrplans“ wird durch Wiederholen die Abfolge der Rechenschritte sodann automatisiert.

Bruchrechnen – „Fahrplan“ der Rechenschritte	
1. Schritt	STOP! Punkt- oder Strichrechnung?
2. Schritt	Strichrechnung! Also Nenner gleichnamig machen!
3. Schritt	Gleichnamig machen: ich muss...
4. Schritt	...alles auf einen Nenner schreiben.
5. Schritt	Jetzt kann ich das, was im Zähler steht, ausrechnen.
6. Schritt	Zum Schluss: Überschlag – kann das Ergebnis ungefähr stimmen?

10. „Mindmap“ als Visualisierungshilfe

In höheren Jahrgangsstufen, so z.B. in der 8. Klasse des Gymnasiums, lassen sich mithilfe eines so genannten Mindmaps alle grundlegenden Fragestellungen einer Mathematik-Schulaufgabe zusammenfassen und veranschaulichen (vgl. Abbildung 10.17). Mindmaps liefern eine sehr schöne Übersicht, um Grundmuster zu identifizieren und Grundaufgabenstellungen und die jeweiligen Lösungsschritte darzustellen. Wir können ADS-Kindern mit dem Mindmap helfen, eine Lösungslandkarte zu erstellen und mithilfe dieser Visualisierungstechnik zu einer schrittweisen Automatisierung – auch über das Auswendiglernen – zu gelangen.
Auf den Hauptästen des oben dargestellten Beispiel-Mindmaps sind die mögli chen Aufgabenstellungen abgebildet, in den Zweigen die Abfolge der durchzuführenden Rechenschritte. Folgende Fragestellungen zum Themenbereich „lineare Funktionen“ können ADS-Kinder an dem Mindmap ablesen:

- Wie kann ich von einem Graphen die lineare Funktionsgleichung ablesen?
- Wie berechne ich die Nullstelle?
- Wie berechne ich die Funktionsgleichung, wenn zwei Punkte gegeben sind?
- Wie kann ich die Funktionsgleichung einer parallelen Gerade zu einer gegebenen Geraden und durch einen gegebenen Punkt bestimmen?
- Wie berechne ich die Schnittpunkte zweier Geraden aus deren Funktionsgleichungen?
- Wie berechne ich die Funktionsgleichung eines Lotes auf eine gegebene Gerade durch einen gegebenen Punkt?

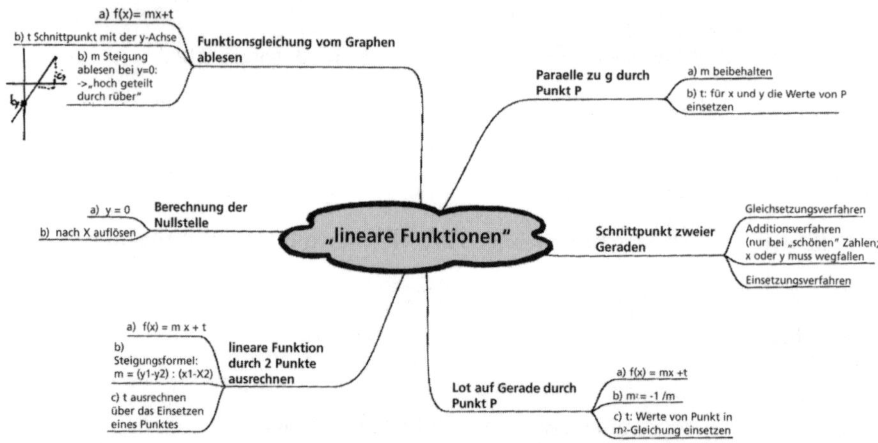

Abbildung 11.17: Beispiel-Mindmap zum Thema Grundrechenmuster bei linearen Funktionen

11. Abschließende Gedanken

Wenn bei Ihrem Kind ein ADS besteht, sollten sie auch im Fach Mathematik Lernschwierigkeiten wirkungsvoll begegnen bzw. vorbeugen. Länger als im Schulunterricht sollten Sie zuhause ein Thema (in kleinen Portionen!) wiederholen und dabei die Rechenarten nicht zu schnell wechseln.

Haben sich bei Ihrem Kind bereits Leistungslücken eingestellt, machen Sie sich von dem aktuellen Lernstoff unabhängig. Setzen Sie „niedrig genug an", um Fundamente dauerhaft zu festigen und Fehlstrategien effektiv abzubauen. Die Zielsetzung Ihrer Hilfestellungen müssen Sie dafür möglicherweise verändern: Nicht die Note 3 oder 4 in der nächsten Mathematikarbeit ist wichtig, sondern das längerfristige Ziel, Ihr Kind auf eine Weise zu unterstützen, die es ihm ermöglicht, die Grundrechenarten in der Grundschulzeit zukünftig sicher zu beherrschen.

Als Eltern sind Sie hier in hohem Maße für Ihr Kind verantwortlich. Sie müssen hartnäckig bleiben, den Lernstoff regelmäßig in kleinen Portionen und angemessenen Zeiteinheiten gemeinsam mit Ihrem Kind zu wiederholen.

Günstig wirkt sich eine unterstützende Begleitung der Lernübungen durch die Lehrerin bzw. dem Lehrer Ihres Kindes aus. ADS-Kinder sind eher bereit, zusätzlich zu lernen, wenn die Autorität des Lehrers/der Lehrerin hinter einer Aufgabe steht und diese kontrolliert. Gleiches gilt auch – sofern vorhanden – für den Therapeuten, der hier unterstützend einwirken kann.

Nicht „mehr desselben"!

Gelingt Ihrem Kind nicht die notwendige Automatisierung bestimmter Rechenschritte, sollten Sie nicht nach dem Motto „mehr desselben" reagieren. Es macht keinen Sinn, das, was vorher nicht funktioniert hat, noch weiter als Methode auszubauen.

Ein Beispiel: Ein Kind der 3. Klasse, welches die Montessori-Schule besucht, hat gravierende Probleme im Bereich des 10er-Übergangs. Die Lehrerin beharrt darauf, dass das Kind noch länger mit Anschauungsmaterial arbeitet.

Besser ist es stattdessen, die vorhandene Schwachstelle genau zu analysieren – so z. B. die benutzten Strategien beim 10er-Übergang – und sodann an dieser Stelle den richtigen Rechenschritt *möglichst direkt* mit einer *angemessenen Lernstrategie* (z. B. mittels der Lernkärtchen) *regelmäßig lange genug zu üben und zu wiederholen.*

Kapitel 12: Rechtschreibung

1. Einleitung

a) Zur Lese-/Rechtschreibstörung aus kinder- und jugendpsychiatrischer Sicht

Die Lese-/Rechtschreibstörung ist ein weltweit anerkannter Krankheitsbegriff, der in der internationalen Klassifikation für psychische Störungen der Weltgesundheitsorganisation (WHO) – der ICD-10 – Eingang gefunden hat und dort die isolierte Rechtschreibstörung und die Lese-/Rechtschreibstörung unterscheidet. Beide Störungsformen werden dort unter den so genannten Entwicklungsstörungen als umschriebene Entwicklungsstörung schulischer Fertigkeiten aufgeführt. Hauptsymptom der Lese-/Rechtschreibstörung ist eine primäre Störung beim Erlernen der Schriftsprache, die nicht auf eine Beeinträchtigung der Intelligenz, eine unzureichende Beschulung, Seh- oder Hörstörungen oder auch neurologische Erkrankungen zurückzuführen ist.

Symptome der Rechtschreibstörung in Anlehnung an die WHO

- Verdrehen von Buchstaben im Wort (z.B. b–d, p–q, u–n)
- Umstellungen von Buchstaben im Wort (Reihenfolgefehler, z.B. die–dei)
- Auslassungen von Buchstaben
- Einfügen falscher Buchstaben
- Dehnungsfehler
- Fehler in der Groß- und Kleinschreibung
- Verwechslung von d/t, g/k, b/p (Wahrnehmungsfehler)
- Fehleränderung (ein und dasselbe Wort wird in unterschiedlicher Weise fehlerhaft oder sogar zwischendurch richtig geschrieben)

(nach Warnke u.a. 2002, S. 20)

Die Lese-/Rechtschreibstörung – oder auch Legasthenie genannt – ist als eine Einschränkung oder Verzögerung im Erwerb der Schriftsprache zu verstehen, die eng mit der biologischen Reifung des zentralen Nervensystems verknüpft ist. Eine *einzige* biologische Ursache der Legasthenie gibt es vermutlich nicht, eine Vielzahl von Befunden zu hirnanatomischen oder hirnfunktionellen Besonderheiten mit neuropsychologischen oder neurophysiologischen, hirnelektrischen und bildgebenden Verfahren sprechen aber dafür, dass die Lese-/Rechtschreibstörung eine wesentliche zentralnervöse polyätiologische Ursache hat. Heute geht die wissenschaftliche Forschung von einer genetischen Disposition aus.

Genorte, die für den Erwerb des Lesens und der Rechtschreibung unerlässlich sind, sind wahrscheinlich auf den Chromosomen 5 und 16 sowie 1 und 2 angesiedelt.

Wesentliche Störungen, die der Lese-/Rechtschreibstörung zugrunde liegen, werden in der visuellen, der sprachlichen und der akustischen Informationsverarbeitung angenommen.

Eine Legasthenie liegt dann vor, wenn testpsychologisch eine statistisch bedeutsame Diskrepanz (>/= 1,5 Standardabweichungen) zwischen der intellektuellen Begabung (die im Normbereich liegen sollte) sowie der Lese- und/oder Rechtschreibleistung (die dann unterdurchschnittlich ist) besteht. Ferner finden sich bei legasthenen Kindern in bis zu 80 % der Fälle Verzögerungen der sprachlichen Entwicklung, Schwächen in der so genannten phonologischen Bewusstheit im Vorschulalter sowie eine familiäre Häufung von Lese-/Rechtschreibstörungen (Warnke u. a. 2002).

Die Begleitstörungen und Folgeprobleme der Lese-/Rechtschreibstörung sind erheblich. Neben den Störungen im Lern- und Leistungsverhalten zeigen sich bei 50 % der betroffenen Kinder Angstsymptome sowie depressive Verstimmungen, Konzentrationsprobleme, psychosomatische Symptome wie Kopf- und Bauchschmerzen, erhöhte Aggressivität, Kontaktstörungen oder auch dissoziale Störungen. Das Selbstwertgefühl dieser Kinder leidet insgesamt erheblich. Im Vergleich zu Schülern mit anderen Entwicklungsstörungen weisen sie im Jugendlichenalter den ungünstigsten schulischen Werdegang auf: Sie besuchen wesentlich weniger häufig das Gymnasium und dafür signifikant häufiger eine Sonderschule (Esser, Schmidt 1993). Zudem haben sie später zumeist ein geringeres Berufsbildungsniveau als andere Schüler.

Exkurs: Zum so genannten Nachteilsausgleich an den bayrischen Schulen

Die bayrischen Schulen haben sich dem Thema Legasthenie seit November 1999 –auf Initiative des Kultusministeriums – in besonderer Weise zugewandt: Kindern, denen eine Lese-/Rechtschreibstörung durch den Facharzt für Kinder- und Jugendpsychiatrie in Kooperation mit dem Schulpsychologen attestiert wird, bekommen im Unterricht einen so genannten „Nachteilsausgleich“ gewährt. In den meisten anderen deutschen Bundesländern stellt sich die Situation lese- und rechtschreibgestörter Kinder in der Schule nach wie vor anders, nachteilhafter dar.

b) Zusammenhang von ADS und Rechtschreibstörungen

Untersuchungen haben ergeben, dass bis zu 26 % der Kinder mit der Diagnose ADS ebenfalls *Störungen* im Bereich der Rechtschreibung aufweisen. Die Wahrscheinlichkeit für ADS-Kinder, eine Rechtschreibstörung zu entwickeln, liegt bis zu zehn mal höher als bei nicht betroffenen Kindern. Da die Häufigkeitsangaben in Abhängigkeit der statistischen Definition der Lernstörung schwanken, dürfte der Prozentsatz der betroffenen ADS-Kinder in Wirklichkeit sogar noch wesentlich höher sein.

c) Welches sind die Unterschiede zwischen Rechtschreiben und Lesen?

Lese- und Rechtschreibstörungen treten in der Regel als kombiniertes Störungsbild auf, selten liegt eine isolierte Rechtschreibstörung oder Lesestörung vor. Dennoch hat man beim Rechtschreiben und beim Lesen von unterschiedlichen Prozessen auszugehen. Obgleich Rechtschreiben zwar das Spiegelbild des Worterkennungsvorganges beim Lesen ist – d.h. beim Schreiben nach Diktat muss ein vorgesprochenes Wort in eine Buchstabenfolge übertragen werden – gibt es dennoch Unterschiede zwischen Lesen und Schreiben. Ein besonders auffälliger Unterschied besteht in der Geschwindigkeit des Prozesses. Schreiben dauert deutlich länger. Während beim Lesen, d.h. beim Worterkennen, eine parallele Verarbeitung der Buchstaben eines Wortes möglich ist, muss beim Schreiben diese Buchstabenfolge sequentiell wiedergegeben werden. Auch im Vergleich zum Sprechen geschieht Schreiben deutlich langsamer und ist deshalb viel fehleranfälliger. Dies gilt für ungeübte wie geübte Schreiber: So unterlaufen selbst Letzteren beim Schreiben von etwa einem Prozent der Wörter, deren Schreibweise sie grundsätzlich gut beherrschen, dennoch Fehler.

Im Gegensatz zum Leseprozess haben sich Wissenschaftler erst in den letzten Jahren überhaupt mit möglichen Modellvorstellungen zum Rechtschreiblernprozess beschäftigt. Entsprechende Modelle kommen überwiegend aus der experimentellen Leseforschung. Man geht dabei davon aus, dass die Umwandlung der Sprache in Schrift auf verschiedene Weise möglich ist. Empirische Befunde hierzu gibt es jedoch nur sehr wenige. Differenzierte Netzwerkmodelle sehen neben der Verbindung von phonologischen mit orthographischen Einheiten auch umgekehrte Verbindungen vor, dies aber mit unterschiedlichen Gewichtungen.

2. Zur aktuellen Forschungslage beim Rechtschreiblernprozess

a) Die Bedeutung der phonologischen Bewusstheit für Kinder mit ADS und Rechtschreibschwäche

Für die auditive Informationsverarbeitung liegen wissenschaftliche Erkenntnisse darüber vor, dass lese- und rechtschreibschwache Kinder Schwierigkeiten sowohl im Bereich der phonologischen Bewusstheit als auch im Bereich der Sprachwahrnehmung haben. Zur so genannten phonologischen Bewusstheit fehlen jedoch – trotz intensiver Forschungsarbeiten – nach wie vor klare Ergebnisse.

Phonologische Bewusstheit bezeichnet die Fähigkeit, die lautlichen Strukturen der Schriftsprache zu erkennen, um mit den lautlichen Strukturen zu operieren.

Hierzu gehört z.B.
- die Laut-zu-Wort-Zuordnung (z.B. befindet sich der Laut „o“ im Wort Sonne?)

- die Wort-zu-Wort-Zuordnung (Beginnen Maus und Meer gleich?)
- die Fähigkeit, Reime zu erkennen (Reimen sich Haus und Maus?)
- die Fähigkeit, Laute zu isolieren (Welches ist der erste Laut im Wort Rose?)
- die Fähigkeit, Phoneme zu segmentieren (Aus welchen Lauten besteht Rose?)
- die Fähigkeit, Phoneme zu zählen (Wie viele Laute hörst du im Wort Nase?)
- die Fähigkeit, Laute zu verbinden (Welches Wort ist das: s – o – f – a)

Die phonologische Bewusstheit, so zeigen viele Untersuchungen, ist ein wichtiges Vorhersagekriterium für die Entwicklung der Lese-/Rechtschreibfähigkeit. Lese- und Rechtschreibschwache zeigen ein erhebliches Defizit im Bereich der phonologischen Bewusstheit, das entwicklungsstabil ist und einer hohen genetischen Veranlagung unterliegt.

Bei Lese-/Rechtschreibschwachen finden sich z. B. Schwächen in der Identifikation und Lautunterscheidung, beispielsweise bei Silben wie „ba“ und „pa“ oder „ta“ und „da“. Diese (so genannten Diskriminations-)Schwierigkeiten finden sich sowohl bei Erwachsenen als auch bei Schulkindern.

Legasthene Kinder zeigten in weiteren Untersuchungen zur Hörverarbeitung auch Schwierigkeiten der Informationsverarbeitung in den Hörbahnen. Dabei können die Zellen der entsprechenden Schaltstellen im seitlichen Kniehöcker kurz anklingende auditive Reize nicht korrekt verarbeiten. In der Forschung nimmt man deshalb an (Tallal u. a. 1993), dass es legasthenen Menschen zu einem hohen Prozentsatz nicht möglich ist, die kurzanklingenden Konsonanten – vor allem b–p, d–t, g–k – und die ähnlichen Kurzvokale – o–u und i–e – zu unterscheiden. Ferner stellten Wissenschaftler fest, dass leseschwache Schüler eine deutliche erhöhte Ordnungsschwelle bei auditiven Reizen aufweisen. Dies bedeutet, dass der Zeitraum, der zwischen zwei Reizen liegen muss, um beurteilen zu können, welcher der beiden Reize zuerst dargeboten wird, länger als üblich sein muss (etwa 200 Millisekunden und mehr).

b) Zusätzliche Einflussfaktoren

Die Ergebnisse von Untersuchungen zur Sprachwahrnehmung werden jedoch auch durch andere Faktoren wie z. B. *Aufmerksamkeitsbeeinträchtigung, Motivation und Gedächtnis* beeinflusst (vgl. z. B. Schulte-Körne 2001). Da lese-/recht-schreibschwache Kinder, Jugendliche und Erwachsene häufig Schwächen in der selektiven Aufmerksamkeit und im akustischen Kurzzeitgedächtnis zeigen, könnte dies ihre schlechten Ergebnisse bei Sprachwahrnehmungsüberprüfungen mit erklären.

Kinder mit Lese-/Rechtschreibstörungen haben nicht nur eine verminderte „phonologische Bewusstheit“, sondern zudem Schwierigkeiten, Buchstaben, Bildobjekte, Zahlen und Farben innerhalb kurzer Zeit zu benennen (vgl. Hasselhorn u. a. 2001). Ihr Gedächtnisabruf ist beeinträchtigt. Des Weiteren fällt es diesen Kindern schwer, Laute, Buchstaben, Wörter und semantische Einheiten kurzfristig im Kurzzeitgedächtnis präsent zu halten. Dessen zu geringe Kapazität dürfte hierbei von Bedeutung sein. Auch die visuelle Aufmerksamkeit – d.h. die Unterscheidung zwischen relevanten und irrelevanten Informationsanteilen wie z.B. die Überprüfung der Stellung und Anzahl der Buchstaben im Wort sowie der Schreibweise von Groß- und Kleinbuchstaben – stellt lese- und rechtschreibschwachen Kinder vor erhebliche Probleme.

Mit dem Bielefelder-Screening zur Früherkennung von Lese-/Rechtschreibschwierigkeiten (BISC) wurde ein wissenschaftliches Prüfverfahren für Kinder im Vorschulalter entwickelt, das eine Einschätzung des voraussichtlichen Lernerfolges im Lesen und Rechtschreiben erlaubt (Jansen u.a. 1999). Die *phonologische Bewusstheit* geht dabei als *ein* Prädiktor mit vier Subtests in das Verfahren ein, *Aufmerksamkeit* und *Gedächtnisleistungen* mit fünf Subtests.

Aus dem Forschungsansatz über die phonologische Bewusstheit haben Wissenschaftler ein Förderprogramm entwickelt (Küspert, Schneider 2000), auf dessen Grundlage im Kindergartenalter die auditive Analyse und Synthese von Wörtern, Reimen, Silben oder Lauten in der gesprochenen Sprache geübt wird. Die Wirksamkeit des Trainingsprogramms wurde wissenschaftlich überprüft: Die Gruppe von Vorschulkindern, die an dem Training teilnahm, zeigte zu einem späteren Zeitpunkt in der Grundschule bessere Leistungen im Lesen und Rechtschreiben als die Vergleichsgruppe, die an dem Programm nicht teilgenommen hatte. Besonders profitieren konnten Risikokinder mit sprachlichen Defiziten im Bereich der phonologischen Bewusstheit.

Dennoch erscheint die phonologische Bewusstheit nicht der einzige relevante Faktor für die Entwicklung von Lese- und Rechtschreibstörungen zu sein. Dafür spricht die Beobachtung, dass Trainingsprogramme für ältere Grundschulkinder nicht mehr so erfolgreich sind wie für Vorschulkinder.

Lese- und rechtschreibschwache Kinder, Jugendliche und Erwachsene haben zudem Schwächen in der visuellen Wahrnehmung. So fand man z.B. heraus, dass legasthene Erwachsene in ihrer Reaktionsleistung bei schnell bewegten Reizen mit niedrigem Kontrast im Vergleich zu Erwachsenen ohne Leseschwäche schlecht abschnitten.

c) Konsequenzen für ADS-Kinder mit Rechtschreibschwäche

Bei ADS-Kindern sind in besonderem Maße – und stärker als eine eingeschränkte phonologische Bewusstheit – Aufmerksamkeits- und Gedächtnisprozesse für die Entwicklung einer Rechtschreibschwäche relevant:

- Um Laut- und Buchstabenfolgen während des Rechtschreibvorganges im Kurzzeitgedächtnis präsent zu halten, wird eine gewisse Kapazität des Arbeitsgedächtnisses benötigt. Da dessen Fassungsvermögen bei ADS-Kindern im Vergleich zu ihren Altersgenossen jedoch begrenzt ist, fällt hyper- und hypoaktiven Kindern das Rechtschreiben zusätzlich schwer.
- In einer hohen visuell-akustischen Aufmerksamkeit – d.h. der Unterscheidung zwischen wichtigen und unwichtigen Informationen – und der Beachtung, Bearbeitung und Integration aller relevanten Schriftanteile liegt eine wesentliche

Voraussetzung für ein erfolgreiches, dem Alter angemessenes Schreibenlernen. Da die Aufmerksamkeit und Konzentration bei ADS-Kindern jedoch vermindert sind, ist ihre Ausgangslage keine günstige.

Genau diese Komponenten sind es, die die Symptomatik des ADS mitbestimmen: die reduzierte selektive Aufmerksamkeit und die Begrenztheit des Arbeitsspeichers.

3. Auch der Lernweg ist eine mögliche wichtige Ursache für die Rechtschreibschwäche

Stellen Sie sich ein leicht ablenkbares ADS-Kind mit einem schwachen akustischen Kurzzeitgedächtnis und Defiziten in der phonologischen Bewusstheit vor. Stellen Sie sich weiter vor, dass einem solchen Kind gesagt wird: „Schreibe das Wort einfach so, wie du es hörst!" Dieses Kind wird das entsprechende Wort zuhause und in der Schule mit großer Wahrscheinlichkeit immer wieder auf unterschiedliche Art und Weise falsch schreiben. Ein Lernweg, der vorrangig über den akustischen Sinnesweg beschritten wird, mündet letztlich darin, dass das ADS-Kind unterschiedliche Schreibweisen zu einem Wort vage abspeichert.

Unterschiedliche und unpassende Lernmethoden führen dazu, dass hyper- und hypoaktive Kinder Wortbilder in falscher Form abspeichern. Den betroffenen Kindern fehlt es für ein erfolgreiches Lernen ferner zumeist an Übung, d.h. an einer ausreichenden Anzahl von Wiederholungsdurchgängen. Statt dessen verfestigt sich in den Kindern die Unsicherheit in der Rechtschreibung, ihre Motivation verringert sich und die Misserfolge häufen sich. Daraus entwickelt sich der bekannte „Teufelskreis".

Für eine Rechtschreibschwäche gibt es bei ADS-Kindern nicht nur eine Ursache wie z.B. ein Defizit in der phonologischen Bewusstheit. Eine Rechtschreibschwäche entsteht vielmehr immer im Rahmen eines dynamischen Wechselwirkungsprozesses, bei dem auch Übungsmängel, Methodenfehler sowie die Ausgangssituation des entsprechenden Kindes und die Reaktionen seines Umfeldes zusammenspielen.

4. Wie kann ich Rechtschreibproblemen meines ADS-Kindes wirkungsvoll begegnen? – Grundsätzliche Vorüberlegungen

Für die Ursachen der Rechtschreibschwäche gibt es viele Forschungsansätze, jedoch kein einheitliches Modell. Defizite in der phonologischen Bewusstheit bilden im Vorschulalter einen wichtigen Prädiktor für eine spätere Lese-/Rechtschreibschwäche. Für Eltern sowie Erzieher, Ärzte und Psychologen ergibt sich aus dieser Erkenntnis die Frage potenzieller Präventionsmöglichkeiten: Können frühzeitige Fördermaßnahmen im Kindergartenalter eine Rechtschreibschwäche im Grundschulalter abmildern oder verhindern?

Erste Untersuchungen zu *Übungsformen im Vorschulalter* bei Kindern mit Defiziten in der phonologischen Bewusstheit haben gezeigt, dass es hier eindeutig positive Auswirkungen auf den Lese-/Rechtschreibprozess gibt. Dennoch relativieren sich diese Forschungsergebnisse in Bezug auf eine allgemeine oder gar ausschließliche Empfehlung für alle Altersstufen. Andere Untersuchungen (Schulte-Körne 2001) zeigen ferner, dass die Defizite im Erwachsenenalter trotz früherer Fördermaßnahmen zum Teil bestehen bleiben. Dies gilt sogar für Erwachsene, denen es gelungen ist, ihre Lese-/Rechtschreibschwäche weitgehend abzubauen.

Die aktuellen Forschungsergebnisse zeigen, dass insbesondere Mädchen und Jungen im Kindergarten – also noch *vor* dem Eintritt in die Schule – aus dem präventiven Training der phonologischen Bewusstheit Nutzen ziehen konnten. Bei diesen Kindern konnte man eindeutig positive Effekte auf die Lese- und Rechtschreibleistungen zu Beginn der Grundschulzeit nachweisen (Schneider u.a. 1997, 1998). Untersuchungen mit Zweit-, Dritt- und Viertklässler (Wimmer, Hartl 1991 sowie Schulte-Körner u.a. 2001) stellten dagegen keine bedeutsamen Therapieeffekte mehr fest. Aus diesen Ergebnissen zog man u.a. die Schlussfolgerung (Mannhaupt 1994), dass phonologische Trainings bei Kindern in der Regel nur bis zum Ende der ersten Grundschulkasse sinnvoll sind. Für ältere Kinder ab dem 2. Schuljahr bieten sich dagegen eher so genannte Regeltrainings an. Da Eltern, Lehrer und Ärzte die Rechtschreibproblematik in der Regel erst in den späteren Grundschulklassen vollständig wahrnehmen bzw. diagnostizieren, kann ein phonologisches Training die Lese- und Rechtschreibschwäche der *meisten* Kinder nicht erfolgreich reduzieren. (vgl. Schulte-Körne, Mathwig 2001, S. E 7).

Die Gründe für das zumeist (zu)späte Diagnostizieren der Lese-/Rechtschreibschwäche im Grundschulalter sind verschiedene. Sie liegen u.a. im häufigen Fehlen einer Notengebung in den ersten beiden Schuljahren sowie in den mangelnden Überprüfungsmöglichkeiten der noch nicht abgeschlossenen Lese- und Rechtschreiblernprozesse. Auch der Ansatz des „kreativen Schreibens" und das in Schule und Elternhaus nicht selten ausgesprochene Motto „Abwarten es wird sich schon geben" tragen dazu bei.

5. Welche Behandlung hat grundsätzlich Aussicht auf Erfolg?

Die Therapieformen der Lese-/Rechtschreibstörung lassen sich in drei Hauptgruppen einteilen (Schulte-Körne, Mathwig 2001):

- Training basaler kognitiver Funktionen (z.B. visuell-räumliche Wahrnehmung)
- Re-Programmieren neurologischer Defizite (z.B. Lateralitäts- und Hörtraining)
- Symptomspezifische Trainings (z.B. Rechtschreibregeltraining)

Die zuletzt genannte Therapieform, die so genannten symptomspezifischen Übungsbehandlungen, beinhalten in erster Linie Regeltrainings oder eine lautgetreue Rechtschreibförderung sowie im Vorschulalter Übungen zur Ausbildung und Förderung der phonologischen Bewusstheit. Allein die symptomspezifischen Trainings sind hinsichtlich ihrer Effektivität wissenschaftlich gut belegt.

Bei den beiden erstgenannten Trainingsformen wird davon ausgegangen, dass bestimmte Grundstörungen Ausgangspunkt einer Lese-/Rechtschreibstörung sind. Als Ursachen hierfür werden Defizite im Bereich der auditiven oder visuellen Wahrnehmung oder in der Koordination der beiden Gehirnhälften angenommen. Ein empirischer wissenschaftlicher Nachweis konnte für allgemeinere funktionelle Therapien, die basale kognitive Funktionen – z. B. die visuell-räumliche Wahrnehmung – trainieren, allerdings noch nicht erbracht werden. Dies gilt auch für das so genannte Re-Programmieren neurologischer Defizite: Verfahren wie das Hörtraining nach F. Warnke, die Thomatis-Therapie und das Training des Richtunghörens im auditiven Bereich, das Tragen von Prismen- oder Colorbrillen im visuellen Bereich und die Edu-Kinesthetik sowie das Lateralitätstraining im Bereich der Koordination der beiden Gehirnhälften sind deshalb kritisch zu betrachten.

Hier gilt also wieder der Grundsatz: Man trainiert das, was man trainiert. Je direkter man das trainiert, was man verbessern möchte, um so effektiver ist der Übungsvorgang. Unspezifische Wahrnehmungs- oder Hörtrainings bringen trotz manchmal großen Aufwandes für Eltern und Kinder und hoher Kosten keine oder nur minimale Fortschritte.

Ebenso erweisen sich Förderprogramme für ADS-Kinder meist deutlich weniger erfolgreich, wenn die Eltern nicht in diese mit einbezogen werden. Den Eltern kommt als „Trainer im Team" sowohl bei der Erledigung der Hausaufgaben als auch beim konsequenten zusätzlichen Üben eine entscheidende Bedeutung zu.

Von speziellen Trainingsprogrammen, die sich auf die eigentliche Rechtschreibproblematik beziehen, sind weitere, allgemeiner greifende therapeutische Maßnahmen zu unterscheiden (vgl. Warnke u. a. 2001):

- Das Problem-Management: Dessen Ziel ist es, das Kind bei der psychischen Bewältigung der Lese-/Rechtschreibstörung zu unterstützen.
- Die Psychotherapie und/oder Medikation, die der Behandlung von Begleitstörungen der Lese-/Rechtschreibstörungen dient.
- Augen- und Ohrenärztliche Hilfen, sofern Störungen des Sehens und Hörens vorliegen.

Diese Maßnahmen können als Ergänzung für ADS-Kinder sinnvoll und hilfreich sein.

6. Was läuft bei ADS-Kindern bei der Rechtschreibung falsch?

a) Mögliche Methodenfehler

Für die Rechtschreibung finden sich – wie ebenfalls im Mathematikunterricht (vgl. Kapitel 10) – unterschiedlichste Verfahren, die in den Schulen als Lernmethoden angewandt werden. Zu nennen sind hier Methoden wie die „Geheimschrift", das Auf- und Abbauen von Wörtern, Kreuzworträtsel, Wortschlangen, Purzelwörter, zeilenlanges Abschreiben etc. Plakativ ausgedrückt gilt bei diesen Lernmethoden oft das „*Prinzip des Schrotschussverfahrens*": Eine „Schrotkugel" wird schon treffen, so die Hoffnung. Dabei wird jedoch nicht beachtet, welche Auswirkungen diese Methoden im Einzelfall auf die Behaltensleistungen haben. Alle diese „kunterbunten" Übungsmethoden verhindern häufig, dass die Kinder eine prägnante Wortgestalt abspeichern. Ferner lassen diese Verfahren unberücksichtigt, dass hyper- und hypoaktive Kinder neue Informationen schnell vergessen und damit mehr Wiederholungsdurchgänge als ihre Klassenkameraden benötigen, um sich neue Wortbilder sicher einprägen zu können.

Exkurs: ADS-Kinder und die „Lernmethode" Wörter auf- und abbauen

ADS-Kinder mit häufigen feinmotorischen Problemen schreiben äußerst ungern. Neue Wörter visuell abzuspeichern gelingt ihnen leichter als über den Weg des lautlichen Differenzierens. Die Methode des Auf- und Abbauens von Wörtern bietet den Kindern jedoch so viele Wortgestalten, wie das Wort Buchstaben hat – auf keinen Fall aber eine prägnante Wortgestalt. Hinzu kommt die meist krakelige Schrift der Kinder, die den Behaltensprozess zusätzlich erschwert. Die Methode des Wörterauf- und -abbauens wird damit von den Kindern als Quälerei erlebt und bringt – wenn überhaupt – nur einen sehr geringen, teilweise sogar einen negativen Lerneffekt.

Ungünstig erweist sich auch die generelle Aufforderung an ADS-Kinder: „Schreibe das Wort so, wie du es hörst". Ungünstig, ja kontraproduktiv deshalb, da nur die Hälfte aller deutschen Wörter so geschrieben werden, wie sie gehört werden. Da ADS-Kinder häufig von Schwierigkeiten im Bereich des akustischen Kurzzeitgedächtnisses und beim lautlichen Differenzieren betroffen sind, ist der Misserfolg schon vorprogrammiert. Zudem ist die Pilotsprache, d.h. das langsame, sehr deutliche Aussprechen der einzelnen Silben eines Wortes, bei hypo- und hyperaktiven Kindern oft noch nicht ausreichend gefestigt. Ist die Unterscheidung zwischen lautgetreuen Mitsprechwörtern und anderen Wörtern in der Schule noch nicht eingeführt, führt das allgemeine Motto „schreibe das Wort so, wie du es hörst" ebenfalls in die Sackgasse. Haben die Kinder ein Wort erst einmal falsch geschrieben, speichern sie dieses möglicherweise dauerhaft entsprechend visuell ab.

b) Übungsmängel

Fehlendes Wiederholen, Speicherdefizite des Arbeitsgedächtnisses, graphomotorische Schwierigkeiten und Methodenfehler sind die eine Seite der Medaille. Mangelndes Üben die andere. ADS-Kinder entwickeln leicht eine ausgeprägte Abneigung gegenüber zusätzlichem Üben, was sich aus ihren vielen Misserfolgen in der Schule und der daraus entstandenen Resignation erklärt. Allerdings betrifft die geringere Lernbereitschaft einen Bereich, in dem Defizite aufgeholt werden müssten. Zusätzliches und „passendes" Lernen wäre also erforderlich, um die Schwächen auszugleichen. Da dieses ausbleibt, können die Kinder in der Schule nur schlechter werden. Erneut setzt der „Teufelskreis" ein, der bei den Kindern zu weiteren Selbstwertproblemen und zu Konflikten in der Lernsituation mit Eltern und Lehrern führt.

7. Gibt es hilfreiche Lernstrategien, die zu ADS-Kindern passen?

a) Zur Ausgangssituation

Auf dem ersten Blick erscheint es problematisch, bei Kindern mit Lerndefiziten standardisierte Lernprogramme einzusetzen, da diese Kinder auf ihre besonderen Stärken und Schwächen abgestimmte Lernprogramme benötigen. Vor dem Hintergrund der Gemeinsamkeiten vieler ADS-Kinder ist ein relativ standardisiertes Lernprogramm mit speziellen Grundbausteinen bei näherer Betrachtung jedoch durchaus sinnvoll. Individuelle Anpassungen sind innerhalb des Gesamtrahmens dabei erlaubt, ja sogar erwünscht. Das Ziel der Bemühungen von Eltern, Lehrern und Therapeuten muss ein Weg sein, der dem einzelnen Kind zu einem erfolgreichem Lernen verhilft.

Welches ist die Ausgangslage, die bei der Erstellung von Lernprogrammen für die Rechtschreibung zu berücksichtigen ist? Folgende Schwierigkeiten finden wir bei den meisten ADS-Kindern:

- Störungen der Feinmotorik mit einer entsprechenden Abneigung gegen schriftliches Arbeiten
- Eine (mehr oder weniger stark ausgeprägte) Schwäche im Bereich des akustischen Kurzzeitgedächtnisses
- Defizite beim lautlichen Differenzieren[1]

Hinzu kommen die bekannten ADS-bedingten Beeinträchtigungen der Daueraufmerksamkeit, der auditiven Wahrnehmung und der Emotionalität.

1 Kinder aus unserer Heimat Franken können zusätzlich aufgrund ihrer regionalen Mundart beispielsweise schwer zwischen „d" und „t", „b" und „p" und „g" und „k" unterscheiden.

b) Welches sind die Ziele für ADS-Kinder?

Gute, d.h. sichere Rechtschreiber machen sich beim Schreiben relativ wenig Gedanken um die richtige Schreibweise, denn es geht „irgendwie von selbst“. Ein Ziel der Fördermaßnahmen bei ADS-Kindern könnte also darin bestehen, ihnen ein „zeitersparendes“ Schreiben zu ermöglichen, bei dem ihnen die richtige Schreibweise der entsprechenden Wörter sofort einfällt.

Im Vordergrund der Lernmethoden steht damit erneut – wie im Bereich der Mathematik – ein „Verautomatisieren“ von Informationen, d.h. ein Schreiben ohne „nachzudenken“. Darin muss auch deshalb das Hauptziel der Lernübungen liegen, da unter Stressbedingungen – wie z.B. in der Diktatsituation – häufig der Rückgriff auf Regelwissen und die Fähigkeit zur phonologischen Differenzierung zusammenbricht. Im Schulalltag stehen ADS-Kinder immer wieder vor der Schwierigkeit, schnell schreiben zu müssen: Doch das Wortbild ist ihnen unbekannt, sie können es nicht erinnern, sie suchen nach Ersatzstrategien, ihr Adrenalinpegel steigt und das Diktat geht weiter...

Weitere unterstützende Lernmethoden müssen *möglichst einfach* sein, damit sie schnell umgesetzt werden können. Alle Hilfsmittel, die ADS-Kind aufhalten, erhöhen ihren Zeitverzug und ihre Anspannung.

c) Mit Regeln und Tricks Fehler vermeiden

Bei guten Rechtschreibern läuft das Schreiben quasi automatisch ab. Schreiben schwache Rechtschreiber einfach drauf los, produzieren sie sehr viele Fehler. Neben der Automatisierung, d.h. dem sicheren Abspeichern von Wortbildern, besteht ein zweiter methodischer Ansatz darin, Kindern ein festes Regelwissen an die Hand zu geben. Im Deutschen lässt sich die Rechtschreibleistung durch konsequente Regelanwendung deutlich verbessern, trotz des Umstandes, dass es zu jeder Regel auch Ausnahmen gibt.

Unser Ziel ist es, das häufig komplizierte Regelwissen für ADS-Kinder zu vereinfachen. Dabei möchten wir den Kindern Tricks (z.B. die Wortbaustelle) an die Hand geben, sich schwierige Wörter selber erschließen zu können.

d) Subgruppen bei ADS-Kindern

Die meisten hyper- und hypoaktiven Kinder haben Schwierigkeiten in der Rechtschreibung und oft auch im sprachlichen Ausdruck, die sich z.B. im Schreiben von Aufsätzen negativ niederschlagen. Nur bei einem geringen Teil der ADS-Kinder liegt jedoch gleichzeitig eine Lese-/Rechtschreibstörung, eine Legasthenie vor. Diese zweite Gruppe von Kindern weist meist schon im Vorschulalter Risikofaktoren auf, wie etwa eine Sprachentwicklungsverzögerung, eine familiäre Häufung der Lese-/Rechtschreibschwäche sowie Defizite im Bereich der phonologischen Bewusstheit. Solche Risikofaktoren in der Vorgeschichte finden sich dagegen bei ADS-Kindern nicht, die erst in der 3. oder 4. Schulklasse Rechtschreibprobleme zeigen. Diese Kinder bilden sozusagen – was die Genese ihrer Lese-/Rechtschreibproblematik anbelangt – „leichtere“ Fälle, obgleich sie in den schriftlichen Arbeiten – betrachtet man die Rechtschreibung – genauso schlecht wie die „echten" Legastheniker abschneiden.

Zwischen diesen beiden Gruppen gilt es für die folgenden Übungen zur Schärfung der phonologischen Bewusstheit zu unterscheiden. Die spielerischen Übungen sind dabei allerdings bei beiden Gruppen im Hinblick auf den Erwerb der Lese- und Rechtschreibfähigkeit in der Grundschule förderlich.

8. Effektive Lernstrategien und konkrete Übungsmöglichkeiten zur phonologischen Bewusstheit im Vorschulbereich bis Klasse 2

a) Was können Vorschulkinder im Allgemeinen?

Noch einmal zur Erinnerung: Mit der phonologischen Bewusstheit sind lautsprachliche Fähigkeiten und Fertigkeiten gemeint, die unterhalb der Bedeutungsebene von Sprache liegen. Gemeint ist z. B. die Fähigkeit zur Silbengliederung, zum Erkennen von Klanggleichheit, zum Verbinden von Lautfolgen und zur Phonemgliederung.

Vorschulkindern gelingt es in der Regel, *leichte* Aufgaben zur phonologischen Bewusstheit zu bewältigen. Sie zeigen gute Leistungen

- bei der rhythmisch unterstützten Silbengliederung, d. h. beim begleitenden Klatschen der Zerlegung mehrsilbiger Wörter in Silben
- im Erkennen von Klanggleichheiten, sofern betonte Vokale verwendet werden (z. B. im Reimvergleich)
- im Verbinden von Lautfolgen (allerdings nur im Falle von Silben oder Worteinheiten, die einen Vokal enthalten)

Schwierigkeiten zeigen sich bei Vorschulkindern jedoch zumeist
- beim Benennen einzelner Silben, wenn der Sprechrhythmus nicht zur Hilfe genommen wird (vgl. Marx u. a. 2000, S. 14 f)
- beim Erkennen von Klanggleichheiten, sofern Konsonanten verwendet werden
- bei der Phonemsynthese, d. h. bei der Verbindung der einzelnen Laute eines Wortes
- bei der Phonemgliederung, beispielsweise ein Wort in Laute dergestalt zu gliedern, wie es während des Schriftspracherwerbs gefordert ist

Das phonologische Leistungsvermögen von Kindern beschränkt sich zum Zeitpunkt ihrer Einschulung hauptsächlich auf sprechrhythmisch unterstützte und laut-assoziative Aufgabenstellungen.

b) Hilfreiche Übungsformen zur phonologischen Bewusstheit

Silbengliederung

1. Grundübung: Das Silbenklatschen
2. Aufbaustadium: Erkennen der Anzahl der Silben in einem Wort

Das Aufdeck-Memory (Silbenlänge 2–4 Silben)
Für dieses Spiel können sich Eltern, Erzieher und Therapeuten Bilder ausschneiden und auf Kärtchen kleben, aus den üblichen Memory-Spielen heraussuchen oder sie selber zeichnen. Es werden jeweils sechs bis acht Karten mit 2-silbigen, 3- oder 4-silbigen Wörtern für ein Spiel zusammengestellt. Dabei sollte es sich möglichst um Wörter ohne Konsonantenhäufung handeln, damit die Kinder die Silbenzahl leichter feststellen können (z. B. Rose, nicht Blume). Am Anfang kann die Pärchensuche so gestaltet werden, dass eine Karte, die einmal aufgedeckt wurde, offen liegen bleibt, damit die Spieler mehrere Bilder miteinander vergleichen können.

Eine darauf aufbauende schwierigere Spielart besteht darin, wie beim Aufdeck-Memory je zwei Karten mit gleicher Silbenlänge als Paare herausnehmen zu dürfen.

Würfelersatz
Man benutzt diese Karten anstatt eines Würfels z. B. beim Mensch-ärgere-dich-nicht oder bei ähnlichen Spielen. Die Spieler dürfen so viele Felder ziehen, wie das Wort Silben hat.

Erkennen von Klanggleichheiten

1. Reime

Übungsformen
- Welche Wörter gehören hier zusammen? Reimt sich das Wort Haus mit Hose oder Maus?
- Wildes Reimen: Hier darf wild drauf los gereimt werden, die Wörter müssen keine Bedeutung haben: Kuh-Muh-Suh etc.
- Memory, bestehend aus Reimwörterpaaren: Bei diesem Memory-Spiel werden Bilder von Reimwörtern zusammengestellt. Es darf immer ein Wortpaar, das sich reimt, herausgenommen werden (Rose–Hose, Löwe–Möwe, Tisch–Fisch).
- Einsatz von Kinderreimen

2. Anfangslaute
Hier geht es um das Erkennen von Wörtern mit gleichem Anfangslaut. Wieder kann gefragt werden „Welche Wörter gehören zusammen?“ oder ein Memory-Spiel eingesetzt werden. Bei Letzterem werden Bilderpaare von Wörtern mit gleichem Anfangslaut zusammengestellt. Es darf immer ein Wortpaar mit gleichem Anfangslaut herausgenommen werden.

3. Erkennen von Lauten in einem Wort
Bei dieser Übung gilt es, mit den leichteren Wörtern zu beginnen, um dem Kind Erfolgserlebnisse zu ermöglichen. Überfordern Sie Ihr Kind, hat es keinen Er-

folg: Die Motivation für das spielerische Weiterüben ist nicht mehr gegeben. Deswegen ist es wichtig, sich der Schwierigkeitsstufen bewusst zu sein und sie bei der Planung der Übungsmaßnahmen zu berücksichtigen.

Schwierigkeitsstufen im Hinblick auf die Stellung des Lautes im Wort
- Am leichtesten ist es für die Kinder zumeist, den Anfangslaut eines Wortes zu erkennen: „Was ist der erste Laut von Oma, Apfel, Sonne?"
- Einen mittleren Schwierigkeitsgrad hat die Frage nach einem Mittellaut: „Ist ein o in Sonne?" „Ist ein i in Sonne?"
- Die Frage nach dem Schlusslaut ist für die Kinder am schwierigsten: „Ist ein e oder ein a der letzte Laut in Sonne?"

Schwierigkeitsstufen im Hinblick auf die Art des Lautes
- Selbstlaute sind für die Kinder meist am leichtesten zu erkennen, *aber* es ist für sie schwer, ähnliche kurze Selbstlaute (o–u, i–e) zu unterscheiden
- Bei den Mitlauten (Konsonanten) lassen sich die dehnbaren wie z. B. m, n, r, s, f, l, z, w und sch meist am leichtesten erkennen
- Kurz anklingende Laute wie b, p, d, t, g, k bereiten den Kindern die größten Schwierigkeiten

Übungsformen zum Anfangslaut
Bei allen Spielen sollte es zu jedem Anfangslaut fünf bis zehn Wörter/Bildkarten geben. Dadurch können sich von Spiel zu Spiel stets unterschiedliche Kombinationen ergeben. Folgende Varianten bieten sich an:
- Welche Wörter gehören zusammen? (z. B. Aufgabe: Igel–Katze-Insel, Ergebnis: Igel und Insel)
- Wörter suchen, die mit einem bestimmten Buchstaben beginnen
- Mit welchem Laut beginnt das Wort?
- Aufdeck-Memory
- Würfelersatz: Ein bestimmter, richtig erkannter Selbstlaut im Wort entspricht einer Würfelzahl (z. B. „o" = 5, „u" = 6)

Laute verbinden

Bei den folgenden Übungsformen ist zu berücksichtigen, dass Vorschulkinder zwar zumeist Lautfolgen verbinden können, dies im Allgemeinen allerdings nur bei Aufgaben, die Silben oder Einheiten mit einem Vokal enthalten. Die Phonemsynthese gelingt den Kindern meist jedoch noch nicht (siehe oben).

Übungsformen zum Verbinden von Lauten
- Den Anfangslaut mit dem Rest des Wortes verbinden: „Ich sage euch ein Wort. Ich sage euch den Anfangslaut und den Rest des Wortes und ihr sucht mir dann das entsprechende Bild heraus". (Beispiel: S – onne)
- Verbinden aller Laute eines Wortes (die Übung ist möglichst einfach zu halten): „Ich sage euch jetzt ein Wort. Ich sage es aber jetzt anders als vorhin, ich werde euch nämlich die einzelnen Laute von diesem Wort nacheinander vorsprechen. Ihr dürft dann das richtige Bild dazu raussuchen." (Beispiel: h-au-s – auszuwählen ist sodann das richtige Bild z. B. aus den Bildern Haus und Hamster) (*Achtung*: Wichtig ist es, dass Sie die einzelnen Laute deutlich sprechen, so wie sie im gesuchten Wort klingen)

Weitere Fördermaßnahmen zur phonologischen Bewusstheit

Die im vorliegenden Buch vorgeschlagenen Übungsformen zur phonologischen Bewusstheit sind in Anlehnung an das Testverfahren des Bielefelder Screenings entstanden. Dieses wurde 1999 zur Diagnostik von lese-/rechtschreibgefährdeten Kindern im Vorschulalter von Jansen und Mitarbeitern entwickelt und eingesetzt (vgl. Jansen u.a. 1999). Das Verfahren enthält vier Aufgabenstellungen zum Merkmalsbereich phonologische Bewusstheit und fünf Subtests zum Merkmalsbereich Aufmerksamkeit und Gedächtnis. Mit diesem Verfahren können im Vorschulbereich „Risikokinder“ im Hinblick auf die Entwicklung einer möglichen Lese-/Rechtschreibstörung von „Nicht-Risikokindern“ unterschieden werden.

Die Aufgabenstellungen zur phonologischen Bewusstheit enthalten im Einzelnen:
Reimen: Das Kind bekommt Wortpaare vorgesprochen wie z.B. Wind–Kind oder Wind–Glas und soll über die Klangähnlichkeit eines Wortpaares entscheiden.
Silbensegmentieren: Dem Kind werden nacheinander Substantive vorgesprochen die es unter zu Hilfenahme des Klatschens in Sprechsilben zergliedern soll, z.B. Ga-bel oder Fe-der-ball.
Laut-zu-Wort: Dem Kind wird ein Vokal vorgesprochen, z.B. ein i und es soll entscheiden, ob bei den nachfolgend vorgesprochenen Wörtern am Anfang dieser Wörter ein ähnlich klingender Vokal vorkommt. Z. B. „Hörst du ein i in Igel oder hörst du ein i in Auto?“
Laute assoziieren: Dem Kind werden pro Aufgabe eine Bildkarte mit vier Abbildungen vorgelegt, z.B. Zange, Pinsel, Zebra, Schlange. Dann wird ein Wort – z.B. Zange – getrennt vorgesprochen, ts-ange. Das Kind soll nun das getrennt vorgesprochene Wort raten, zeigen und benennen.

Suchen Sie als Eltern weitere Hilfestellungen zur Förderung der phonologischen Bewusstheit Ihres Kind, empfehlen wir Ihnen das sehr gute, nachweislich wirksame Trainingsprogramm für den Kindergartenbereich „Hören, lauschen, lernen“ (vgl. Küspert und Schneider 1999). Dieses Programm, das auf eine angemessene Förderung von Kindern bereits im Vorschulalter abhebt, entspricht den Schlussfolgerungen, die aus der PISA-Studie zu ziehen sind.

9. Grundlegende Lerntechniken ab der 2./3. Klasse

Von der 2. Grundschulklasse an sollten Lernprogramme im Sinne einer funktionellen Übungsbehandlung für die Lese-/Rechtschreibproblematik eingesetzt werden. In der Literatur finden sich gute Lernprogramme (z.B. das „Marburger Rechtschreibtraining“ von Schulte-Körne und Mathwig 2001), die Sie als Eltern, Erzieher oder Therapeuten bei Ihren Kindern ausprobieren können. Die realistische Zielsetzung der Autoren des Marburger Rechtschreibtrainings – eine Verbesserung der Lese-/Rechtschreibproblematik erst in einem Zeitraum von zwei Jahren – ist positiv. Ihr Programm ist sehr systematisch aufgebaut und beinhaltet wenige Grundprinzipien, die überschaubar bleiben.

Das Marburger Konzept richtet sich nicht vorrangig an hyper- und hypoaktive Kinder. Als Modifizierung für ADS-Kinder schlagen wir deshalb ein tägliches Üben, jedoch mit einer begrenzten Dauer von ca. 10 bis 15 Minuten vor. (Zur Erinnerung: Der Lernerfolg bei ADS-Kindern ist umso größer, umso öfters sie für eine kurze, überschaubare Zeit üben und dabei Lerninhalte wiederholen!) Hilfreich ist auch, eine möglichst interaktive Übungsform zu wählen. Gleichzeitig sollte der Schreibaufwand gering gehalten werden. Eine Vielzahl von Wiederholungsdurchgängen ist unbedingt notwendig. Bei nur zweimaligem Wiederholen entsteht möglicherweise beim Kind der Effekt: „Ich hab das Blatt ja gemacht!“ Ob jedoch das Trainierte im Langzeitgedächtnis abgespeichert wurde, bleibt aufgrund der spezifischen Defizite von ADS-Kindern fraglich.

In Übereinstimmung mit Schulte-Körne plädieren wir für eine Reduktion von Lernprinzipien und Übungsmethoden, und dies insbesondere bei ADS-Kindern. Eine Vielzahl von Übungsmethoden in den Kernfächern Mathematik und Rechtschreibung ist weder für die Motivation noch für die Behaltensleistung der ADS-Kinder zuträglich. Meist trifft das Gegenteil zu: Die durch die Vielfalt bedingte „Mehrarbeit“ vermindert die Motivation. Durch viele unterschiedliche und teilweise auch unangemessene Übungsformen wird nur Verwirrung gestiftet.

In der Rechtschreibung geht es überwiegend um Einprägearbeit. Motivation entsteht bei ADS-Kindern vorrangig durch Erfolgserlebnisse und die Erfahrung, etwas zu können oder besser zu werden. Für die Lernbereitschaft der Kinder ist es äußerst wichtig, dass ihr Arbeitsaufwand überschaubar und begrenzt bleibt. Deshalb gelten wie in der Mathematik (vgl. S. 80 ff) für das Rechtschreiben folgende Leitprinzipien:

- Einsatz weniger, effektiver Methoden und Einprägetechniken nach dem Motto „weniger ist mehr“
- Regelmäßiges Üben und Lernen in kleinen Portionen
- Automatisierung durch zahlreiche Wiederholungsphasen
- Lernmethoden werden eingeübt und Eingeübtes angewandt

Das Ziel der o.g. Lerntechniken ist es, ADS-Kindern Erfolgserlebnisse in Lernbereichen zu vermitteln, in denen sie zuvor Schwierigkeiten besaßen und deretwegen sie die Selbsteinschätzung „ich bin eh dumm“ entwickelten.

Unsere Lernvorschläge bieten wir als Alternativen zu herkömmlichen Förderprogrammen an, wenn diese nicht den erhofften bzw. versprochenen Erfolg zeigen. Dies gilt beispielsweise für Kinder, die trotz intensiven Übens über mehrere Monate lang nicht in der Lage sind, kurz- und langgesprochene Selbstlaute zu unterscheiden. Das gleiche trifft für Kinder zu, die durch Algorithmen oder Regeln überfordert sind. In diesen Fällen sollte nach anderen Übungs- oder Lernwegen gesucht werden.

Herkömmliche Lernprogramme für die Rechtschreibung setzen zu wenig auf die besonderen Stärken von ADS-Kindern: Fördert man deren ausgeprägten visuellen Kanal (und weniger den akustischen), um Lerninhalte abzuspeichern, lassen sich schnell erste Erfolge erzielen.

Module aus unserem Programm lassen sich ohne weiteres mit Bausteinen aus anderen Lernprogrammen kombinieren. So gibt es durchaus Vergleichbarkeiten zwischen dem Wortstammprinzip des Marburger Rechtschreibtrainings und unserer „Wortbaustelle". Letztere halten wir allerdings bei ADS-Kindern für noch geeigneter.

a) Das Abfotografieren

Wie im Bereich Mathematik arbeiten Sie mit Lernkärtchen. Dies bringt zwei Vorteile mit sich: Zum einen nutzen Sie eine Stärke Ihrer ADS-Kinder, indem Sie deren visuellen Sinneskanal fördern, zum anderen müssen die Kinder dabei nicht schreiben, wogegen sie meist ja eine ausgeprägte Abneigung entwickelt haben.

Die Lernkärtchen sollten die Größe DIN A 7 haben und von Ihnen als Eltern in schöner, prägnanter Schrift mit dickem schwarzen Filzstift beschriftet sein. Ihr Kind erhält nun die Aufgabe, ein Wort – z. B. das Wort „Gruppe", das man ja sehr unterschiedlich schreiben kann – „abzufotografieren", sich also ein „Foto" dieses Wortbildes zu machen. Ihr Kind soll sich das Wortbild zunächst genau anschauen und anschließend das Wort buchstabieren. Das Buchstabieren bildet dabei einen Weg, die Vorstellung des Wortbildes im Kurzzeitgedächtnis präsent zu halten – die Voraussetzung zum Abspeichern desselben.

Ihr Kind stellt sich das Wortbild vor, wiederholt den einzuprägenden Lerninhalt im Kurzzeitgedächtnis mehrmals bewusst und hält es damit während dieses Zeitraums präsent. Die selektive Aufmerksamkeit der ADS-Kinder ist auf diese Weise nur auf dieses Wortbild gerichtet und wird nicht von einem zusätzlichen Schreibvorgang abgelenkt. Damit wird ein tieferes Einprägen möglich.

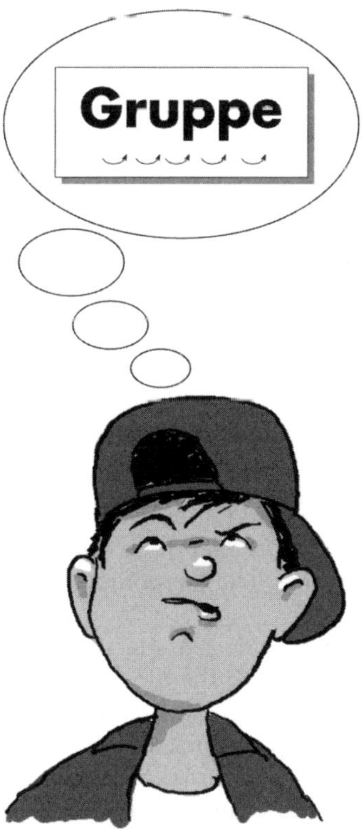

Abbildung 12.1:
Das „Abfotografieren" eines Wortbildes

Ist Ihr Kind mit diesem Vorgehen noch nicht vertraut, ist es sinnvoll, am Anfang der Übungen mit einem *Spezialeffekt* zu arbeiten. Mit dessen Hilfe wird Ihr Kind lernen, den richtigen – d.h. den visuellen – Sinneskanal einzuschalten. Sie fordern Ihr Kind auf, ein Wort anzuschauen und dieses rückwärts zu buchstabieren. Für die Kinder, aber auch für Sie, kann dies zu einem Überraschungseffekt führen. Wahrscheinlich werden Sie sich wundern, wie gut Ihre Kinder rückwärts buchstabieren können. Dieses „Erfolgserlebnis" weckt die Motivation Ihrer Kinder und verbessert ihre Bereitschaft zum Üben.

Das Rückwärtsbuchstabieren ist zugleich eine Methode, mit deren Hilfe Sie als Eltern erkennen können, ob Ihr Kind den richtigen Sinneskanal eingeschaltet hat, den „visuellen Sinneskanal". Ist dies der Fall, sehen Sie bei Ihrem Kind deutliche Augenbewegungen nach oben, insbesondere an den Buchstabierstolperstellen, an denen Ihr Kind unsicher ist und sich durch das Erinnern des Wortbildes versichert.

Ist der „falsche", der „akustische Sinneskanal" eingeschaltet, so sehen Sie beim Rückwärtsbuchstabieren oft kleine Pausen, die mit Mundbewegungen und einem Blick verbunden sind, der eher nach unten gerichtet ist. Dann erst wird der nächste Buchstabe hervorgebracht. Dies weist auf den Versuch der Kinder hin, das Wort akustisch nachzuvollziehen, es lautlich zu zergliedern. Wir empfehlen Ihnen aber eine andere, neue Methode, weil das von schulischer Seite häufig favorisierte lautliche Zergliedern eines Wortes zumeist wenig erfolgreich war bzw. sogar die Schwierigkeiten der Kinder verfestigt hat.

Vorteile auch für das Erlernen von Fremdsprachen

Die Methode des „Abfotografierens" von Wortbildern bietet sich auch hervorragend für das Lernen englischer Vokabeln an. Da die englischen Wörter „ganz anders geschrieben als gesprochen werden", sind die Kinder auf das visuelle Abspeichern angewiesen – mit dem Versuch der lautlichen Differenzierung kämen sie hier nicht weit. Lernen ADS-Kinder in den Fremdsprachen von Anfang an systematisch mit der Methode des „Abfotografierens" von Wortbildern, zeigen sie hier oft wesentlich bessere Rechtschreibleistungen als im Deutschen.

Zeitliche Einteilung des Lernens

Ihr Kind sollte sich zunächst die Wortkärtchen, die es in der Lernbox aufbewahrt, in der Hausaufgabenzeit einprägen. Als Eltern können Sie ihre Kinder die Wörter dabei *mehrfach buchstabieren* lassen („Weißt du noch, wie das Wort aussieht?"). Die Gesamtdauer der Übungen sollte 10–15 Minuten nicht überschreiten.

Am Abend, z.B. vor dem Abendessen, können Sie noch einmal kurz überprüfen, ob sich Ihr Kind noch an das korrekte Buchstabieren der Wörter erinnert. Wenn ja, lassen Sie Ihr Kind die Wörter jetzt *einmal schreiben*. Bei falsch erinnerten Lernwörtern schaut sich Ihr Kind die Kärtchen vor dem Einschlafen noch einmal an. Auch neue, zusätzliche Wörter können vor dem Einschlafen noch einmal angeschaut werden. (Der zuletzt vor dem Schlafen bearbeitete

Lerninhalt wird tatsächlich am Besten wiedererinnert, da sich während der Schlafenszeit aktiv Gedächtnisinhalte konsolidieren!)

Diese Übungen sollten sie *möglichst täglich*, mindestens aber fünf mal in der Woche praktizieren. Klappt es unter der Woche einmal nicht, weichen Sie auf den Samstag oder Sonntag aus.

Wie viele Wörter sollten bearbeitet werden?

Pro Tag sollten nicht mehr als zwei bis vier neue Wörter hinzukommen. Dies mag Ihnen zunächst wenig erscheinen, aber aufgrund der Wiederholungsdurchgänge wird Ihr Kind z.B. bei drei neuen Wörtern täglich 15 (5 x 3) Wörter pro Woche hinzulernen. Pro Jahr wären dies 750 Wörter (50 Wochen á 15 Wörter)! Nehmen Sie täglich nur zwei neue Wörter hinzu, kommen Sie immer noch auf 500 Wörter pro Jahr! Der Grundwortschatz für die ersten vier Grundschuljahre beträgt in Bayern momentan z.B. etwa 750 Wörter.

Der Zeitaufwand ist also nicht wirklich beträchtlich. Für ein erfolgreiches Üben ist aber ein „langer Atem" Ihrer Kinder notwendig – Sie sind in ihrer Hartnäckigkeit und Konsequenz gefordert. Ratsam ist es, gemeinsam mit Ihrem Kind ein Ritual zu entwickeln und im Lernen beständig „am Ball zu bleiben".

Anzahl der Wiederholungen

Hyper- und hypoaktive Kinder benötigen besonders viele Wiederholungsdurchgänge, um Lerninhalte sicher abspeichern zu können. Ein Kind ohne ADS mag mit vier bis fünf Wiederholungen auskommen, ein ADS-Kind braucht hingegen in der Regel mindestens zehn Wiederholungsdurchgänge. Diese müssen anfangs täglich erfolgen. Mit zunehmender Lerndauer darf sich der Abstand vergrößern. Die richtige Frequenz können Sie letztlich nur durch Erfahrung aufgrund entsprechender Erfolgskontrolle feststellen.

Auch gut eingeprägte Wörter müssen beständig wiederholt werden: Dies festigt das Langzeitgedächtnis und sichert Erfolgserlebnisse und Motivation Ihrer Kinder.

Systematische Fehlerregistrierung

In der abendlichen Überprüfungsphase können Sie falsch erinnerte bzw. buchstabierte Wörter in der entsprechend falschen Buchstabierweise in dem folgenden Protokollbogen festhalten.

Eine Methode, um mehrmals falsch erinnerte Wörter besonders zu üben, besteht darin, für diese Wörter neue, farbige Lernkarten anzulegen *(Geschriebenes auf farbigem Untergrund erhöht die selektive Aufmerksamkeit!).*

Sie können Ihrem Kind eine zusätzliche Hilfestellung dadurch geben, indem Sie es auf bestimmte, besonders schwierige Wörter verbal aufmerksam machen: „das ist das Wort mit ..." oder „weißt du noch, welche Schwierigkeit bei dem Wort besteht?"

Protokollbogen					
	Neue Lernwörter	Falsche Buchstabierweise bei erstmalig gelernten Wörtern	Falsche Buchstabierweise bei zum zweiten Mal gelernten Wörtern	Falsche Buchstabierweise bei zum dritten Mal gelernten Wörtern	Falsche Buchstabierweise bei zum vierten bis zehnten Mal gelernten Wörtern
Mo					
Di					
Mi					
Do					
Fr					
Sa					
So					

Eine „neue" Lernkartei für ADS-Kinder

Sicherlich kennen Sie die übliche, im Handel erhältliche Lernbox. Diese hat in der Regel insgesamt fünf Fächer und eignet sich gut zum Üben der Rechtschreibung oder zum Einprägen von Vokabeln. In das erste Fach legt man die neuen Vokabeln hinein, die an den darauffolgenden Tagen wiederholt werden und jeweils ein Fach weiter wandern, wenn sie beherrscht werden. Wird eine Vokabel, die sich bereits im dritten Fach befindet, nicht mehr beherrscht, wandert sie wieder zurück in das erste Fach. Im letzten Fach der Lernbox dagegen besteht viel Platz, um die nach vier Wiederholungsdurchgängen gekonnten Vokabeln abzulegen. Diese wandern hier sozusagen in das Langzeitgedächtnis der Kinder. Ein Überlernen wird somit vermieden, da nur die Vokabeln, die nicht beherrscht werden, wieder in das erste Fach wandern. Soweit das Prinzip einer „normalen" Lernbox.

Hyper- und hypoaktive Kinder benötigen mehr Wiederholungsdurchgänge als ihre Altersgenossen. Für ADS-Kinder bietet sich deshalb eine spezielle Lernbox an, die aus zehn schmalen und zwei breiteren Fächern besteht (vgl. Abbildung 12.2).

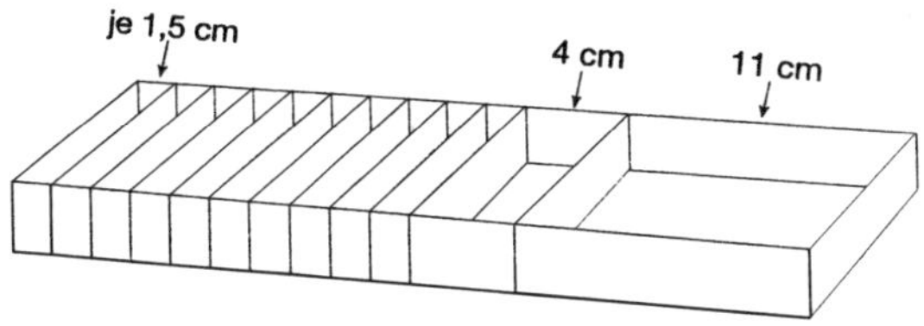

Die ADS-Lernbox ist ein einfacher Zettelkasten, der – im Gegensatz zur herkömmlichen Lernkartei mit 5 Fächern – 12 Fächer aufweist.

Damit ermöglicht die Lernbox ADS-Kindern, eine ausreichende Anzahl von Wiederholungen durchzuführen. Gleichzeitig wächst die Motivation der Kinder, mithilfe des Weiterwanderns der Lernkärtchen die Fortschritte ihres Lernens besser verfolgen zu können.

Die ADS-Lernbox kann zum Einprägen der Lernwörter des Grundwortschatzes im Bereich der Rechtschreibung, zum „Verautomatisieren" von Additions- und Subtraktionsaufgaben (+ und –) im 9er-Raum oder von Einmaleins-Aufgaben im Bereich der Grundrechenarten oder zum Lernen der Vokabeln im Fach Englisch eingesetzt werden.

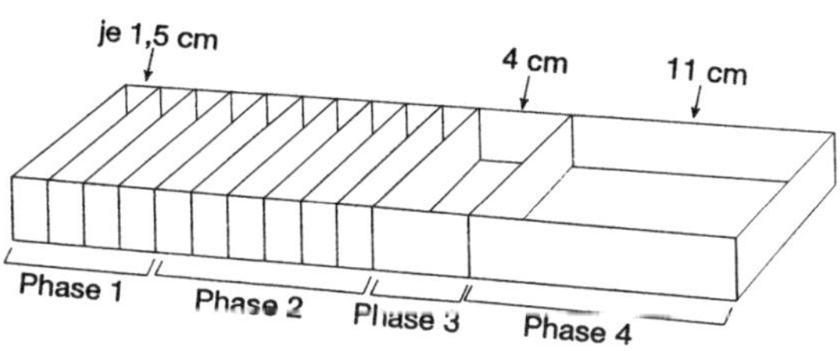

Phase 1: Wiederholung am nächsten Tag

Phase 2: Die Wiederholungen können jetzt in einem größeren Abstand erfolgen. Zunächst bietet sich ein Zwei-Tages-Abstand an, der abhängig von der Behaltensleistung des Kindes langsam gesteigert werden kann. Zeigt sich jedoch beim Überprüfen ein Fehler, so wandert das Kärtchen zwei bis fünf Fächer zurück. Wichtig dabei ist, dass das Kärtchen nicht wieder ganz zurück in das erste oder zweite Fach wandert, da sonst die Frustration für Ihr Kind zu groß wird und es anschließend beim weiteren Üben blockieren könnte.

Phase 3: In diesem Fach werden die Kärtchen gesammelt und jeweils nach zwei bis vier Wochen noch einmal überprüft. Bei dieser Überprüfung hatte die Mutter eines ADS-Kindes die Idee, ein „Belohnungsfest" einzuführen. Sie vereinbarte, dass wenn ihr Kind es schaffen sollte, 90% der diktierten Wörter richtig zu schreiben, es sich zusätzlich zur Freude über den erreichten Lernerfolg, eine kleine Belohnung verdient hatte. Zeigt sich beim Überprüfen jedoch ein Fehler, so wandert das Kärtchen ebenfalls wieder fünf Fächer zurück.

Phase 4: In diesem Fach wird der gelernte „Wissensschatz" des Kindes gesammelt. Aber auch hier findet noch einmal eine Überprüfung im Abstand von ein bis zwei Monaten statt. Hier gibt es natürlich ein „Super-Belohungsfest" als Ausdruck der Freude über den gemeinsam erreichten Lernerfolg.

Bei der Arbeit mit der ADS-Lernbox ist es wichtig, dass Sie aufgrund Ihrer Erfahrung mit Ihrem Kind und dem jeweiligen Lerngebiet eine Feinabstimmung vornehmen. So können Sie durchaus auch die Dauer der einzelnen Phasen verändern. Macht Ihr Kind z.B. noch häufiger Fehler, sollten Sie die Phasen verlängern.

Abbildung 12.2: Die ADS-Lernbox*

* Die ADS-Lernbox kann bezogen werden über: AJA (Aktion Jugend und Arbeit), Grombühlstr. 29, 97080 Würzburg, Tel.: 0931/22321, Fax: 0931/22724. – AJA ist ein gemeinnütziger Verein, der arbeitslose Jugendliche und junge Erwachsene sozialpädagogisch betreut und versucht, sie in die Arbeitswelt zu integrieren.

Sie beginnen mit nur zwei bis vier Kärtchen. Jeden Tag wandern die gekonnten Karten ein Fach weiter. Bis zum fünften Fach verbleiben nicht beherrschte Karten in dem jeweiligen Fach, ab dem sechsten Fach wandern die Kärtchen fünf Fächer zurück.

Sie können mit Ihrem Kind auch abhängig von seinen Möglichkeiten und Schwierigkeiten eine individuelle Regelung treffen. Beispielsweise vereinbaren Sie, dass ab dem sechsten Wiederholungstag die Wörter der ersten fünf Fächer in der Hausaufgabenzeit eingeprägt werden. Am Abend werden die Fächer 1–5 sowie noch drei weitere von Ihrem Kind ausgewählte Fächer überprüft. Richtig buchstabierte Wörter werden einmal geschrieben. Bei z.B. vier Wörtern pro Fach in der 5. Klasse bedeutet dies, dass 32 Wörter überprüft und fünf bis sechs Zeilen geschrieben werden müssen.

Wiederholungen richtiger Wörter ab dem sechsten Lerntag sind durchaus sinnvoll. ADS-Kinder können auf diese Weise Erfolge erleben („das kann ich schon"), ihre Lernmotivation wird verstärkt und die Automatisierung vertieft. Motivierend wirkt für die Kinder, wie die Kärtchen als sichtbares Zeichen ihrer Lernleistung immer weiter wandern. Dieses Prinzip ist gut nachvollziehbar: (ADS-)Kinder möchten immer genau wissen, wie viel sie schon geschafft haben. Ziel der Übungen ist es, möglichst viele Kärtchen in den letzten beiden Fächern anzusammeln. Aber auch diese Kärtchen werden immer wieder einmal, wenn auch in größeren zeitlichen Abständen, überprüft.

Die ADS-Lernbox ist zusätzlich ideal für das Lernen von Vokabeln in den Fächern Englisch, Latein und Französisch in Haupt- und Realschule sowie im Gymnasium.

Welche Wörter sollen nun gelernt werden?

Für die Grundschule gilt es den Grundwortschatz für die jeweilige Klassenstufe 1–4 zu sichern. Ferner ist es günstig, eine systematische Sammlung aller – in Nachschriften, Diktaten oder Aufsätzen – falsch geschriebenen Wörter anzulegen und diese mit in die Lernbox zu integrieren.

b) Lautliches Differenzieren als zusätzliche Hilfe

Als unterstützende, begleitende Maßnahme des wichtigsten Verfahrens unseres Lernprogramms – dem „Abfotografieren" – können Sie Übungen zum lautlichen Differenzieren heranziehen. Diesen Baustein haben wir bewusst nicht als Hauptmethode gewählt, da ADS-Kinder häufig unter Schwächen im Bereich des akustischen Kurzzeitspeichers leiden. Eine Konzentration der Übungen auf die Methode des lautlichen Differenzierens ließe Misserfolge im Erlernen der Rechtschreibung nur wahrscheinlicher werden. Deshalb ist insbesondere für Kinder, die mit der Lautanalyse von Wörtern noch Schwierigkeiten haben – und zu diesen zählen ADS-Kinder meist – das schriftlich vorgegebene Wort wichtig, um die eigene Aussprache mit der korrekten Schreibweise vergleichen zu können (vgl. auch Mann 1997, Seite 17).

Dennoch, selbst eine sehr gute, lautgetreue Aussprache kann den Kindern nicht in allen Fällen weiterhelfen: Nur etwa die Hälfte aller deutschen Wörter wird lautgetreu geschrieben, die übrigen nicht. Mit dem Satz „schreibe das Wort so wie du es hörst", den Kinder im Rechtschreibunterricht immer wieder hören, ist somit vorsichtig umzugehen. Aus diesem Grunde ist es für die Kinder absolut notwendig, zwischen lautgetreuen und nicht lautgetreu geschriebenen Wörtern zu unterscheiden.

Lautgetreu und nicht lautgetreu geschriebene Wörter – Beispiele

Bohne – Krone
Zahl – Tal
Waage – Lage
Werk – Zwerg
rinnt – Rind
kannte – Kante
Wirt – wird
Schiene – Maschine

Welche Möglichkeiten gibt es, die Schreibweise von Wörtern zu lernen, die nicht lautgetreu buchstabiert werden? Hier sind Kinder, Lehrer und Eltern gefordert, sich die Schreibweise durch zusätzliches Üben – d.h. durch ein bewusstes Merken der Buchstabenfolge – einzuprägen (vgl. Mann 1997, Seite 18).

Übungsformen zum lautlichen Differenzieren

In der Praxis gut umsetzbare Formen, um das lautliche Differenzieren zu üben, sind:

- die Pilotsprache
- die Unterscheidung zwischen langen und kurzen Vokalen
- das Einüben von Dopplungen

Die so genannte „Pilotsprache" meint ein Aussprechen der Wörter, welches soweit wie möglich der Schriftsprache angeglichen ist (Breuninger, Betz 1982, Mann 1997).

Die Pilotsprache beinhaltet die rhythmische Aufgliederung in Sprecheinheiten oder Silben. Zwischen den einzelnen Sprecheinheiten sind deutliche Pausen einzulegen, die für die Kinder so genannte Kürzezeichen – beispielsweise ein doppelter Mitlaut/Konsonant (z.B. tt, ss etc.), tz und ck – hörbar machen, wenn sie zwischen zwei Selbstlauten/Vokalen stehen.

Viele (ADS-)Kinder haben Schwierigkeiten, zwischen lang und kurz gesprochenen Vokalen (Selbstlauten) zu unterscheiden. Zwei Übungsformen helfen, dieses zu trainieren. Zu empfehlen sind zum einen Sprechexperimente: Hier lassen Sie Ihr Kind Wörter jeweils mit langem und kurzen Vokal aussprechen (z.B. das Wort Tasse, ausgesprochen als Tasse – kurzer Vokal – und als Tase – langer Vokal). Die zweite Übungsform beruht auf einer visuo-graphomotorische Strategie: Hier tippen die Kinder bei Übungswörtern für einen kurzen Vokal mit einem Bleistift auf das Blatt Papier, während sie für einen langen Vokal einen Querstrich ziehen, so dass am Ende unterschiedliche „Bilder" entstehen. Unterstützend wirkt dabei die unterschiedliche Zeitdauer der Handlung des Kindes, die mit dem kurzen und langen Vokal verknüpft ist (vgl. auch Schulte-Körne und Mathwig 2001).

Das lautliche Differenzieren gelingt ADS-Kindern unserer Erfahrung nach am leichtesten bei der Dopplung von Konsonanten (Mitlauten). Sinnvolle Übungsformen sind die folgenden:

- Wörter-Trennen (z. B. bei dem Wort fal-len oder ren-nen)
- „Wie klingt das Wort richtig?"

Bieten Sie Ihren Kindern Wörter mit einfachem oder doppeltem Mitlaut schriftlich an. Lassen Sie dabei die Stelle, an welcher der Mitlaut steht, frei. Ihre Kinder erhalten sodann einen einfachen oder doppelten Mitlaut als Einsetzmöglichkeit zur Auswahl. Nehmen Sie z. B. das Wort „wi...en", geben Sie ein einfaches und ein doppeltes „s" (s–ss) vor.

Übungsbeispiele für das lautliche Differenzieren von einfachen und doppelten Konsonanten

wi...en: s oder ss?
fa...en: l oder ll?
le...en: s oder ss?

Lassen Sie Ihre Kinder nun beide Varianten laut vorlesen (also z. B. wi-sen oder wis-sen). Aufgrund des unterschiedlichen Klanges („stimmt das Wort so?") des langen oder kurzen i sollen Ihre Kinder nun entscheiden, ob ein doppelter oder einfacher Mitlaut in das Wort eingefügt werden muss.

c) Die Wortbaustelle

Mithilfe der „Wortbaustelle" wird auf spielerische Art die Morphemsegmentierung von Wörtern eingeübt (vgl. ergänzend Kleinmann 2000). Wörter werden in Wortstamm, Prä- und Suffixe zerlegt. Die Kinder lernen dabei zum einen, dass Prä- und Suffixe – d. h. Vor- und Nachbauten eines Wortes – in der deutschen Rechtschreibung immer in der gleichen Weise zu schreiben sind. Zum anderen werden die Kinder in die Lage versetzt, sich mithilfe eines richtig abgespeicherten Wortstammes die Schreibweise aller weiteren Wörter der dazugehörigen Wortfamilie abzuleiten.

Das Spiel mit der Wortbaustelle benötigt nicht mehr als zwei bis drei Minuten am Tag, um das Prinzip zu verautomatisieren. Empfehlenswert ist es, eine solche „Baustelle" für das schwierigste neue Verb (Zeit- bzw. Tunwort) des Tages einzurichten. Ein Wort pro Tag nach dem Motto „kleine Portionen – aber regelmäßig" reicht für ein erfolgreiches Lernen häufig schon aus!

Die Grundprinzipien der Wortbaustelle mit Vorbauten, Hauptbau und Nachbauten veranschaulicht Abbildung 12.3. Verinnerlicht Ihr Kind folgende Fragestellungen (durch regelmäßiges Wiederholen), wird es ihm in Zukunft leichter fallen, Wörter zu buchstabieren und zu schreiben:

- „Stop, hat dieses Wort einen Vorbau?“
- „Wie heißt der Hauptbau? Kennst du schon ein Wort aus dieser Wortfamilie? Wie heißt das Grundwort?“
- „Gibt es einen Nachbau bei diesem Wort?“

Übungen mit Lernkärtchen

Für das Spiel der „Wortbaustelle“ müssen Sie Lernkärtchen anfertigen, auf denen Sie mögliche Vorbau- und Nachbauformen schreiben. Für die entsprechenden Kärtchen raten wir, unterschiedliche Pastelltöne zu benutzen. Das Grundwort wird dagegen auf ein weißes Kärtchen geschrieben.

Beim ersten Spiel „Wie viele Wörter kannst du bilden?“ (vgl. Abbildung 12.3) kann Ihr Kind in einem ersten Schritt Vorbauten vor den Wortstamm und

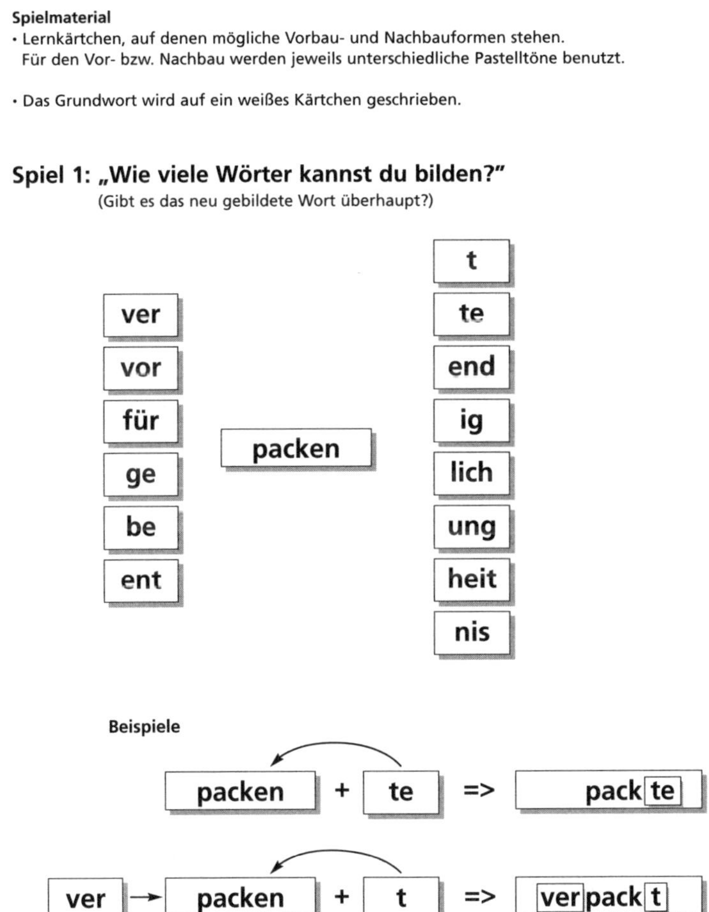

Abbildung 12.3: Wortbaustelle 1

Nachbauten auf die Endung „-en“ des Grundwortes legen. Auf diese Weise entstehen zahlreiche neue Worte der Wortfamilie. Ihr Kind darf dann in einem zweiten Schritt überlegen, ob es die jeweils neu gelegten Wortverbindungen auch tatsächlich gibt. Positiv wirkt sich bei diesem Spiel aus, dass Vor- und Nachbauten sowie der Wortstamm für Ihr Kind eindeutig erkennbar sind und durch sein eigenes aktives und damit motivierendes Handeln zustande kommen.

Beim zweiten Spiel „Kannst du den Vorbau und den Nachbau bei dem Wort ... finden?“ (vgl. Abbildung 12.4) geben Sie ein Wort vor – z. B. „entsprechend“, „missversteht“ oder „fürsorglich“ –, das Ihr Kind aus den entsprechenden Vorbauten, dem Wortstamm und dem Nachbau zusammensetzt.

Für das dritte Spiel „Brauche ich das ä?“(vgl. Abbildung 12.4) benötigen Sie ergänzend zu den Materialien von Spiel 1 und 2 ein Kärtchen (neue Pastellfarbe)

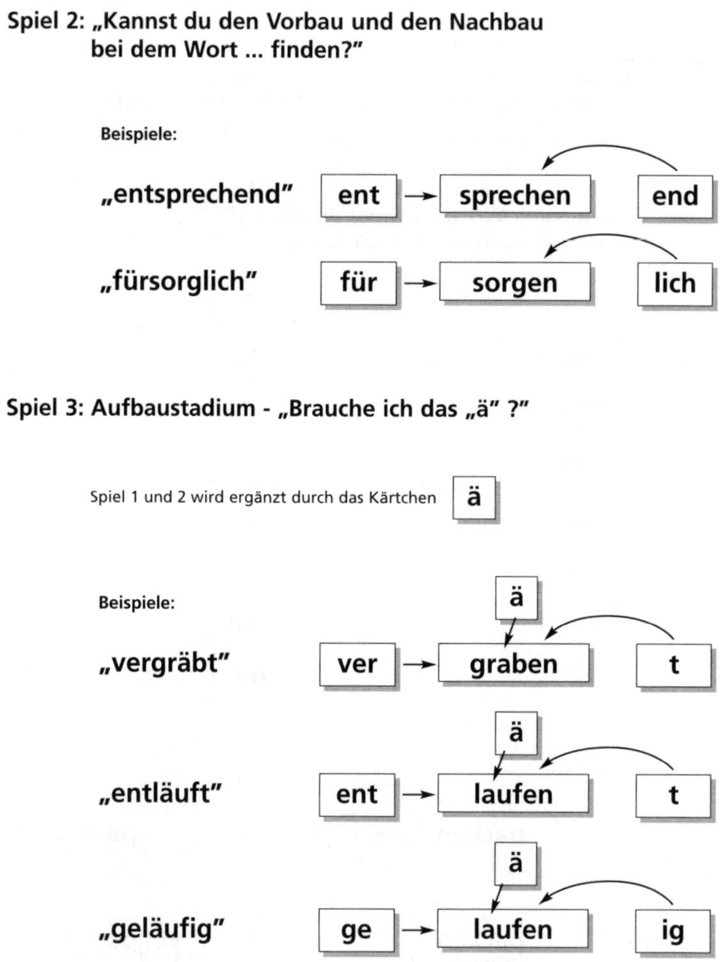

Abbildung 12.4: Wortbaustelle 2

mit dem Buchstaben „ä". Zusätzlich zu der Aufgabe, ein Wort zusammenzusetzen, wird Ihr Kind hier vor die Schwierigkeit gestellt zu entscheiden, ob ein Wort mit „ä" geschrieben wird. Prinzipiell folgt die Übung dem Ablauf von Spiel 2. Im Unterschied zu diesem können die Kinder hier allerdings erkennen, wie aus dem „a" des Wortstammes ein „ä" wird (graben – gräbt; laufen – läuft). Damit lernen Kinder, Ableitungen nachzuvollziehen.

Im Folgenden möchten wir Ihnen zum einen

Wichtige Vorbauten
ver-, zer-, vor-, fort-, ent-, miss

und zum anderen

Wichtige Nachbauten

- in Verben: -en, -t, -te, -ten, -st, -tet, -ete, -test,
- in Adjektiven (Eigenschaftswörtern): -ig, -lich, -haft, -sam, -los, -bar, -end, und
- in Nomen (Hauptwörtern): -heit, -keit, -ung, -tum, -erei, -schaft, -er, -lein, -nis, -nisse, -igkeit, -in/innen, -lichkeit, -ling

vorstellen. Die Vorbauten sollten langsam durch weitere Präfixe, die in ihrer Schreibweise weniger schwierig sind, ergänzt werden. Wieder gilt dabei das Motto: Weniger ist Mehr!

Weitere Vorbauten
ab-, an-, auf-, aus-, be-, bei-, davon-, durch-, ein-, er-, fest-, für-, ge-, her-, heraus-, herum-, hin-, hinaus-, hinein-, los-, mit-, nach-, über-, um-, un-, unter-, weg-, zu

d) Tricks zur weiteren Fehlervermeidung (bei nicht oder schwer erinnerbaren Wortbildern)

Die folgenden Hilfestellungen beziehen sich auf Regelhaftigkeiten in der deutschen Rechtschreibung bzw. auf besondere Schwierigkeiten von (ADS-)Kindern. Die Hilfen werden auf möglichst einfache und einprägsame Art visualisiert und auf kleinen Kärtchen festgehalten.

Beispiel
Kinder sprechen häufig – bedingt durch die Umgangssprache – die Endsilbe „ig" als „ich" aus, beispielsweise bei dem Wort fertig. Mithilfe eines Trickkärtchens (siehe unten) erinnern sich die Kinder daran, dass es die Schreibweise „ich" (auf

dem Kärtchen rot durchgestrichen) nicht gibt und dass das Wort entweder mit der Nachsilbe „-ig“ oder „-lich“ geschrieben werden muss. Ein dicker Pfeil nach unten bedeutet zudem: Dieses Wort wird meist klein geschrieben.

↓ -ig ~~-ich~~
-lich

Wir raten Ihnen, Ihrem Kind die Trickkärtchen immer wieder als Erinnerungshilfe bei Wörtern anzubieten, die es häufig in ähnlicher Weise falsch schreibt.

Weitere Beispiele für Trickkärtchen

sp- ~~schb-~~ ~~schp-~~ ~~sb-~~

st- ~~schd-~~ ~~scht-~~ ~~sd-~~

ver- ~~fer-~~
vor- ~~for-~~

rz ~~rtz~~
lz ~~ltz~~
nz ~~ntz~~

rk ~~rck~~
lk ~~lck~~
nk ~~nck~~

eiz	~~eitz~~
euz	~~eutz~~
eik	~~eick~~
auk	~~auck~~

(nach ei, au, eu, und äu kein h, tz oder ck)

	-heit
	-keit
-er	-tum
-el	-nis
	-ung
	-schaft

pf	~~bf~~
pfl	~~bfl~~
fl	~~vl~~
fr	~~vr~~

-er	~~-a~~

Zeitangaben
mit -s

(morgens, abends, mittags, freitags…)

h nur

vor l, m, n und r

Vorsicht: Nachbau „t"

Aber:

~~h~~l, ~~h~~m, ~~h~~n und ~~h~~r

bei:

t ____ sp ____

qu ____ sch ____

(Tal, Ton, quälen, quer, sparen, schonen…)

etwas …*Schönes*
alles … Gute
viel …
wenig …
nichts …
manches …

e) Groß- oder Kleinschreibung?

Für eine korrekte Groß- und Kleinschreibung müssen (ADS-)Kinder lernen, darauf zu achten, ob bestimmte Satzzeichen oder eine bestimmte Wortart die *Großschreibung als Ausnahme* erforderlich machen.

Die Großschreibung bildet in der deutschen Rechtschreibung die Ausnahme, sie erfolgt nur in zwei Fällen:

- Steht ein Wort am Satzanfang, so wird es groß geschrieben.
- Handelt es sich bei einem Wort um ein Hauptwort/Nomen, muss es groß geschrieben werden.

Alle anderen Wörter sind klein zu schreiben.

Übungsmöglichkeiten

Lernen (ADS-)Kinder, in einem Text immer wieder zu überprüfen, ob die jeweiligen Wörter *als Ausnahme* groß geschrieben werden müssen, werden sie diese Vorgehensweise im Laufe der Zeit verinnerlichen. Anfangs können Sie als Eltern und Lehrer Ihr Kind dabei mit Fragen unterstützen: „Steht das Wort am Satzanfang? Ist es ein Hauptwort? Muss ich es also groß oder klein schreiben?“ Vereinbaren Sie mir Ihrem Kind maximal drei Sätze täglich zu analysieren. Sie lesen zunächst den ganzen Satz vor und wiederholen sodann den Satz Wort für Wort. Anschließend ist Ihr Kind an der Reihe: Es muss nun angeben, ob die entsprechenden Wörter groß oder klein zu schreiben sind.

Eine weitere hilfreiche Übungsmöglichkeit können Sie mithilfe des Computers gestalten. Mit einem Texterkennungsprogramm können Sie schwierige Texte einscannen. Sie verändern den eingescannten Text, in dem Sie alles klein schreiben. Den Text können Sie nun in kleine Portionen zerlegen und Ihr Kind jeden Tag z. B. einen Absatz, bestehend aus vier bis acht Zeilen, bearbeiten lassen. Ihr Kind sucht in dem komplett kleingeschriebenen Text alle Wörter, die groß zu schreiben sind. Anfangs können Sie als Orientierung die Anzahl der Fehler bekannt geben, später versucht Ihr Kind, alle Fehler selbstständig zu finden. Bei jedem gefundenen Fehler lassen Sie sich von Ihrem Kind erläutern, warum das jeweilige Wort groß geschrieben werden muss. Somit können Sie seine Denkstrategien und sein Regelwissen überprüfen und gegebenenfalls sofort korrigieren. Mit diesem Vorgehen automatisiert Ihr Kind seine diesbezüglichen Denkschritte. Es ist ausreichend, in einer Woche an drei bis vier Tagen diese Übung durchzuführen. Die Fehlersuche – Ihr Kind kann hierbei die Rolle des

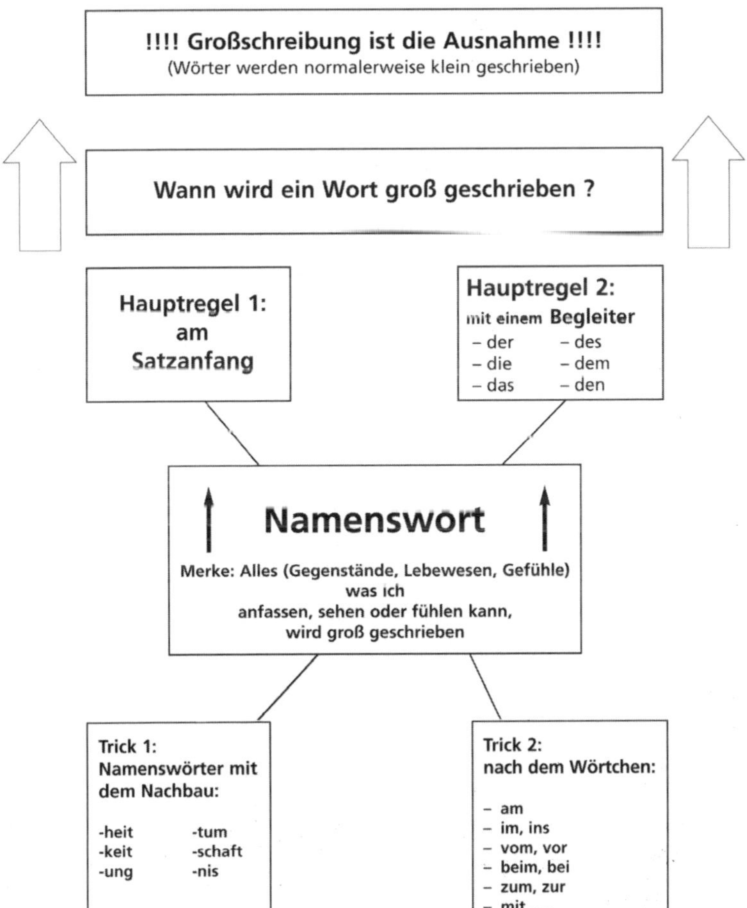

Abbildung 12.5: Zur Großschreibung

Detektivs übernehmen – bereitet den Kindern in der Regel Spaß, da sie nicht schreiben müssen.

Hilfreich kann für Ihr Kind ein Arbeitsblatt sein, das die „Haupterkennungszeichen“ der Groß- oder Kleinschreibung im Überblick wiedergibt (vgl. Abbildung 12.5):

- bestimmte Begleiter
- kann ich das Wort sehen oder anfassen?
- handelt es sich um ein Gefühl?
- finde ich einen bestimmten Nachbau, der nur Namenswörtern vorbehalten ist?

Dies sind alles Erkennungszeichen von Namenswörtern, die Sie durch entsprechende Fragen vorgeben und die Kinder im Laufe der Zeit internalisieren können.

Achtung: Bei ADS-Kindern ist es wichtig, anfangs nur eine Frage zu stellen. Eine Vielzahl von Fragen können hyper- und hypoaktive Kinder nur schlecht abspeichern, sie verwirren die Kinder nur und mindern erneut ihre Konzentration.

10. Zusammenfassender Überblick

Abbildung 12.6 stellt im Überblick noch einmal wenige, aber passende Methoden zum Erlernen der Rechtschreibung für ADS-Kinder zusammen. Diese Methoden bilden ein Trainingsprogramm, das Sie als Eltern gemeinsam mit Ihren Kindern zuhause erfolgreich praktizieren können. Da wir das isolierte Arbeiten an einer ganz spezifischen Rechtschreibproblematik für wenig effektiv halten, möchten wir Ihnen ein ganzheitliches Konzept vorstellen, das bei Ihrem Kind ein solides Fundament für eine korrekte Rechtschreibung legt. Einfache Hilfestellungen können Erfolg ermöglichen, wenn das Üben System hat.

Das *Basisprinzip* unseres Lernkonzepts beruht auf dem regelmäßigen Wiederholen. Dabei gilt der Grundsatz, in der jeweiligen Übungssituation den Lernstoff in kleinen Portionen zu wiederholen.

Die fünf *Bausteine* unseres Programms bilden:

1. Abfotografieren des Wortbildes
2. Der Einsatz der Wortbaustelle zum Erlernen der Morphemsegmentierung
3. Großschreibung als Ausnahmen erkennen
4. Lautliches Differenzieren von Wörtern
5. Der Einsatz von Spezialtricks zur weiteren Fehlervermeidung

Begleitend und „über Jahre hinweg“ gilt es, die Anwendung der erlenten Bausteine immer wieder einzuüben.

Damit Ihre Kinder im Bereich der Rechtschreibung erfolgreich sein können, kommt es darauf an, den Übungsstoff in einem allgemeineren Rahmen anzuwenden. Dies kann beispielsweise durch Ihr Diktieren einzelner Wörter oder ganzer Sätze erfolgen. Viele (ADS-)Kinder scheitern jedoch am Transfer ihres häuslichen Übens auf die schulische Leistungsüberprüfung. Sätze wie: „Zuhause hat er das Diktat fast fehlerfrei geschrieben und in der Schule dann wieder diese Katastrophe" hören wir oft von Müttern. Aus diesem Grunde ist es wichtig, in der Übungssituation zu Hause „den Ernstfall" möglichst gut nachzubilden.

Als Eltern und Lehrer machen Sie die Erfahrung, dass gerade ADS-Kinder in der realen Diktatsituation in der Schule sehr schnell unter Zeitdruck geraten: Sie verlieren den Faden, geraten in Hektik und ihre Fehler mehren sich. Mithilfe eines kleinen Tricks, der sich zuhause einüben lässt, können hypo- und hyperaktive Kinder diese missliche Situation deutlich besser beherrschen: „Wenn du unsicher bist, ob du ein bestimmtes Wort möglicherweise falsch geschrieben hast, markiere dieses Wort während des Diktates mit einem kleinen Bleistiftpunkt unterhalb des Wortes und schreibe weiter. Am Ende des Diktates überprüfst du noch einmal alle markierten Wörter." Auf diese Weise gehen den ADS-Kindern die erlebten Unsicherheiten „nicht verloren", sie können sie später noch einmal gezielt überprüfen, was ihnen wieder mehr Sicherheit vermittelt. Außerdem verlieren sie während des Diktats mithilfe dieses kleinen Tricks keine Zeit durch Innehalten, Überlegen, Durchstreichen und Neuschreiben.

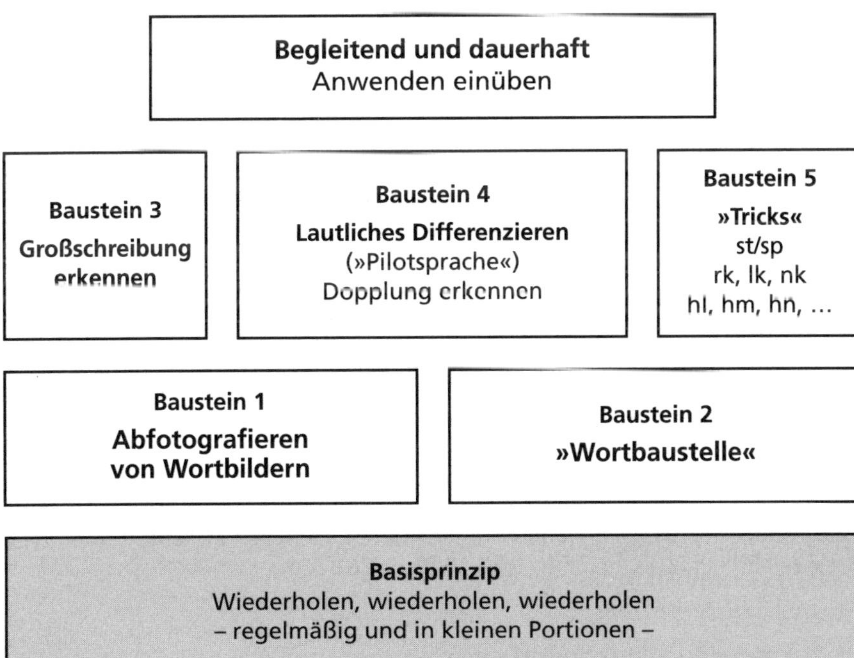

Abbildung 12.6: Auf einen Blick: Die hilfreichen Lernstrategien in der Rechtschreibung

Kapitel 13: Lesen

1. Einleitung

a) Zur Lesestörung aus kinder- und jugendpsychiatrischer Sicht

Die internationale Klassifikation psychischer Störungen (ICD-10) der Weltgesundheitsorganisation (WHO) fasst die Lese- und Rechtschreibstörungen zusammen. „Das Hauptmerkmal dieser Störung ist eine umschriebene und eindeutige Beeinträchtigung in der Entwicklung der Lesefertigkeiten, die nicht allein durch das Entwicklungsalter, durch Visusprobleme oder unangemessene Beschulung erklärbar ist." (Warnke u. a. 2002, S. 14) Das Leseverständnis, also die Fähigkeit, gelesene Worte wieder zu erkennen und vorzulesen sowie die Leistungen bei Aufgaben, für die Lesefähigkeit benötigt wird, können sämtlich betroffen sein. Mit Lesestörungen gehen häufig Rechtschreibstörungen einher. Diese halten oft bis in die Adoleszenz (d. h. das Jugendalter) an, selbst wenn im Laufe der Kindheit im Lesen einige Fortschritte erzielt werden.

Etwa 4 % aller Schüler sind von einer schwerwiegenden Lese- und Rechtschreibstörung betroffen, Jungen dabei deutlich häufiger als Mädchen. Lese-/Rechtschreibstörungen zählen zu den so genannten Teilleistungsstörungen: Trotz normaler intellektueller Möglichkeiten gelingt den betroffenen Kindern eine Teilleistung, hier das Lesen, nur unzureichend.

Lesestörungen zeigen sich häufig bereits in der ersten Klasse. Die Woche für Woche neu erlernten Buchstaben können nicht richtig abgespeichert und korrekt benannt sowie Laute nur unzureichend akustisch unterschieden werden – das Zusammenlesen der einzelnen Buchstaben gelingt nicht.

In der Regel lernen die meisten Kinder mit einer Lese-/Rechtschreibstörung im Laufe der Zeit dennoch das Lesen. Mit den Jahren nehmen die Fehler ab, ein Handicap kann für Kinder und Jugendliche aber die recht langsame Lesegeschwindigkeit und die damit reduzierte Sinnentnahme bleiben.

Die Zahl der Kinder, die gleichzeitig an einem ADS und an einer Leseschwäche leiden, ist hoch. Der Anteil von hyper- und hypoaktiven Kindern mit einer Lesestörung liegt je nach Definition der Störung zwischen 38 % und 62 % (vgl. Barkley 1998, S. 100, und Skrodzki 2000, S. 26).

b) Zur aktuellen Forschungslage

Neue Forschungen haben gezeigt, dass es verschiedene Gruppen betroffener Kinder gibt:

- Kinder mit einer Leseschwäche/-störung ohne Defizite in weiteren Funktionen
- Kinder mit einer Leseschwäche/-störung, die zusätzlich visuelle und/oder auditive Wahrnehmungsstörungen haben
- Kinder mit Wahrnehmungsstörungen, die keine Schwierigkeiten im Lesen und Rechnen aufweisen

Aus diesen Erkenntnissen hat man geschlussfolgert, dass man sich in der Leseförderung weniger mit den Funktionsstörungen, sondern mehr mit dem eigentlichen Leselernprozess beschäftigen sollte.

2. Modelle des Leseprozesses – Was passiert eigentlich, wenn man liest?

Auf welche Weise entnimmt der Leser der Schrift Informationen, die es ihm ermöglichen, einen geschriebenen Text laut vorzulesen bzw. dessen Sinn zu entnehmen? Auf welche Kenntnisse und Fertigkeiten greift er dabei zurück?

Vorab: Die folgenden Erklärungskonzepte sind „nur" Modelle. Sie sollen Ihnen eine Vorstellung vermitteln, wie komplex der Leseprozess ist. Die unten beschriebenen Modelle zeigen trotz aller Unterschiede dabei zum Teil Überschneidungen und Annäherungen (vgl. Klicpera, Gasteiger-Klicpera 1995). Wenn Sie sich mit den einzelnen Modellen nicht im Detail auseinander setzen möchten, können Sie direkt beim Unterpunkt d) „Die Modelle im Überblick" weiterlesen.

a) Modell der zweifachen Zugangswege

Nach diesem Modell stehen dem Leser zwei Zugangsmöglichkeiten zur Verfügung. Der erste Zugang besteht in einer sofortigen Wortidentifikation, wobei über den so genannten orthographischen Code im Gehirn ein direkter, d.h. unmittelbarer Kontakt mit einem lexikalischen Eintrag hergestellt wird. Ist der Eintrag ermittelt, weiß der Leser die Aussprache des Wortes.

Bei unbekannten Wörtern ist dagegen eine Wortidentifikation nicht möglich, da hier kein lexikalischer Eintrag im Gehirn vorhanden ist. In diesem zweiten Fall erfolgt eine Rekodierung der einzelnen Buchstaben bzw. Buchstabengruppen in eine sprech-/sprachliche „phonologische" Form. Nun ist die Aussprache der Wörter möglich. Diese so genannte phonologische Rekodierung erfolgt vor dem Zugang zum Lexikon. Grapheme (Einzelbuchstaben bzw. kleine Buchstabengruppen wie „sch") werden als Einheiten beim phonologischen Rekodieren verwendet. Wissenschaftler nehmen allgemeine Regeln für die Zuordnung von Graphemen zu Phonemen an.

Da in vielen Schriftsprachen die Graphem-Phonem-Zuordnungsregeln nur bei einem Teil der Wörter die korrekte Aussprache wiedergeben, muss es für das Lesen bzw. Aussprechen unbekannter Wörter Ausnahmen geben. Für diesen Fall gehen Wissenschaftler davon aus, dass beide Zugangswege – d.h. die Wortidentifikation im Mentallexikon und die phonologische Rekodierung – vom Leser parallel eingeschlagen werden. Die Ergebnisse beider Verarbeitungsprozesse könnten dann verglichen werden. Auch über den (zweiten) Zugang einer prälexikalischen phonologischen Rekodierung muss das mentale Lexikon konsultiert und die ermittelte Aussprache verifiziert werden.

Fazit: Entweder kann sich der Leser an das Wortbild erinnern, weil er es zuvor schon abgespeichert hat. Ist dies nicht der Fall, muss er sich das Wort Buchstabe für Buchstabe bzw. Laut für Laut zusammenziehend erlesen. Beide Prozesse können gleichzeitig nebeneinander stattfinden.

b) Das Analogiemodell

Das Analogiemodell ist im Vergleich zum Modell der zweifachen Zugangswege komplexer. Es stellt ein Übergangsmodell zu dem nachfolgenden Netzwerkmodell dar, welches hochkomplex ist. Das Analogiemodell geht davon aus, dass ein Leser beim Lesen eines neuen Wortes rasch alle ihm bekannten ähnlichen Worte automatische aktiviert. Wissenschaftler nehmen an, dass beim Lesen bekannter Wörter auch direkt die Aussprache der gesamten Buchstabensequenz abgerufen werden kann.

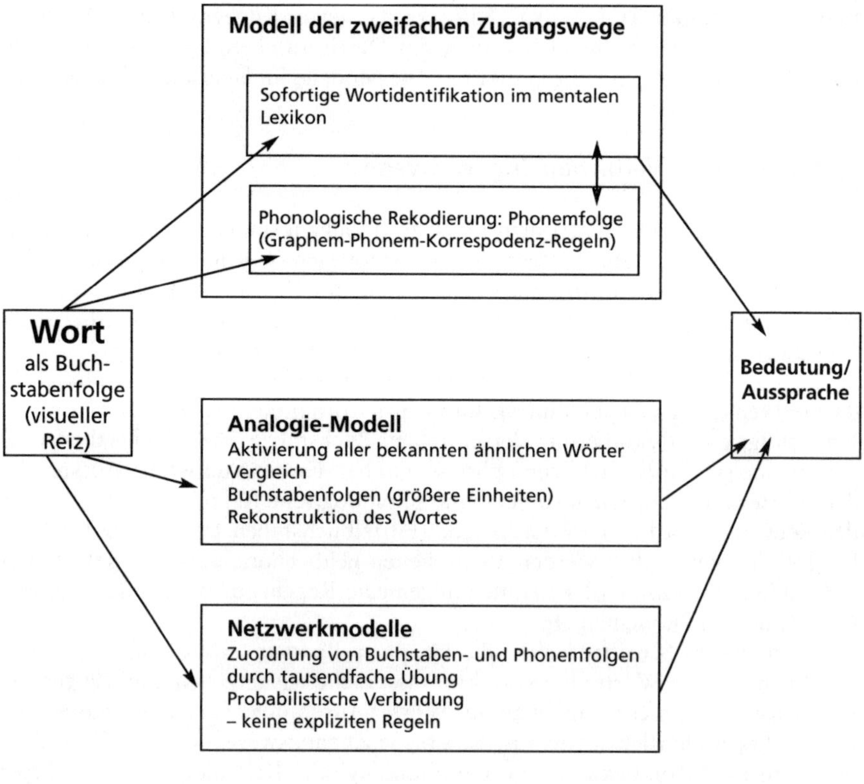

Abb. 13.1: Theorien zum Leselernprozess

Das Analogiemodell basiert auf dem Befund, dass ein Großteil des Einflusses der Regelmäßigkeit in der Graphem-Phonem-Zuordnung durch die Konsistenz der Aussprache von Buchstabenfolgen erklärt werden kann. Wörter mit Buchstabenfolgen, die immer wieder gleich ausgesprochen werden, können rascher gelesen werden als Wörter mit Buchstabenfolgen, die sehr inkonsistent ausgesprochen werden. Neben der phonologischen Rekodierung durch Graphem-Phonem-Zuordnungsregeln könnte ein zweiter Rekodierungsprozess, nämlich die Zuordnung der Graphem- und Phonemfolge des Silbenauslautes bzw. des Silbenkörpers, zur Verfügung stehen.

c) Netzwerkmodell

Dieses Modell entspricht am weitesten der aktuellen Forschung über die Arbeitsweise des Gehirnes mit seinen vernetzten Strukturen. Die Aussprache von Wörtern wird nach diesem Modell dadurch möglich, dass der Leser durch tausendfache Übung die Zuordnung von Buchstaben- und Phonemfolgen gelernt hat, ohne dabei explizite Regeln zu benötigen. Die Zuordnungsbeziehung ist jetzt nur noch ein quasi regelhaftes Verhältnis. Ausnahmen gibt es ja immer, so dass die Häufigkeit des Übens eine große Rolle spielt.

Wissenschaftler nehmen an, dass die verschiedenen Informationen, die wir über Worte haben, in verschiedenen getrennten Netzwerken gespeichert werden, die über Zugangswege miteinander verbunden sind. Wörter werden möglicherweise in sich überlappende Sequenzen von Buchstaben zerlegt. Ein Wort kann eine große Anzahl an inneren orthographischen Repräsentationseinheiten aktivieren. Das Aktivitätsmuster als komplexes Netzwerkssystem erlaubt dann in seiner Gesamtheit eine sichere Identifikation der Buchstabenfolge eines Wortes. Die innere Repräsentation der orthographischen Struktur von Wörtern und damit das Wissen um ihre Aussprache geschieht also nicht durch Eins-zu-Eins-Regeln, sondern durch so genannte probabilistische Verbindungen. Der Leser lernt, wie bestimmte Buchstabenfolgen in Phonemfolgen übersetzt werden. Dieses Wissen geschieht durch Erfahrung im Leseprozess, über eine Vielzahl von Wörtern, ohne dass der Leser nun die Gründe einer Zuordnungsregel beherrschen muss.

d) Die Modelle im Überblick

Aus den oben beschriebenen theoretischen Modellen lässt sich schlussfolgern, dass die Worterkennung nicht die Anwendung eines Regelsystems ist, sondern einen Suchprozess darstellt. Während dieses Suchprozesses werden unterschiedliche Speicher nach Vertrautem und Bekanntem durchsucht und mit dem Unbekannten in Beziehung gesetzt.

Ein Wort, welches nicht als Ganzes erkannt werden kann, wird in handhabbare Einheiten untergliedert.

Die segmentierten Einheiten werden dann im Langzeitgedächtnis mit bereits vorhanden Quasiwörtern, Wortfragmenten oder Merkmalslisten verglichen und auf Bekanntheit überprüft. Ein so genannter Resynthetisierungsprozess sorgt für das Zusammenfügen der Segmente zu einer Einheit, welches der Leser in eine akustisch, phonologische oder semantische Kategorie einordnet. Es finden also insgesamt viele Transferprozesse statt, die über eigene individuelle Strategien, die Unbekanntes mit Bekanntem vergleichen, ablaufen.

e) Was bedeutet dies für den Leselernprozess?

Da Lesen eine hochkomplexe Tätigkeit bildet, stellen hierfür die Fähigkeit zur Aufmerksamkeit und die Kapazität des Arbeitsspeichers sehr wichtige Voraussetzungen dar.

Für ein erfolgreiches Lesen ist der Grad der Automatisierung – d.h. das „tausendfache Üben", um immer wieder Neues mit Bekanntem zu vergleichen – von wesentlicher Bedeutung.

Ein Beispiel: Wie kann ein Leser das ihm unbekannte Wort „Spaziergang" erlesen?

Vorausgesetzt werden darf, dass der Leser in seinem Wortspeicher, d.h. im Langzeitgedächtnis, schon Wörter oder Wortfragmente abgespeichert hat. Außerdem besitzt er Erfahrungen im Vergleich zwischen Bekanntem und Unbekanntem. Zunächst setzt im Gehirn des Lesers ein Segmentierungsprozess ein.
Ein sehr geübter Leser wird das Segment „spazier" im Wort „spazieren gehen" wiedererkennen, das Wort „Gang" wird ihm auch bekannt vorkommen, so dass er nur noch beide Segmente zu einem Ganzen zusammenfügen muss.
Der weniger geübte Leser wird vielleicht das kleinere Segment „sp" erkennen, außerdem das „ie", das „ng" und den Rest des Wortes nur als Einzelbuchstaben identifizieren. Er muss dann die Einzelteile, Laut für Laut, zusammenfügen.

Der Geübte braucht also nur zwei Segmente zu verbinden, während der Ungeübte acht Teilschritte benötigt, um das Wort zu erkennen bzw. zu bilden. In der Konsequenz bedeutet dies, dass es für das Lesen neuer, unbekannter Wörter viel einfacher und schneller ist, möglichst viele größere Worteinheiten automatisiert zu haben (vgl. Walter 1996, S. 116).

3. Forschungsergebnisse: Der schwache Leser

Schwache Leser, d.h. Kinder mit Leseschwierigkeiten, zeigen beim phonologischen Rekodieren meist Beeinträchtigungen. Sie benötigen mehr Zeit zum Finden der Buchstabe-Laut-Zuordnungen und es treten beim lauten Vorlesen häufiger Verwechslungen auf. Ihre mangelnde Beherrschung der Graphem-/

Phonemkorrespondenzen heißt jedoch nicht, dass sie diese Lesestrategie überhaupt nicht einsetzen oder eine phonologische Rekodierung seltener anwenden. Das Gegenteil ist vielmehr der Fall: Das phonologische Rekodieren erscheint eine für den ungeübten Leser automatisierte Lesestrategie zu sein, welche seine Leseleistung in deutlicher Weise erschwert.

Schwache Leser haben ein Problem, wiederholt geübte Wörter richtig zu lesen. Gute Leser können schon in der 3. Klasse regelmäßige wie unregelmäßige Wörter (in den Graphem-Phonem-Zuordnungen) bei der ersten Darbietung relativ rasch erlesen. Die Lesegeschwindigkeit schwacher Leser nimmt langsamer zu und bleibt auch nach vielen Wiederholungen schon geübter Wörter deutlich unter der Geschwindigkeit guter Leser. Allerdings bleiben die Übungseffekte – im Verhältnis betrachtet – auch bei den schwachen Lesern über längere Zeit erhalten. Dies gilt aber nur für die bereits geübten Wörter. Die Übungen führen nicht dazu, dass neue ähnliche Wörter nun schneller und sicherer erlesen werden können.

Fazit: Das wiederholte Lesen – und damit verbunden die lexikalische Eintragung gelesener Wörter im Gedächtnisspeicher – bedeutet, dass diese Wörter auch den schwachen Lesern in Zukunft besser zugänglich werden. Ihr Lesen kann nun sicherer und rascher erfolgen. Dieser Übungsprozess erfordert jedoch mehr Zeit und häufigere Wiederholungen als bei guten Lesern.
Der Leseprozess läuft bei schwachen Lesern zwar später und verzögert, aber wie bei guten Lesern dennoch unwillkürlich und ohne bewusste Entscheidung ab. Er erfordert jedoch mehr Anstrengung. Selbst ältere leseschwache Kinder und Jugendliche können offensichtlich nicht parallel mehrere Buchstaben gleichzeitig rekodieren. Es handelt sich bei ihnen um eine mangelnde Automatisierung, die vielleicht durch eine falsche Strategie der Aufmerksamkeitsverteilung mitbedingt ist.

4. Lesestörungen bei ADS-Kindern

a) Grundsätzliche, durch das ADS bedingte Gefährdungen

Das Durchhaltevermögen, die Ausdauer und die Frustrationstoleranz sind beim Lernen – und damit auch beim Lesen – bei hyper- und hypoaktiven Kindern vermindert. Für eine erfolgreiche Automatisierung des neuen Lernstoffs benötigen ADS-Kinder mehr Wiederholungsdurchgänge als andere Kinder. Diese ADS-bedingte Ausgangslage führt beim Leseprozess zu bestimmten Gefahrenstellen:

- Die Kinder verharren auf der alphabetischen Stufe, d.h. sie synthetisieren jedes Wort Buchstabe für Buchstabe.
- Sie „verlesen“ sich ständig, da ihr aktiver Wortschatz zu wenig gesichert, d.h. abgespeichert ist. Sie verfügen über keine (schnellen) Zugriffsmöglichkeiten auf bekannte Wörter.

b) Zusätzliche spezielle Schwierigkeiten

ADS-Kinder stehen häufig vor dem Problem, ihre Augen beim Lesen nicht richtig steuern zu können. Untersuchungen der Augenbewegungen zeigten bei Kindern mit Lese-/Rechtschreibstörungen folgende Schwierigkeiten:

- Defizite in der Stabilität der Fixationen, d.h. der Blick bleibt zu kurz – und manchmal auch zu lange – an dem zu erlesenden Wortfragment haften
- Kürzere Latenzzeiten bei Sakkaden, d.h. der notwendigen Blicksprünge beim Erfassen der Buchstabenfolge
- Schwächen bei der Unterdrückung von unwillkürlichen Blicksprüngen
- Erhöhte Anzahl der Sakkaden beim Lesen, verlängerte Fixationszeiten und erhöhte Anzahl an Regressionen, d.h. an korrigierenden Rücksprüngen im Wort

Exkurs aus der Forschung: Das Problem sog. erratischer Blickbewegungen

Am Institut für Hirnforschung der Universität Freiburg im Breisgau untersucht man seit Jahren die unruhigen Blickbewegungen (sog. erratische Blickbewegungen) *legasthener* Kinder. Ihre Augen, so fand man, bewegen sich nicht in regelmäßigen Blicksprüngen nach rechts, sondern unregelmäßig in unterschiedlich langen Blicksprüngen und in zufälliger Folge nach links oder rechts. Auch ältere Kinder, die ihre Leseschwäche weitgehend überwunden haben und bereits gut lesen können, zeigen noch immer diese gleichen erratischen Augenbewegungen. Bei einer Gruppe von Legasthenikern fand man extrem verkürzte Reaktionszeiten zwischen dem Auftauchen eines Blickzieles und dem Beginn einer Augenbewegung.
Die Freiburger Forschungsergebnisse werfen die Frage auf, ob sie nicht auch typische Merkmale von *ADS-Kindern* beschreiben. Diese Frage muss von der Wissenschaft weiter verfolgt werden.

Um ein Wort beim Lesen richtig zu erfassen, bedarf es einer optimalen „Landeposition" der Augen. Werden zu viele Blicksprünge vollzogen, die zusätzlich häufig korrigiert werden müssen, wird die optimale Landeposition oft verfehlt. Eine sinnvolle Informationsverarbeitung wird erst durch eine präzise Koordination und Umschaltung zwischen gut gesteuerten Augenbewegungen und Fixationen ermöglicht. Bei schlechten Lesern sind diese Umschaltprozesse beeinträchtigt. Bei ihnen orientiert sich z.B. die Fixationsdauer nicht wie bei guten Lesern am besonderen Schwierigkeitsgrad der jeweiligen Wörter.

c) Lesestörungen bei ADS-Kindern – ein Teufelskreis?

Wissenschaftliche Untersuchungen besagen, dass rund die Hälfte aller ADS-Kinder ein Defizit in der willentlichen Ausrichtung des Blickes aufweist. Die Kinder können ihren Blick selbst über kurze Zeitintervalle von nur wenigen Sekunden nicht gut fixieren und lassen sich leicht ablenken. Sie machen viele unnötige Blicksprünge während der Fixationsphasen (vgl. Fischer 2001).

Die erratischen unruhigen Augenbewegungen machen es ADS-Kindern schwer, die zu lesenden Wörter richtig zu identifizieren. Der Lese(lern)prozess wird bei hyper- und hypoaktiven Kindern im Vergleich zu ihren Altersgenossen dadurch anstrengender und fehlerbehafteter, was den betroffenen Kindern die Lust zum Üben nimmt. Die Schwierigkeiten in der Blicksteuerung führen zu ungünstigen „Landepositionen" der Augen und damit zu einer geringeren Wahrscheinlichkeit, das Wort richtig zu „erraten". Die Folgen sind ein Misserfolg beim Lesen, eine mündliche Korrektur durch die Lehrer oder Eltern und eine Zunahme negativer Gefühle bei den betroffenen Kindern. Ihre geringe Frustrationstoleranz führt zu neuen Blockaden und einer wachsenden Ablehnung des Lesenlernens.

Eine Behandlung mit Methylphenidat hat bei ADS-Kindern zur Folge, dass ihre Blicksteuerung in der Regel deutlich verbessert wird, allerdings nur für die Dauer der Wirksamkeit des Medikamentes von einigen Stunden (vgl. Fischer 2001, S. 25f).

5. Vorüberlegungen zum effektiven Üben

a) Die Ausgangssituation

Für ADS-Kinder ist das Lernen und Üben des Lesens im Vergleich zu anderen Kindern in der Regel sehr viel anstrengender. Dies bringt es mit sich, dass hyper- und hypoaktive Kinder beim Lesen rasch ermüden. Für ein erfolgreiches Leselernen ist es deshalb notwendig, mit den Kindern regelmäßig und in kleineren Zeiteinheiten zu üben.

Der Automatisierungsgrad neuen Lernstoffs ist bei ADS-Kindern auch im fortgeschrittenen Leselernprozess oft geringer als bei ihren Altersgenossen. Dies bedeutet, dass die selektive Aufmerksamkeit der ADS-Kinder, die ja ohnehin geringer ist als bei anderen Kindern, noch mehr gefordert ist. Die Identifizierungseinheiten von bekannten Wortsegmenten sind bei den betroffenen Kindern in der Regel kleiner („Sp" versus „Spazier"; vgl. das Beispiel auf S. 134), was ihr Lesen wiederum mühevoller macht.

b) Das Ziel

Wie in der Rechtschreibung gilt es für ADS-Kinder auch beim Lesen, den Grad der Automatisierung zu erhöhen. Gute, d.h. sichere und schnelle Leser unterscheiden sich von unsicheren und langsamen Lesern durch die Identifikation größerer Worteinheiten auf „einen Blick". Dieses stellen auch die oben beschriebenen Erklärungsmodelle des Leselernprozesses übereinstimmend fest: Sind viele möglichst große Einheiten von Wörtern, Silben oder Buchstabenfolgen automatisiert, können diese ohne größeren Aufwand schnell abgerufen werden. Sie stehen den Kindern dann als Grundlage zum Abgleich der neuen unbekannten mit den abgespeicherten, bekannten Wörtern zur Verfügung.

6. Effektive Übungsmethoden

a) Motivation wecken, Erfolge erlebbar machten

Motivation zum Lesenüben kann bei leseschwachen Kindern nicht vorausgesetzt werden – das Gegenteil ist zumeist der Fall. Wie kann ich bei ADS-Kindern Motivation zum Wiederholen und Üben wecken?

Eine empfehlenswerte Methode besteht darin, dass Ihre Kinder immer wieder auf‘s Neue einen für sie unbekannten Text lesen und ihn dabei auf Kassette oder Tonbandgerät aufnehmen. Später lassen Sie Ihre Kinder noch einmal den geübten Text und einen unbekannten Text der gleichen Schwierigkeitsstufe lesen und aufnehmen. Beide Texte werden dann zum Vergleich vorgespielt. (ADS-) Kinder können nun die Erfahrung machen: „Was konnte ich vor einem, vor drei .... Monaten und was kann ich jetzt?“ Gerade für Leseübungen ist dies besonders wichtig, da der Lernerfolg beim Training zum schnellen Lesen sonst nicht ausreichend wahrgenommen wird. Auf diese Weise können Sie bei Ihren Kindern die Motivation zum regelmäßigen Weiterüben stärken.

Eine zweite Methode besteht darin, mithilfe einer Stoppuhr im Abstand von zwei bis drei Monaten zu messen, wie viele Wörter, Zeilen oder Seiten ein Kind in einer bestimmten Zeit gelesen hat. Auf diese Weise können Sie Ihrem Kind seine zunehmende Geschwindigkeit beim Lesen verdeutlichen.

b) Lesefreude durch Lesegemütlichkeit entwickeln

Positiv wirkt es sich aus, zuhause eine gemütliche Leseecke im Kinder- bzw. Jugendzimmer oder im Wohnzimmer einzurichten, die Ihr Kind selbst gestalten kann. Diese leicht umzusetzende Maßnahme trägt dazu bei, dass Ihr Kind mit dem Lesen eine positive Erfahrung verknüpft.

c) Interessante Bücher anbieten

Büchereien bieten heute eine Vielzahl von Auswahlmöglichkeiten. Für leseschwache Kinder sind zunächst Bücher mit vielen Bildern, z. B. auch Sachbücher mit kurzen Texten, „die interessanteren“. Auch über Sachthemen oder spannende Geschichten wie Kinderkrimis ist bei (ADS-)Kindern Lesefreude zu wecken.

d) Mit dem Kind Vereinbarungen treffen

Als „Notmaßnahme“ treffen Sie als Eltern mit Ihren Kindern eine Vereinbarung darüber, dass täglich in kleinen Portionen gelesen wird. Anschließend sollte Ihnen Ihr Kind den Inhalt des Gelesenen erzählen. Halten Eltern dieses tägliche kleine Übungspensum durch, gehört es mit der Zeit für das Kind zum normalen Alltag und kann möglicherweise später zu einem angenehmen Ritual werden, über das nicht mehr diskutiert werden muss.

7. Grundprinzipien beim Üben

Aufgrund Ihrer komplexen Schwierigkeiten ist es wichtig, ADS-Kinder *nicht zu überfordern*. Dies gilt insbesondere für das Lesen. Dieses sollten die Kinder deshalb stets in kleinen, überschaubaren Zeiteinheiten, dafür aber täglich üben. Einzelne Übungen mit leseschwachen Kindern sollten über mehrere Tage verteilt werden und nicht „massiert" in einer Zeiteinheit stattfinden (vgl. dazu Klicpera, Gasteiger-Klicpera 1995). Üben die Kinder regelmäßig in kürzeren Zeiteinheiten, gelingt es ihnen besser, die in den Übungen gelesenen Wörter zu vergleichen und deren wesentliche Merkmale herauszuarbeiten und erfolgreich abzuspeichern.

Üben sollte *systematisch* erfolgen: Beim Üben sollte auf das systematische Wiederholen von Wörtern geachtet werden. Aus der wissenschaftlichen Forschung wissen wir, dass leseschwache Kinder ihre Aufmerksamkeit unzureichend auf die relevanten Merkmale, die für das Erkennen und Lernen von Wörtern wichtig sind, richten. Sie beachten oft nur grobe Merkmale wie die Länge oder den Anfang der Wörter. Wichtig ist es also, dass ADS-Kinder ihre Aufmerksamkeit auf die relevanten Merkmale der Wörter richten – beispielsweise auf Vorsilben oder Endungen.

Hier sind *Hilfestellungen von Außen* notwendig. Die wichtigen Merkmale können besser erkannt werden, wenn sie besonders hervorgehoben werden. Sie können als Eltern zum Beispiel die unten beschriebene Formatierung eines Textes vornehmen und längere Wörter visuell in überschaubare Einheiten (Silben) zerlegen.

Ein wichtiges Grundprinzip des Übens ist das *Selbstständig-erlesen-lassen*. Untersuchungen zeigten, dass der Versuch, Kinder beim Zuhören einer Kassette mitlesen zu lassen, ungünstig ist. Die Kinder bekommen hier eine Hilfe beim Lesen, ohne eigenständig versucht zu haben, den Text zu lesen (vgl. Klicpera, Schabmann, Gasteiger-Klicpera, 2003). Erst das wiederholte selbstständige Lesen einer Geschichte macht den Übungserfolg aus. Um die Übertragung des Erlernten auf andere Texte zu ermöglichen, empfehlen wir, Texte lesen zu lassen, die sich in ihrem Wortschatz zum Teil überlappen.

Niemals sollten Sie Ihr Kind mit der Aufforderung überfallen: „Wir könnten doch jetzt mal üben, ich habe gerade Zeit...". Dies wird bei Ihren Kindern immer wieder auf Ablehnung stoßen. Treffen Sie besser mit ihrem Kind klare *Absprachen im Voraus*, die den genauen Zeitpunkt und den zeitlichen und/oder inhaltlichen Umfang der Übung beinhalten. Eine Motivationshilfe kann darin bestehen, Anreize (kleine Vergünstigungen nach erfolgter Übung) in Aussicht zu stellen.

8. Tricks

Um bei Ihren Kindern keine zu hohe Frustration zu erzeugen, sollten diese ihre Lesefehler selbst verbessern. Ihr Kind sollten Sie dabei durch *nonverbale Zeichen* auf den Fehler hinweisen, da mündliche Interventionen der Eltern häufig demotivierend wirken. Nonverbale Zeichen können im Voraus vereinbart werden, so z. B.: „Ich nehme dich etwas fester in den Arm, wenn..." oder „ich lege meine Hand auf deinen Oberschenkel" oder ähnliches.

Günstig kann es sein, die Kinder *flüsternd vorlesen* zu lassen. Durch diesen Trick werden sie nicht mehr durch ihre „laute Stimme im Kopf" irritiert und abgelenkt.

Aufgrund der Schwierigkeiten in der Blicksteuerung und den entsprechenden Fixationsproblemen benötigen ADS-Kinder unbedingt eine *Orientierungshilfe* beim Lesen. Dies kann das Mitlaufenlassen des Zeigefingers sein, eines Lineals oder noch besser eines Blatt Papiers, das den Rest des Textes, der ja auch einen Stör- und Ablenkungsfaktor darstellt, verdeckt.

9. Medikation

Es gibt eindeutige wissenschaftliche Befunde, dass die Hälfte aller ADS-Kinder erhebliche Schwierigkeiten in der Kontrolle der Augenbewegungen aufweist. Die Methylphenidat-Medikaton leistet hier eine wesentliche Hilfe: Sie legt Grundlagen für eine erhöhte Aufmerksamkeit, eine bessere Kontrolle der Augenbewegungen, ein "dran bleiben können", was den Leseprozess der Kinder erleichtert und ihre Motivation damit erhöht. So konnte eine aktuelle Studie nachweisen, dass die Anzahl der Fehlsprünge bei den Augenbewegungen von ADS-Kindern durch eine Methylphenidat-Behandlung deutlich vermindert werden konnte (vgl. Fischer 2001, S. 25f).

10. Gefahrenstellen und Übungsformen beim Lesen

a) Die Vorübungen

Die so genannte phonologische Bewusstheit stellt eine zentrale Basis für den Leseprozess dar. Grundlegend für das Lesenlernen sind deshalb als Vorstufe Übungen zur phonologischen Bewusstheit. Kinder müssen in der Lage sein, Wörter in Silben zu zerlegen. Das silbenmäßige Klatschen – häufig bereits im Kindergarten eingeübt – sollte mit der Zeit zur „Pilotsprache" (vgl. Kapitel 12 zur Rechtschreibung) und zu den „Silbenbooten" (vgl. Hackethal 1999) übergehen.

Bei der Aussprache von Wörtern, die der Schriftsprache angeglichen sind, sollten zwischen den Silben ausreichende Pausen gemacht und alle Laute des Wortes deutlich ausgesprochen werden. Die Kinder dürfen also zwischen den Silben durchaus erneut Luft holen, um diese Pausen zu setzen. Sprechen Sie beispielsweise ganz langsam und mit Pausen das Wort: „To-ma-ten-sa-lat". Das rhythmische Zerlegen des Wortes kann unterstützt werden durch das begleitende Schreiben von „Silbenbooten". Es handelt sich hierbei um nach oben hin offene Bögen in der Luft. Der nächste wichtige Lernschritt umfasst das Erkennen von Lauten, d.h. der Selbstlaute oder Vokale in den Silben eines Wortes. Wenn Silbenboote gemalt werden, kann dafür beispielsweise ein Wort wie „Lokomotive" genutzt werden.

b) Gefahrenstellen beim Lesen

Wie in den anderen Grundlagenfächern gibt es besondere Stellen im Leselernprozess, bei denen sich Defizite entwickeln und festsetzen können. Meist sind es Punkte, bei denen eine Automatisierung durch mangelnde Wiederholungsdurchgänge fehlt.

Gefahrenstelle 1: Fehlende Automatisierung der Buchstabe-Laut-Verbindung

Aufgrund zu geringen Übungsaufwandes kann die Buchstaben-Laut-Verbindung nicht ausreichend automatisiert werden. Wird sie nicht beherrscht und erleben ADS-Kinder, dass ihre Klassenkameraden schon viel weiter sind, führt dies zu erhöhter Frustration und damit zu Vermeidungsverhalten.

Was bedeutet die Zuordnung Buchstabe-Laut? Um Lesen zu lernen, muss man Kenntnis über die Lautwerte der Buchstaben haben, da die Laute für sich genommen noch keinen Bedeutungsgehalt haben.

Übungsmöglichkeiten
Spiel mit (wenigen) Buchstabenkärtchen in Verbindung mit der Anlauttabelle als anfänglichem Hilfsmittel:

- Sie legen Kärtchen mit unterschiedlichen Buchstaben aus und fordern Ihr Kind auf: „Gib mir das e!", „Gib mir das mmm!" etc. Ihr Kind zeigt dann auf das jeweilige Kärtchen.
- „Was ist das?" Sie zeigen ein Buchstabenkärtchen oder eine Buchstabenfolge, die Ihr Kind möglichst schnell benennen soll.

> Eine **Anlauttabelle** wird in der Schule im Erstleseunterricht verwendet. Auf dieser Tabelle finden die Schülerinnen und Schüler zu jedem Buchstaben ein ihnen geläufiges Bildsymbol (z.B. einen Apfel für den Buchstaben „A", einen Baum für den Buchstaben „B", ein Zebra zum Buchstaben „Z" etc.) zugeordnet, das mit dem entsprechenden Buchstaben beginnt.

Gefahrenstelle 2: Unzureichendes Zusammenschleifen von Lauten

Das Zusammenschleifen von Lauten zu einem verbundenen Klangbild gelingt ADS-Kindern häufig nur unzureichend. Es gibt viele Kinder, die beim Lesenlernen Schwierigkeiten haben, weil sie Konsonanten und Vokale nicht miteinander verschleifen können.

Günstig ist es, mit Wörtern zu beginnen, die nur aus Selbstlauten (Vokalen: e, i, o, u, a) und Dauermitlauten (Dauerkonsonanten: m, n, r, s, f, l, w, z) bestehen.
Beispiele: Oma, Mama, Lesen, Malen, Name, Nase, Ofen, Rose, Rufen, Sofa.

Wenn das Prinzip des Zusammenschleifens beherrscht wird, kommen die Plosivlaute (b, p, d, t, g, k) und die Buchstabenfolgen ei, au, eu, sch, ch, sp, st hinzu.
Beispiele: Besen, Beine, Taube, Spiegel

Übungsmöglichkeiten
Sie schreiben beispielsweise das Wort Rose auf ein Wortkärtchen und zerschneiden dieses zwischen den beiden Silben Ro und se. Sie bieten beide Kärtchen zunächst als ganzes Wort an und ziehen sie dann auseinander, Silbe für Silbe, um dann wieder die Teile zusammenzufügen. Weitere Beispiele: Mofa, Salami

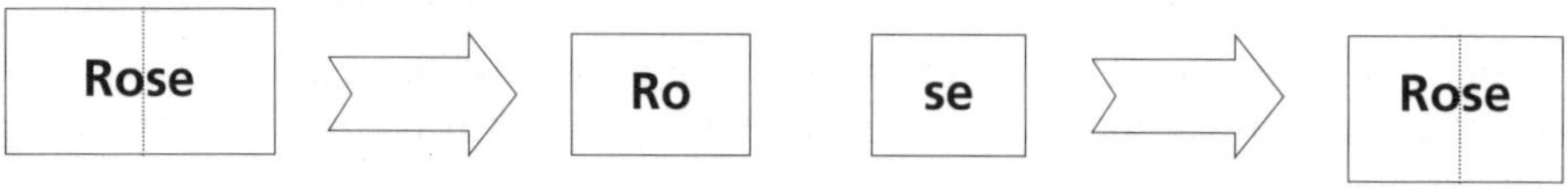

Meist werden die Silben und dann die Wörter gedehnt gesprochen. Ihr Kind muss jetzt aber noch eine Verknüpfung zu einem ähnlichen Klangbild eines Wortes und der hiermit verbundenen Bedeutung herstellen.

Die Silben- und Wortkärtchen sollten sie stets wiederholen und täglich neue Wörter aufnehmen.

Günstig für das Zusammenschleifen von Lauten kann zusätzlich der Einsatz von Lautgebärden sein.

Gefahrenstelle 3: Falsche Lesetechnik

Wird eine falsche Lesetechnik eintrainiert, hat das entscheidenden Einfluss auf die Geschwindigkeit des Lesens. Keinesfalls sollte zu lange „synthetisierend" gelesen werden, da dies die bei weitem langsamste Lesetechnik ist. Kinder bauen dabei das Wort Buchstabe für Buchstabe auf (z. B.: T – To – Tom – Toma – Tomat – Tomate). Dieser Prozess des synthetisierenden Lesens führt nach kürzester Zeit zu einer völligen Überlastung des ohnehin begrenzten Kurzzeitgedächtnisses.

Die mangelnde Automatisierung von größeren Einheiten ist möglicherweise durch eine frühzeitig festgelegte, „falsche" Strategie des ausschließlich synthetisierenden Lesens bedingt. Bei einer Leseschwäche kann die häufig zu unreflektiert angebotene Anlauttabelle diese Fehlstrategie fördern.

Wie erkennen Sie bei einem ADS-Kind, dass es sich mit dem Lesen schwer tut? Besonders bei längeren Wörtern „erliest" das Kind die ersten Buchstaben, zieht sie zusammen und errät dann möglicherweise den Rest des Wortes – leider nicht immer richtig. Soll es nun bei der Korrektur des falsch gelesenen Wortes die Buchstaben wieder Buchstabe für Buchstabe zusammenziehen, erlebt es dies als sehr anstrengend. Der akustische Kurzzeitspeicher wird überlastet, da zu viele Informationseinheiten verarbeitet werden müssen (Buchstabe-Laut-Verbindungen).

Ziel ist es, die zu verarbeitenden Informationseinheiten zu vermindern. Dies geschieht dadurch, dass das Kind beim Leselernprozess kontinuierlich einübt, immer mehr größere Wortteile „auf einen Blick“ zu erkennen. Die Erkennung bzw. Identifizierung von Silben auf einen Blick als größere Wortteile entlastet den oft begrenzten und störanfälligen akustischen Kurzzeitspeicher, dessen Überbelastung sich durch das häufige Erraten zeigt. Insofern ist bei ADS-Kindern beim anfänglichen Üben das „Lesen in Silben“ die bessere Lesetechnik.

Sollen in dieser Lesetechnik Fortschritte erreicht werden, so ist es für das Kind wichtig, dass die Silben- bzw. die Wortgestalt des zu Lesenden noch deutlich erkennbar ist. Silbenbogen, wie sie oft im Unterricht als Lesehilfe angeboten werden, sind unseres Erachtens nicht so hilfreich, da sie eine zusätzliche visuelle Ablenkung vom Wortbild bzw. den Wortbausteinen darstellen. Silbenbogen sind letztendlich erst dann einsetzbar, wenn das Kind das Wort bereits erlesen hat. Ungünstige Übungsmaterialien stellen u. E. hier beispielsweise auch die Übungshefte von Tacke (1999) dar, bei denen durch die Art der Präsentation und Gestaltung des Lesematerials die prägnante Wort- und Silbengestalt zerstört wird.

Hilfreiche Materialien zur Leselernmethode über das Silbenlesen bietet der Mildenberger-Verlag. In den entsprechenden Büchern für die Klassenstufen 1 und 2 („Lesen in Silben“, „Lesezirkus“) sind die Silben farblich gekennzeichnet (rot). Noch besser erscheint uns jedoch eine schwarz-graue Gestaltung, die Sie als Eltern selbst in Übungstexten herstellen können. Sie können Texte über ein Texterkennungsprogramm als Word-Datei einscannen. Anschließend können Sie den Text umformatieren, in dem Sie jede zweite Silbe grün (Word: meeresgrün) markieren. Später kann dann ein Schwarz-Weiß-Ausdruck eine geeignete Grauabstufung liefern.

Geschichten vom kleinen Tobias

Tobias und seine Freunde bauen im Garten ein Baumhaus. Sie schrauben Balken und Bretter zusammen und streichen sie mit roter, grüner und brauner Farbe. Der Vater hilft ihnen, ein Fenster einzusetzen.

Die Vorgänge der Automatisierung bedeuten also, dass neue Aufgaben anfangs geistige Anstrengung erfordern, bei häufigem und intensivem Einüben dann aber zur Routine werden und uns letztlich weniger Konzentration abverlangen. Auf diese Weise können wir uns dann wieder neuen Aufgaben zuwenden.

Lernen Kinder nach der Silbenlesemethode, empfinden sie es häufig als weniger anstrengend, da die zu erlesenden Wörter optisch gegliedert und für sie damit übersichtlicher sind. Gleichzeitig vermindert sich unserer Erfahrung nach gerade bei längeren Wörtern das falsche Erraten und damit auch der erlebte Misserfolg, da die Kinder das Zergliedern zunehmend besser beherrschen. Liest das Kind dann später einen „normalen“, visuell unstrukturierten Text, kann durch ein kurzes Wort Ihrerseits wie „zerlege!“ auf die effektive Lesetechnik hingewiesen werden.

Ziel ist es, häufig vorkommende Silben mit einem Blick zu erfassen. Hierzu sind systematisches Einüben und Automatisierung durch Wiederholung unerlässlich.

Vor- und Nachbauten automatisieren
Die Wortbaustelle (vgl. S. 146ff) bietet eine zusätzliche Übungsmöglichkeit. Insbesondere gilt dies für den Fall, in dem eine Silbe einem Morphem entspricht, wie z.B. bei Vorbauten („ver-", „be-" etc.) oder bei Nachbauten („-heit", „-lich" etc.).

Ist es ratsam, das Lesen auf der Grundlage von Silben oder Morphemen zu üben? Dies ist in der Tat zu empfehlen, da Silben und Morpheme größere Einheiten bilden, die „auf einen Blick" erfasst werden können. Voraussetzung zur schnellen Wortidentifikation ist die Fähigkeit, unbekannte Wörter in Teile, d.h. z.B. in Silben oder Morpheme, zerlegen zu können.

Wichtig ist es für den Lernerfolg von ADS-Kindern also, zunehmend größere Einheiten im Wort auf einem Blick zu erfassen. Dies gilt es immer wieder zu üben, bis die Fähigkeit zunimmt, unbekannte Wörter in Teile (Silben oder Morpheme) zerlegen zu können. Ziel der Übungen bleibt stets der Erwerb zunehmender Vertrautheit mit größeren Einheiten eines Wortes.

Gefahrenstelle 4: Ein zu kurzer Übungsaufwand

Das Ziel, möglichst große Worteinheiten sofort beim Lesen zu erfassen, kann Ihr Kind nur durch sehr häufiges Wiederholen, d.h. Üben in kleinen Portionen, erreichen. Erfolgt kein Üben, erfolgt keine Automatisierung des Leselernprozesses.

Deswegen ist es notwendig, dass Ihr Kind möglichst täglich übt. Die Dauer der Übungseinheiten sollten Sie selbst aufgrund Ihrer Erfahrungen festlegen. Ihr Kind sollte nicht überfordert werden.

Es gibt Kinder, die nach kurzer Zeit deutliche Erschöpfungszeichen zeigen und denen es im Übungsprozess immer schwerer fällt, ihre Aufmerksamkeit auszurichten. In diesem Fall ist beim Weiterüben kein Lernerfolg zu erwarten. Zwei bis drei kürzere Leseeinheiten täglich, z.B. mit einer Länge von vier bis sieben Minuten, sind hier günstig.

Andere Kinder wiederum kommen erst nach einigen Minuten richtig in den Leseprozess hinein. Bei diesen Kindern ist es möglich, etwas längere Übungseinheiten z. B. für die Dauer von 10–15 Minuten zu vereinbaren und durchzuführen. Die Tagesportion sollte im Grundschulalter ungefähr 15–20 Minuten betragen (vgl. Klicpera, Schabmann, Gasteiger-Klicpera, 2003).

Hier bieten sich auch Variationsmöglichkeiten dergestalt an, dass man am Nachmittag mit der Mutter üben kann und dem Vater am Abend Geübtes noch einmal vorliest. Ist der Vater nicht verfügbar, kann das Kind seiner Mutter beim Zubettgehen das Geübte noch einmal als einen Bestandteil des Abendrituals vorlesen.

Wenn Sie beim Lesenüben feststellen, dass Ihr Kind für ein Wort eine längere Zeit benötigt, markieren Sie durch einen Bleistift dieses betreffende Wort. Am

Ende der Übungseinheit wiederholen Sie die markierten Wörter zwei bis drei Mal, vielleicht auch noch in den nächsten zwei bis drei Tagen.

Da Übungstexte von den Kindern häufig auswendig gelernt werden, kann es hilfreich sein, den Text auch einmal rückwärts Wort für Wort lesen zu lassen. Dies erhöht deutlich die Aufmerksamkeit auf das zu lesende Wort und vermindert das auswendige Aufsagen, da der Sinnzusammenhang nun ein anderer ist.

Grundsätzlich müssen Sie sich darauf einstellen, dass Sie bei einer Leseschwäche diese Übungseinheiten über einen langen Zeitraum, der durchaus in Jahren gemessen werden kann, durchführen müssen. Da der Leselernprozess bei leseschwachen Kindern sehr langwierig sein kann, müssen Sie als betroffene Eltern vor demotivierenden Gedanken auf der Hut sein: „Warum kann er/sie immer noch nicht..., das darf doch nicht wahr sein. Es ist einfach aussichtslos – es ist kein Fortschritt feststellbar. Das wird doch nie was. Die anderen Mitschüler können doch auch schon...!“ Solche Gedanken können dann in Äußerungen münden wie z.B.: „Das haben wir doch schon hundertmal gelesen, das müsstest du doch jetzt endlich können!“ Damit aber entwerten Sie die sehr anstrengende Lernarbeit Ihrer Kinder und vermindern in dessen Folge deren Lesebereitschaft.

Geduld üben, Gelassenheit bewahren

Machen Sie sich als Eltern immer wieder bewusst, dass Geduld und Gelassenheit für Ihr Kind unabdingbar sind, um im Leselernprozess voranzuschreiten. Es gilt das Motto: „einfach weiter üben“. Wichtig ist, sich die richtige Zeitperspektive zu setzen: Der Zeitraum für einen erfolgreichen Lernprozess bemisst sich in Jahren. Dies erfordert für Kinder und Eltern Ausdauer und großes Durchhaltevermögen.

Gefahrenstelle 5: Das Problem des Erratens

Als Eltern und Lehrer werden Sie die Beobachtung machen, dass Ihre Kinder oft – leider aber häufig falsch – Wörter oder Endungen erraten. Dieses Erraten von Wörtern bzw. von deren möglichst großen Teileinheiten ist durchaus gewünscht. Dieser Prozess erhöht nämlich die Lesegeschwindigkeit der Kinder enorm. Wörter bzw. möglichst große Teileinheiten eines Wortes sollen direkt mit einem Blick erfasst und dem Sprechklangbild bzw. der Bedeutung des Wortes zugeordnet werden können. Wie gut dies gelingt, hängt von der Anzahl der Wiederholungen ab. Ein gewisses Maß an Erraten ist ferner hilfreich, um Kapazitätsüberbelastungen unseres Gedächtnisses zu vermeiden.

Wörter beim Lesen zu erraten, hat also eine durchaus positive Funktion. Es wird aber eine ausreichende Informationsmenge benötigt, um sicher erraten zu können. Hier besteht bei ADS-Kindern jedoch die Schwierigkeit, dass sie zu schnell auf unzureichender Grundlage „raten“. Das schnelle und sichere Zerlegen eines Wortes funktioniert bei ihnen oft nicht solide genug. Hinzu kommen Schwierigkeiten in der Ausdauer beim Lesen und Probleme in der Fixation und Treffsicherheit der Blicksprünge. Erst eine ausreichend hohe Anzahl von Wiederholungen kann Ihrem Kind eine genügende Sicherheit beim „Erraten“ der zu lesenden Wörter bzw. Wortteile geben.

Gefahrenstelle 6: Die Sinnentnahme

Es ist schön, wenn die Kinder schließlich fließend und betont vorlesen können. Als Eltern sollten Sie jedoch immer überprüfen, ob Ihrem Kind die Sinnentnahme des Textes gelingt. Die richtige Sinnentnahme ist das eigentlich anzustrebende Ziel am Ende des Leselernprozesses. Benötigt Ihr Kind für das Lesen als solches noch zu viel Aufmerksamkeit, wird diese von der Sinnentnahme abgezogen. Auch ist es möglich, dass ADS-Kinder beim Lesen mit ihren Gedanken schnell abdriften und ihnen der Sinnzusammenhang auf diese Weise verloren geht.

Übungsmöglichkeiten
Lassen Sie Ihr Kind täglich (aber nicht zu lange) lesen. Fordern Sie es auf, den Inhalt zu erzählen. Lassen Sie es Fragen zum Text beantworten. Auf dieser Grundlage trainieren die Kinder auch die Sinnentnahme, das eigentliche Ziel beim Lesenlernen.

Ein Beispiel aus der Praxis:
Tobias, 10 Jahre alt, beim gemeinsamen Lesen mit dem Vater

Am Ende der wörtlichen Rede im Text stand das Wort „ergänzte". Beim ersten Versuch, dieses Wort flüssig zu lesen, las Tobias: „erzählte", nach einer Geste des Vaters, das Wort „erklärte". Nach der freundlichen Aufforderung „zerlege!" konnte Tobias dann das Wort „ergänzte" richtig lesen. Es erfolgte eine kurze Verstärkung durch den Vater mit dem Lob „gut".

Die Aufforderung „zerlege" ist als Hinweisreiz für Ihr Kind zu verstehen, noch einmal genau hinzuschauen, die einzelnen Wortteile – d. h. Segmente – zu erkennen und das Wort mittels der richtigen „Technik" zu erfassen. Wichtig ist, in welchem Ton der Hinweisreiz „zerlege!" gegeben wird. Die mitschwingende (freundliche, wohlwollende) Gefühlslage des unterstützenden Elternteils ist entscheidend. Dieser Hinweisreiz soll eine Hilfestellung sein: Ihr Kind wird an seine bereits gekonnte Fertigkeit erinnert, Wortsegmente oder Silben zu erkennen, um das Gesamtwort leichter zu identifizieren.

Kleine Verleser kommen bei Tobias immer wieder gerade auch bei einfachen, kurzen und geläufigen Worten vor: Statt „dass" liest Tobias „dann", statt „hatte" „hätte" und umgekehrt, statt „dann" „auch". Folgen im Text mehrere kleine kurze Wörter hintereinander, lässt er häufig eines oder auch mehrere Wörter weg, schwierige längere Wörter gelingen ihm dagegen besser.

Beim Verlesen ist es ratsam, zunächst kurz abzuwarten, ob Ihr Kind das Wort nach dem Aussprechen vielleicht doch noch selber eigenständig besser erfasst. Sie sollten Ihrem Kind also die Möglichkeit einräumen, sich zunächst selbst zu korrigieren. Gelingt dies Ihrem Kind nicht, sind für die Korrektur kleine Gesten hilfreich. Ungünstig sind dagegen Ermahnungen oder das richtige „Vorsagen" der betreffenden Wörter.

Kapitel 14: Das Üben von Aufsätzen

ADS-Kinder zeigen nicht nur in der deutschen Rechtschreibung häufig Probleme, sondern auch beim Schreiben eines Aufsatzes. Ein Aufsatz stellt eine komplexe Anforderung dar, denen ADS-Kinder aufgrund ihrer spezifischen Schwierigkeiten oftmals nicht genügen können. Gerade beim Aufsatz ist es wichtig, einen „Fahrplan" im Kopf zu haben, ein Gerüst bzw. eine Struktur, an der das Kind sich „entlanghangeln" kann. Genau dies ist jedoch häufig das Problem: ADS-Kinder verlieren beim Schreiben eines Aufsatzes oft den „roten Faden", sie beginnen Sätze und führen sie nicht zu Ende, die Fantasie „geht mit ihnen durch", vielleicht am Thema vorbei oder es fällt ihnen schwer, ihre Gedanken in Worte zu fassen. Schwierigkeiten im sprachlichen Ausdruck finden sich gehäuft bei ADS-Kindern. Diese lehnen das Üben des Aufsatzes wiederum damit ab, dass das Verfassen eines Aufsatzes bedeutet: „ich muss viel schreiben".

Zum Üben des Aufsatzschreibens ist es wichtig, (ADS-)Kindern einen äußeren Rahmen, eine Strukturierung vorzugeben. Es ist hilfreich, (visuell unterstützte) Ankerpunkte für einen „Fahrplan" beim Verfassen des Aufsatzes zu setzen. Wir empfehlen Ihnen als Eltern, zu Beginn der Übungen als „Sekretär" einzuspringen, der Ihren Kindern zunächst das Schreiben abnimmt: Damit helfen Sie Ihren Kindern, Motivation zum Üben zu entwickeln und die ganze Aufmerksamkeit auf den Inhalt zu lenken.

Wie kann ein Gerüst für den Aufsatz aussehen?

Der „Fahrplan" (vgl. Abbildung 14.1) verdeutlicht den Kindern auf visuellem Wege, dass ein Aufsatz aus einer Einleitung, einem Hauptteil (mit bestimmten Anforderungen) und einem kurzen Schluss besteht. Die Aufteilung des Blattes zeigt auch das Verhältnis der einzelnen Teile in ihrer Länge zueinander. Die Kinder können nun mithilfe von Mutter oder Vater diesen Fahrplan „abarbeiten".

Die Einleitung besteht aus zwei Sätzen: Hier müssen die Fragen wer?, was?, wo? und wann? beantwortet werden. Es kann hilfreich sein, wenn Sie als Eltern die einzelnen Fragewörter auf Karteikärtchen schreiben und diese dem Kind hinschieben, ohne selbst viel zu sprechen.

Sie können mit Ihrem Kind kleine Übungseinheiten vereinbaren, in denen Sie z. B. die Einleitung regelmäßig an aufeinander folgenden Tagen üben: Dabei denken Sie sich ein Thema aus, und Ihr Kind formuliert die Einleitungssätze nach dem vorgegebenen Muster.

Für den Hauptteil gilt es zuerst zu überlegen, worin der Höhepunkt der Geschichte bestehen soll. Lassen Sie sich diesen zunächst von Ihrem Kind schildern, bevor es dann versucht, in ganzen Sätzen (möglichst zielführend und schnell) zu jenem Höhepunkt hinzuführen.

Damit ein Aufsatz den Anforderungen der Schule genügt, sollte er besonders im Höhepunkt wörtliche Rede, Gedanken und Gefühle enthalten. Hier kann es hilfreich sein, zunächst die Anforderungen „wörtliche Rede“, „Gedanken“ und „Gefühle“ auf Karteikärtchen zu schreiben und diese Ihrem Kind bei seinen Überlegungen hinzuschieben. Dies macht ihre mündliche Interaktion unnötig und bietet dem Kind einen visuellen Anker sowie eine Erinnerungshilfe.

Einleitung ✓ Zwei Sätze ✓ wer, was, wo, wann?	
Hauptteil ✓ Zuerst überlegen: Was soll der Höhepunkt sein? ✓ Schnelle Hinführung zum Höhepunkt ✓ Ausgestaltung des Höhepunktes: - Wörtliche Rede - Gedanken - Gefühle	
Kurzer Schluss	

Abbildung 14.1: „Fahrplan" eines Aufsatzes, 4. Klasse

Um Gefühle angemessen und vielfältig auszudrücken, ist es ratsam, vorher Kärtchen mit den Überschriften bestimmter Grundgefühle wie Angst, Wut/Zorn, Freude und Traurigkeit anzulegen. Auf den Karten können die Kinder sprachliche Umschreibungen der Gefühlszustände sammeln, die ihnen bei der Bearbeitung des Aufsatzes wiederum zur Verfügung gestellt werden.

Angst
befürchten,
vor lauter Angst,
feuchte Hände bekommen,
zittern,
blass werden,
Kribbeln im Magen spüren,
Beklemmung,
mein Herz pochte wild,
lief es mir eiskalt über den Rücken,
eine Gänsehaut bekommen,
überkam mich Panik: „Was soll ich nur...“: Aber es war schon zu spät!
... etc.

Um im Aufsatz Wortwiederholungen zu vermeiden und einen angemessenen sprachlichen Ausdruck einzuüben, ist es zudem sinnvoll, auf zusätzlichen Karteikarten zu bestimmten häufigen Verben wie z. B. „sagen“ oder „gehen“ eigene Wortfelder zu bilden.

Wortfeld „sagen“
fragte, berichtete, meinte, erkundigte sich, erzählte, entscheiden, entschied, erklärte, begrüßte, versprechen, versprach, erwiderte, meinte, murmelte, stellte fest, flüsterte, lächelte, seufzte, beruhigte, beschuldigte, rufen, rief, schreien, schrie, erläuterte, befehlen, befahl etc.

Zu guter Letzt ist es die Aufgabe der Kinder, einen kurzen Schlusssatz zu finden.

Auch für diesen Lernbereich ist es nützlich, gemeinsame Vereinbarungen zum Üben zu treffen. Wie können Sie mit Ihren Kindern gezielte Verbesserungen erreichen? Nehmen Sie sich am Wochenende Zeit, da der Tagesablauf hier in der Regel nicht so gedrängt ist. Am Samstag kann Ihnen Ihr Kind zunächst die Rohfassung diktieren, am Sonntag wird verbessert. Beim Niederschreiben des Diktierten lassen Sie jeweils immer eine Leerzeile für mögliche Ergänzungen frei. Am Sonntag gehen Sie die Rohfassung noch einmal unter ein oder maximal zwei ausgewählten Aspekten durch und lassen Ihr Kind hierzu selbst – vielleicht unter Einbezug der besprochenen Hilfsmittel – Verbesserungsmöglichkeiten finden.

Üben Sie regelmäßig Aufsätze auf diese Weise ein, lernt Ihr Kind die vorgegebene äußere Struktur langsam zu „verinnerlichen“. Mit der Zeit lässt Ihr Kind sich vielleicht auch dazu bewegen, die Rohfassung und die Verbesserungen des Aufsatzes selbst zu schreiben.

Kapitel 15: Die Lernfächer

1. Welche Hauptprobleme gibt es bei Lernfächern?

Zu den Lernfächern gehören Fächer wie Biologie, Erdkunde, Geschichte, Sozialkunde, Physik oder Chemie. Lernfächer können für ADS-Kinder zu den „schwierigsten“ Fächern werden, weil hier die Lernleistung in sehr starkem Maße vom Interesse und der Motivation sowie der Beziehung zum Fachlehrer abhängig ist. Häufig ist die Beziehung zum Fachlehrer schwieriger als das Verhältnis zum Klassenlehrer. Da Fachlehrer häufiger die Klasse wechseln, entwickeln die Kinder zu ihnen nicht selten ein geringeres Vertauensverhältnis. Zudem sind die Unterrichtsstrukturen in den „Nebenfächern“ oft weniger gut ausgebildet, so dass hier mehr Freiräume für Verhaltensprobleme gegenüber den Lehrern entstehen können.

Obgleich Ihr Kind möglicherweise an bestimmten Fachgebieten wie z.B. Biologie interessiert ist, muss es die entsprechenden Fächer nicht in ihrer Gesamtheit mögen. Häufig schwankt die Motivation der Kinder je nach Themengebiet, zuweilen bezieht sie sich nur auf ein kleines Untergebiet.

Bei den Lernfächern (d.h. den Nebenfächern) heißt es für Sie als Eltern wachsam zu sein. Diese Fächer, in denen (ADS-)Kinder gerne ein Vermeidungsverhalten an den Tag legen, werden leicht vernachlässigt, nicht genügend wahrgenommen, zumal viele Eltern ihnen keine große Bedeutung zumessen.

2. Ihr Kind kann nicht alles lernen

Für ADS-Kinder ist es in der Regel nicht möglich, neben den Hausaufgaben und den Übungen für die Kernfächer auch noch die Nebenfächer perfekt vorzubereiten. ADS-Kinder benötigen im Vergleich zu ihren Klassenkameraden mehr Zeit zum Lernen. Deswegen müssen Sie im Team als Eltern gemeinsam mit Ihren Kindern entscheiden: „Was ist eigentlich wichtig?“ Gefragt ist hier der berühmte „Mut zur Lücke“. Die Team-Entscheidungen sollten in gemeinsame Vereinbarungen einmünden, wann Ihr Kind zu welchem Zeitpunkt, in welcher Form und in welchem Umfang für welches Fach lernt.

3. Wie sieht das ADS-Lernverhalten in den Lernfächern aus?

Als Eltern werden Sie häufig damit konfrontiert, dass Ihr Kind aus der Schule mit fehlenden, unvollständigen oder fehlerbehafteten Materialien für die Lernfächer nach Hause kommt. Das *regelmäßige Ordnen und Abheften* von Materialien ist für ADS-Kinder ein Grundproblem, das das Lernen der Kinder von Beginn an erschwert bzw. unmöglich macht.

Das Lernverhalten von ADS-Kindern ist meist eher oberflächlich: „Die Kinder lesen sich mal schnell die Seite durch". Äußerungen wie „das kann ich schon längst, du brauchst mich nicht abzufragen" sind häufig zu hören. Oder die Kinder sind von dem „Lernberg" erschlagen, nachdem sie bemerkt haben, dass es acht Arbeitsblätter für den nächsten Test zu lernen gilt: „Das schaff ich nie!" ADS-Kinder lernen zudem gerne auf den letzten „Drücker", d.h. sie sind nicht fähig, ihre (Lern)zeit vor Klassenarbeiten oder Tests sinnvoll einzuteilen.

Sind die Kinder dann in den Klassenarbeiten mit schriftlichen Fragen konfrontiert, begreifen sie diese zum Teil aufgrund ihres impulsiven oberflächlichen Problemlösungsstils nicht vollständig. Sie erfassen die Fragestellung nach dem Motto: „ah das kenn ich schon" und übersehen dabei ihren Kontext oder mögliche Zusatzfragen. Rasch missverstehen sie auf diese Weise die eigentliche Frage.

4. Vorbereitungen und Rahmenbedingungen für ein effektives Lernen

Ein erfolgreiches Lernen setzt voraus, dass alle Unterrichts- und Übungsmaterialien zum Zeitpunkt des Lernens vollständig zuhause sind. Zu diesem Zweck sollten Sie als Eltern mit Ihren Kindern die Vereinbarung treffen, die Materialien regelmäßig zu sortieren und einzuheften. Ihre Aufgabe ist es, dies zu überprüfen.

Besonders für den *Anfang* gilt: Ihrem Kind wird es nicht gelingen, alleine zu lernen. Unerlässlich ist es deshalb die gemeinsame Interaktion. Lernen Sie gemeinsam, fällt es Ihrem Kind leichter, am Stoff „dranzubleiben". „Langweiliger" Stoff wird durch Teamarbeit interessanter. Sie können Ihr Kind beispielsweise abhören oder sich den Lernstoff in eigenen Worten wiedergeben lassen, was bei Ihrem Kind zu einem dauerhaften Abspeichern des Gelernten führt.

Da Ihr Kind erhebliche Probleme in seiner Selbststeuerung und der Lernstrukturierung aufweist, obliegt es anfänglich überwiegend Ihnen, den Übungsstoff gut vorzubereiten. Dafür bieten sich folgende Maßnahmen an:

- Für die Vorbereitung von Klassenarbeiten und Tests empfehlen wir, zuhause grundsätzlich einen *eigenen Kalender* zu führen. Vereinbaren Sie mit Ihrem Kind, in der Schule angekündigte Tests und Klassenarbeiten in den Kalender einzutragen, damit Sie gemeinsam die Übersicht behalten. Anschließend stellen Sie für das Üben eine gemeinsame Zeitplanung auf. Hier sollte genügend Zeit eingeplant werden, um den großen Berg des Lernstoffs in kleinen Tagesportionen mit Wiederholungen zu zerlegen.

- Zeiteinheiten und Umfang der Übungen müssen *begrenzt* sein, die „Lernportionen“ für Ihr Kind „verdaubar“ bleiben. Wichtig ist deshalb, der Vorbereitung von Tests und Klassenarbeiten genügend Zeit einzuräumen.
- Längere Texte müssen in Bezug auf ihren wesentlichen Inhalt *komprimiert* werden. Günstig ist es, so genannte Signalwörter zu unterstreichen oder auf Karteikärtchen zu schreiben, so dass sich eine Struktur ergibt. Ein solches Gerüst können ADS-Kinder im Gegensatz zu unüberschaubaren Details behalten. Da das Komprimieren den Kindern schwer fällt, müssen Sie hier Hilfestellungen leisten.
- Erst nach längerer Zeit gemeinsamen Lernens kann Ihr Kind *schrittweise* Lernaufgaben zunehmend *selbstständiger* übernehmen.
- Interessiert sich Ihr Kind in besonderem Maße für bestimme Themenaspekte des Unterrichts, empfehlen wir, zusätzliche *Bücher aus der Stadtbibliothek* auszuleihen. Dies bietet Ihrem Kind die Möglichkeit, gemeinsam mit Ihnen zu lesen und das in der Schule Erarbeitete weiter zu erforschen.
- Um schriftliche Fragestellungen (in Test oder Klassenarbeiten) richtig zu erfassen, ist folgende Übung hilfreich: Lassen Sie Ihr Kind *täglich eine schriftliche Frage* beantworten. Material dafür finden Sie in alten Tests Ihres Kindes, anhand derer Sie die Art der Fragestellung des Lehrers nachgestalten können. Beantworten darf Ihr Kind die Frage mündlich, schreiben braucht bzw. soll es nicht. Eine einzige Fragestellung stellt eine so kleine Übungsportion dar, dass Ihr Kind sie möglicherweise sogar bereitwillig erledigt. Täglich trainiert, dürfen Ihr Kind und Sie mit der Zeit deutliche Fortschritte erwarten.

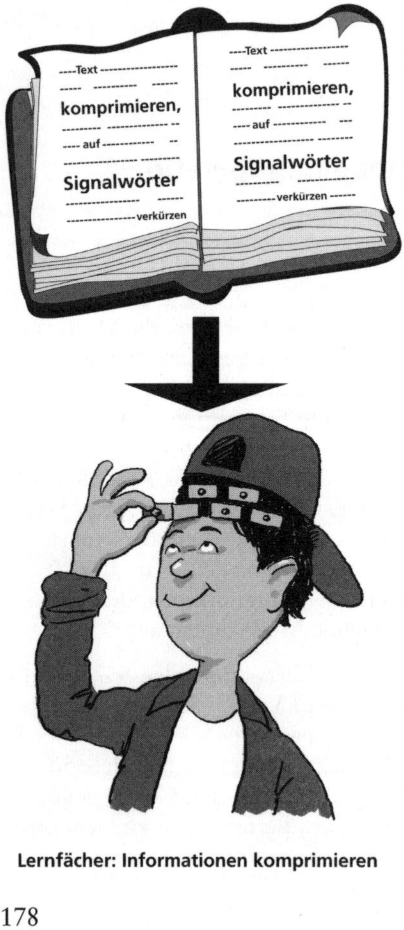

Lernfächer: Informationen komprimieren

Abbildung 15.1:
Das Komprimieren von Wissensstoff

5. Wirksame Lernschritte für ADS-Kinder

ADS-Kinder stehen häufig vor dem Problem, zu schnell zu viele Informationen ihrem Wahrnehmungsspeicher zuzuführen. In der Folge werden diese Informationen aus dem Kurzzeitgedächtnis wieder herausgeworfen (siehe dazu Abbildung 3.7, S. 23). Welche effektiven Lernschritte stehen Ihnen für ein erfolgreiches Üben in den Lernfächern zur Verfügung? Dafür ist es nützlich, noch einmal auf die Abbildungen 3.2–3.4 (S. 17, S. 18 und S. 20) zurückzugreifen. Dort haben wir das Langzeitgedächtnis mithilfe von „Regalfächern" veranschaulicht, die „Edelsteine" (Lerninhalte mit hoher Motivationsqualität) und „Bücher" (Informationen, deren Abspeichern einen höheren Aufwand bedeuten) beinhalten. Genau in diese Regalfächer müssen die abzuspeichernden Informationen eingeordnet werden, um später wieder gefunden werden zu können.

Erster Schritt
„Regalfächer" müssen für das Wiederauffinden der Informationen im Langzeitgedächtnis aufgebaut werden. Bei größeren Informationsmengen muss der Stoff komprimiert werden, d. h. beispielsweise Überschriften auf Signalwörter verkürzt werden. Günstig ist es, sich die Anzahl der Signalwörter, die der Anzahl der „Regalfächer" entsprechen, zu merken, um sie später besser erinnern zu können.

Zweiter Schritt
Nach der Benennung der „Regalfächer" mit Namen (Signalwörter) können nun die einzelnen „Regalfächer" mit den zu lernenden Details aufgefüllt werden. Für jedes Signalwort ist sich wiederum die Anzahl der Details zu merken. Gehören zu einem Signalwort mehr als fünf Details, sind diese in für das Gehirn verdaubare Portionen zu zerlegen. Wurden die Lerninhalte auf diese Weise in kleineren Portionen abgespeichert, sollten sie dann noch einmal in ihrer Gesamtheit wiederholt werden.

Dritter Schritt
Das komplette „Regalsystem" wird zu größeren Einheiten zusammengefasst und noch einmal wiederholt, z. B. zunächst Regalfächer 1 bis 3, dann Fächer 4 bis 5.

Beispiel – Thema: Die Schwalbe

Regalfach 1, Besonderheiten: 3 (zu merkende Details):
- sehr guter Flieger
- Zugvogel
- Singvogel

Regalfach 2, Aussehen: 4 (zu merkende Details):
- lange schmale Flügel
- langer gegabelter Schwanz
- dunkles schimmerndes Gefieder
- kurzer breiter flacher Schnabel

Regalfach 3, Nestbau: 3 (zu merkende Details):
- aus Lehm und Speichel
- an Innen- und Außenseite von Gebäuden
- Felswänden

Regalfach 4, europäische Arten: 4 (zu merkende Details):
- Rauchschwalbe
- Mehlschwalbe
- Uferschwalbe
- Pirol

Regalfach 5, Ernährung 2 (zu merkende Details):
- Insekten
- Im Flug geschnappt

Die Struktur der Regalfächer lässt sich mit einfachen Mitteln auf zwei Arten visuell veranschaulichen:

- Sie können für die einzelnen „Regalfächer" *Bilder* oder *Graphiken* (z.B. beim Wasserkreislauf im Fach Heimat- und Sachkunde in Klasse 4) benutzen. Diese werden in der Reihenfolge der Regalfächer geordnet. An der jeweiligen Bildstelle können die Kinder die Details benennen und sie sich durch Wiederholungen einprägen.
- *Mindmaps* sind besonders geeignet, den Wissensstoff komprimiert und visuell darzustellen. Sie geben einen sehr gut strukturierten Überblick über den Gesamtstoff und die Anzahl der Haupt- und Unterpunkte. Mindmaps machen eine Komprimierung des Inhaltes auf begrenzte Signalwörter. Die Graphik hilft den Kindern, Regalfächer (Signalwörter) und deren Inhalte (Details) schnell aufzufinden. Bereits für die Grundschule können Sie zu vielen Themen aus dem Bereich der Heimat- und Sachkunde solche Mindmaps mit Ihren Kindern anfertigen (vgl. Abbildung 15.2). Zusätzlich zum Text können auch hier Bilder für die Signalwörter aufgemalt oder aufgeklebt werden. Diese Form der Komprimierung von Lernstoff eignet sich gleichermaßen für die weiterführenden Klassen, und dies sowohl für die Hauptfächer (z.B. Englisch; siehe Kapitel 16) als auch für die Nebenfächer.

Üben Sie bereits in der Grundschule mit Ihren Kindern, den Lernstoff mithilfe von Mindmaps aufzubereiten, legen Sie damit gute Grundlagen für deren Fähigkeit, später den Stoff auf ähnliche Weise eigenständig zu strukturieren. Nach dem Anlegen der Signalwörter und ihrer Details, müssen diese wiederholt werden. Sie erinnern sich: Regelmäßiges Üben in kleinen Portionen führt zum Erfolg!

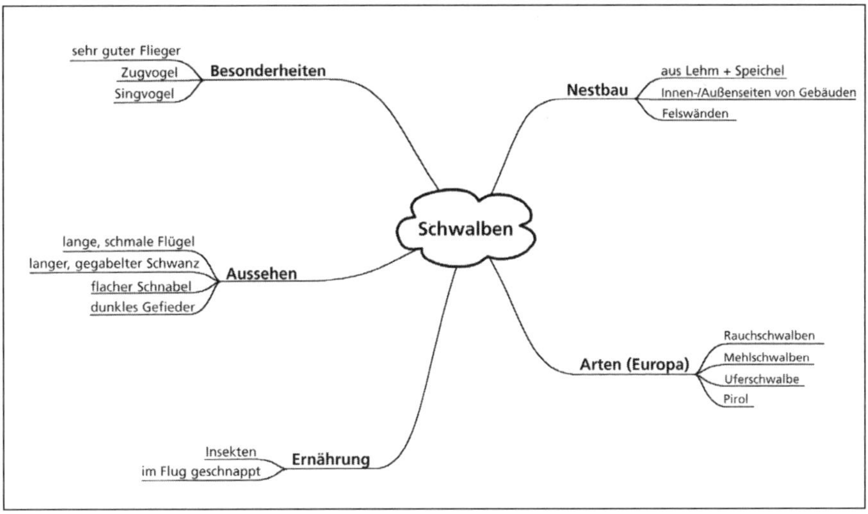

Abbildung 15.2: Mindmap Schwalbe

Hören Sie Ihr Kind ab

Ihr Kind wird beim Abhören immer wieder die negative Erfahrung machen, dass es den Stoff nur unzureichend beherrscht, obwohl es vorher der festen Überzeugung war, dass es das Gelernte kann. Aufgrund seiner geringen Frustrationstoleranz kann dies zu überschießenden Gefühlsreaktionen und Vermeidungsverhalten führen. Dass der Stoff „nicht richtig beherrscht wird", ist normal. Dies ist auf das oft oberflächliche bruchstückhafte Abspeichern zurückzuführen, das den meisten ADS-Kindern zu eigen ist. In Proben hat dies leider oft zur Folge, dass Details nicht wiedergegeben werden können. Dies kann bei Kindern zu einer entsprechenden kognitiven Verarbeitung und emotionalen Bewertung in dem Sinne führen, dass „man den Stoff doch gekonnt hat", nun aber eine schlechte Note schreibt. Also ist der Lehrer Schuld – oder man selbst ist in diesem Fach „unbegabt" oder dumm. Um solche wiederkehrenden Misserfolgserlebnisse möglichst zu verhindern, ist es gerade bei Kindern, die in einem Lernfach versetzungsgefährdet sind, wichtig, dass Sie es regelmäßig abhören. Bedenken Sie hierbei immer, dass dies für Ihr Kind eine Überwindung darstellt, da es erlebte Frustrationen verarbeiten muss. Machen Sie es ihm nicht noch durch Vorwürfe oder negative Äußerungen schwerer. Zeigen Sie gelassen die noch bestehenden Lücken auf und versuchen Sie zu einem späteren, im Vorfeld verabredeten Zeitpunkt, Ihr Kind dann noch einmal abzuhören.

Das Abhören stellt für ADS-Kinder neben den dargestellten Frustrationen auch eine große Hilfestellung dar. Abfragen geschieht wieder im Team, d.h. Ihr Kind ist mit seiner Lernaufgabe nicht alleine gelassen. Durch die Abfrage strukturieren Sie den Lernstoff, Ihr Kind gewinnt somit mehr Überblick. Die Motivation zum Lernen kann sich deutlich erhöhen, wenn Ihr Kind weiß, dass es hinterher abgefragt wird. So äußert eine Jugendliche mit ADS: „Wenn ich weiß, meine Mutter hört mich später ab, lerne ich viel besser!“

Wenn sich Ihr Kind in den Lernfächern abhören lässt, ist dies für das Kind eine große Leistung, die Sie würdigen sollten. Kritik oder Vorwürfe über Noch-nicht-Gekonntes sind deswegen nicht angebracht und behindern den weiteren Lernprozess und die Motivation zum Lernen.

Kapitel 16: Lernen im Fach Englisch

1. Grundlegende Vorüberlegungen

Für ADS-Kinder ist es schwierig, im Fach Englisch ohne äußere Hilfestellung ein systematisches und regelmäßiges Lernen durchzuhalten. Beim Lernen und Üben alleingelassen, entstehen bei hyper- und hypoaktiven Kindern schnell größere Lücken im Vokabelwissen und der englischen Rechtschreibung, aber auch im Bereich der Grammatik.

Aufgrund der Besonderheit der englischen Sprache und ihrer Schreibweise ist es für die Kinder notwendig, Rechtschreibübungen noch öfters als im Deutschen zu wiederholen. Dies ist eine Voraussetzung, um den Lernstoff effizient zu automatisieren. Geschieht dies nicht, werden neue Misserfolge und Blockaden wahrscheinlich, und die Lücken größer.

Ein Problem stellt für viele ADS-Kinder die Art und Weise dar, in der in der Schule Vokabeln gelernt werden. In der Regel werden die Vokabeln dabei in einer bestimmten Reihenfolge in das Vokabelheft eingetragen. Üben und wiederholen die Kinder die Vokabeln nun mehrfach, sind sie häufig nur in der Lage, diese in eben genau dieser Reihenfolge zu erinnern. Dass die Kinder die Vokabeln nicht wirklich beherrschen, wird auffällig, sobald die Wörter in einem anderen Zusammenhang abgefragt werden.

Lernerfolge im Fremdsprachenunterricht (z. B. im Englischen wie im Französischen) steht nicht selten eine negative, resignative Grundhaltung der Kinder – nach dem Motto: „Mit dem Schreiben hab ich's halt nicht so – ich bin halt schlecht in der Rechtschreibung – das kann ich einfach nicht!" – gegenüber, die in den weiter oben beschriebenen Teufelskreis mündet. Dies muss nicht sein, da ADS-Kinder mithilfe angemessener und strukturierter Lernübungen ihre englische (bzw. französische) Rechtschreibung deutlich verbessern können.

Anzusetzen gilt es beispielsweise bei den grammatikalischen Strukturen, die von hyper- und hypoaktiven Kindern in der 6. und 7. Klasse oft nicht beherrscht werden. Ziel der Übungen muss es hierbei erneut sein, das zu lernde Wissen bei den Kindern zu automatisieren.

2. Einpräge- und Übungsmöglichkeiten

a) Vokabeln

Eine empfehlenswerte Methode des effizienten Vokabellernens ist die des „Abfotografierens" (siehe Kapitel 12 Rechtschreibung, S. 139). ADS-Kinder sind überrascht, wie gut sie mithilfe dieses Verfahrens die im Vergleich zum Deutschen viel schwierigeren englischen Wörter vorwärts und sogar rückwärts buchstabieren können. Sie können dies in der Regel besser als ihre Eltern. Dieser Erfolg motiviert die Kinder, so dass sie die Übungen gerne zusammen mit Ihnen als Eltern wiederholen. Damit wird ein Prozess erfolgreichen Lernens in Gang gesetzt.

Das rückwärts Buchstabieren sollten Sie nur anfangs durchführen, um die Abspeicherfähigkeit Ihres Kindes im visuellen Bereich zu überprüfen. Auch dient es oft als Motivationstrick. Später lassen Sie Ihr Kind nur noch vorwärts buchstabieren

Wie sollte nun das Vorgehen beim Erlernen der englischen Vokabeln genau aussehen? Zunächst zeigen Sie Ihrem Kind die deutsche Bedeutung des englischen Wortes und sprechen das englische Wort aus („i:si --- leicht"). Ihr Kind wiederholt die Aussprache des englischen Wortes. Im zweiten Lernschritt „fotografiert" Ihr Kind das englische Wort ab. Sie wiederholen die deutsche Bedeutung „leicht", Ihr Kind spricht das englische Wort aus („i:si" s. Abbildung unten) und buchstabiert sofort anschließend das Wort vorwärts „e-a-s-y". Somit wird von Anfang an eine neuronale Verdrahtung zwischen Aussprache „i:si" und Schreibweise „easy" im Gehirn erzeugt.

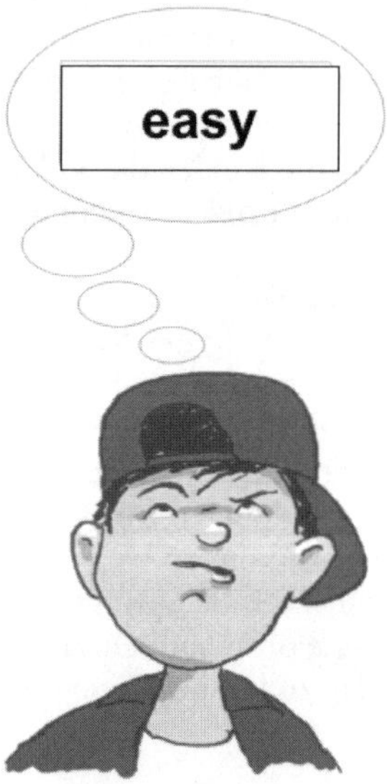

1. Das „Abfotografieren" bei englischen Vokabeln

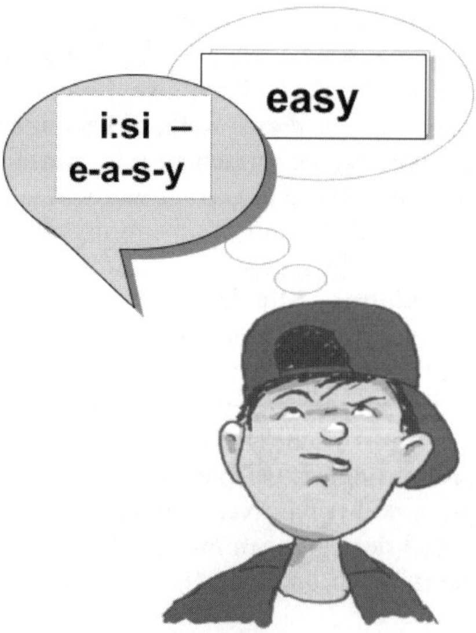

2. Das aktive Wiederholen der Aussprache und der Schreibweise

Längere Wörter, wie z.B. „neighbour" (Nachbar) oder „mountain“ (Berg) werden in Teilschritten gelernt. Das Wort wird zerlegt, indem Sie den zweiten Teil des Wortes, z. B. bei „mountain“ – „...tain“ abdecken und Ihr Kind den ersten Wortteil „moun...“ abfotografiert und einprägt. Dann zeigen Sie den zweiten Wortteil und lassen ihn abfotografieren: „...tain“. Anschließend fügen Sie beide Wortteile zusammen. Fällt es Ihrem Kind schwer, beim Buchstabieren den Überblick über das Wortbild zu behalten, darf es beim Wiederholen das Wort notfalls auch schreiben.

In der Unterrichtspraxis geschieht es leider immer wieder, dass in den Fremdsprachen von einem Tag auf den nächsten, sehr viele Vokabeln aufgegeben werden. ADS-Kinder tun sich jedoch sehr schwer, auf den folgenden Tag 10–15 Vokabeln zu lernen. Das Kind wird versuchen, diesen Berg an Vokabeln für die Abfrage zu lernen, danach werden jedoch keine Wiederholungen mehr stattfinden. Auf diese Weise vergisst es natürlich die einmal gekonnten Vokabeln. Treffen Sie mit Ihrem Kind folgende Vereinbarung: „Jeden Tag werden vier bis fünf Vokabeln neu gelernt, unabhängig von der aufgegebenen Menge der Vokabeln, dies fünf Mal in der Woche“. Die zuletzt gelernten 30–45 Vokabeln – hier gilt es eine Feinabstimmung in Bezug auf die für ein dauerhaftes Behalten notwendige Anzahl der Wiederholungstage bei Ihrem Kind zu treffen – werden z. B. in 10er-Blöcken wiederholt. Das Kind muss die Wörter nur aussprechen und buchstabieren (Mutter/Vater: „leicht“ – Kind: „i:si, e-a-s-y“). Nur bei Problemwörtern, z. B. bei langen englischen Wörtern, schreibt das Kind das englische Wort zur eigenen besseren Orientierung. Mit diesem systematischen Vorgehen und entsprechender Hartnäckigkeit Ihrerseits, ermöglichen Sie Ihrem Kind erlebten Erfolg. Die Motivation steigt, ebenso die Zuversicht und letztendlich das Selbstwertgefühl. Das Kind erlebt, englische Vokabeln zu lernen, ist ja gar nicht so schwer.

Zur Systematisierung des Lernens der englischen Vokabeln bietet sich natürlich wieder die ADS-Lernbox (vgl. Seite 143) an. Auch das Pyramidenspiel (vgl. Seite 111ff) eignet sich besonders gut für Wiederholungen und anschauliches, motivierendes Üben.

Die Praxis zeigt's

Wir machen immer wieder die Erfahrung, dass ADS-Kinder deutlich bessere Leistungen in der englischen als in der deutschen Rechtschreibung zeigen. Diese Erfolge, die Kinder und Lehrer gleichermaßen verblüffen, beruhen darauf, dass die Kinder die englische Rechtschreibung von Beginn an (d.h. vom Anfang der 5. Klasse an) auf der Grundlage unserer Übungsmethoden gelernt haben.

b) Grammatik

Für das Üben der Grammatik empfehlen wir unsere üblichen Grundprinzipien:

- Regelmäßig üben in kleinen Portionen (beispielsweise täglich jeweils ein Fragesatz mit und ohne „Fragewort“ oder ein Antwortsatz mit „yes“ oder „no“. Gerade die Satzstellung in Fragesätzen ist im Englischen schwierig, da sie anders als im Deutschen gebildet wird).
- Verwenden Sie Übungsmethoden, für die Ihr Kind nicht schreiben muss. Setzen Sie Lernkärtchen ein.
- Arbeiten Sie mit anschaulichen Übungsverfahren, die Ihr Kind visualisieren kann. Auf der Basis entsprechender Vorlagen/Materialien kann Ihr Kind den Lernstoff selber handelnd einüben. Damit wird es zum Lernen motiviert.

Beispiel: Das Einüben von Satzstrukturen bei Fragesätzen in der Gegenwartszeit
Stellen Sie sich vor, Ihr Kind wird vor die Aufgabe gestellt, den Fragesatz „Wo spielt Bob Fußball?“ ins Englische zu übersetzen. Ein geeignetes Hilfsmittel stellt dafür das folgende Arbeitsblatt (Abbildung 16.1) dar, mit dem Sie als Eltern Ihrem Kind eine feste Abfolge von Fragestellungen – und damit einen leicht zu visualisierenden „Fahrplan“ – vorgeben.

Fragewort: ❶ **where?** **when?** **how?** **why?** **what?**	❷ **does** ← **oder** **do?** ←	**Wer** tut etwas? ❸ • **ein Name** • **ein Gegenstand** • **he, she, it** --- • **mehrere Namen** • **mehrere Gegenstände** • **I, you, we, you, they**	**Was** tut er/sie/es? ❹
Where	*does*	*Bob*	*play soccer?*

Abbildung 16.1: Arbeitsblatt: Einüben von Satzstrukturen bei Fragesätzen in der Gegenwartszeit

Wo spielt Bob Fußball? – Where does Bob play soccer?

Spalte ❶: Sie beginnen mit der Frage: „Gibt es in dem Fragesatz ein Fragewort?"
Ist dies der Fall, wird mit den angebotenen Fragewörtern (where? when? who? why? what?) angefangen zu übersetzen. (Das Fragewort „wo" muss mit „where" übersetzt werden und wird in die erste Spalte eingefügt.)
Spalte ❷: Als nächstes stellen Sie die Frage: „Steht der Fragesatz in der Gegenwart?" Ist dies der Fall, muss Ihr Kind in Spalte ❷ mit "do" oder "does" arbeiten. Um dies richtig zu entscheiden, muss es in Spalte ❸ "Wer tut etwas" schauen: Handelt *eine* Person („he", „she") oder *eine* „Sache" („it"), muss das Wort „does" benutzt werden. Im Falle, dass die erste bzw. zweite Person Singular („I", „you") oder mehrere Personen oder Gegenstände handeln („we", „you", „they"), wird „do" in Spalte ❷ eingefügt. (Da mit Bob eine Person in der dritten Person Singular handelt, wird „does" in die zweite Spalte eingefügt.)

In Spalte ❸ muss Ihr Kind einsetzen, wer handelt. (Im vorliegenden Beispiel „Bob".)

In Spalte ❹ wird übersetzt und eingesetzt, was die entsprechende(n) Person(en) tun. (Das „Fußball spielen" muss mit „play soccer" übersetzt werden, so dass sich letztlich der vollständige Fragesatz ergibt: „Where does Bob play soccer?")

Mithilfe des zweiten Arbeitsblatts (vgl. Abbildung 16.2) können die Kinder als Übungserleichterung die Fragewörter, die Personen usw. als Papierkärtchen ausschneiden und auf das erste Arbeitsblatt (Abbildung 16.1) legen.

Diese Vorgehensweise kann gewinnbringend auch auf andere grammatikalische Probleme übertragen werden.

Where	**do**	**do**	**do**	**do**	**do**	**Where**
Why	**does**	**does**	**does**	**does**	**does**	**Why**
What	**I**	**you**	**he**	**she**	**it**	**What**
When	**I**	**you**	**he**	**she**	**it**	**When**
How	**we**	**you**	**they**	**we**	**you**	**They**

Abbildung 16.2: Arbeitsblatt zum Ausschneiden von Papierkärtchen

c) Mindmaps

Mindmaps bieten eine besonders übersichtliche Möglichkeit, „alles auf einen Blick“ zu sehen und zu lernen. Das folgende Beispiel-Mindmap (Abbildung 16.3) stellt die Unterschiede hinsichtlich der Bildung, des Gebrauchs und besonderer Hinweise zweier Zeiten im Englischen (simple past und present perfect) dar. Mindmaps lassen sich im Unterricht vielfältig einsetzen, als visuelle „Gedächtnisanker“ bilden sie für ADS-Kinder eine anschauliche „Landkarte“ des einzuprägenden Lernstoffs.

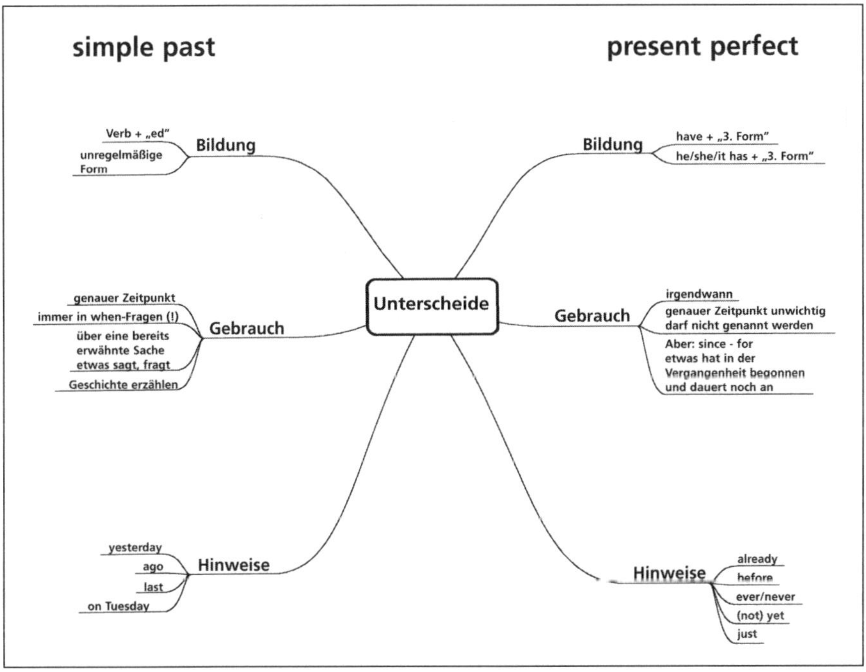

Abbildung 16.3: Beispiel-Mindmap: simple past – present perfect

Schlusswort

Möglicherweise denken Sie, liebe Eltern, nachdem Sie dieses Buch gelesen haben: „Oh je, das schaffen wir doch nie, das können wir als Eltern doch überhaupt nicht leisten“. Wir wissen, dass wir mit unserem Trainingsprogramm Ihnen als Eltern nicht unbeträchtliche schulische Kenntnisse sowie vor allem eine hohe alltägliche Einsatzbereitschaft und große Konsequenz abverlangen. Andererseits bringen Sie als Eltern von ADS-Kindern eine sehr hohe Bereitschaft mit, sich für ihre Kinder und deren Belange zu engagieren. Sie möchten etwas tun, wissen aber oft nicht wie. Mithilfe unserer Anleitungen möchten wir ihnen das „Wie“ aufzeigen: Wir möchten ihnen Wege ebnen, Ihre Kinder effizient zu unterstützen und zu fördern. Unser Buch soll dazu beitragen, Ihren Kindern den Ausstieg aus dem „Teufelskreis“ Lernstörungen und den Einstieg in einen „Engelskreis“ Lernerfolge zu ermöglichen.

Möglicherweise kommen Ihnen unsere Anregungen wie ein großer Berg vor: Denken Sie jedoch immer daran, dass für Ihre Kinder und für Sie gleichermaßen das Prinzip gilt: Regelmäßiges Üben in kleinen Portionen. Lassen Sie sich nicht entmutigen! Die Dinge so weiterlaufen zu lassen, kann für Ihr Kind und Sie keine Alternative sein. Unsere Übungsvorschläge werden Ihr Kind statt dessen in die Lage versetzen, einen neuen, erfolgreicheren Weg einzuschlagen.

Dieses Buch gibt Ihnen als Eltern, Lehrern, Psychologen, Ärzten und anderen Therapeuten einige wenige einfache Lernmethoden an die Hand, um die Grundfertigkeiten von ADS-Kindern insbesondere im Grundschulbereich zu festigen und Ihnen Möglichkeiten zu besseren Behaltensleistungen und zu einer Automatisierung des Gelernten aufzeigen. Selbstverständlich möchten wir auch Sie auffordern, die vorgestellten Methoden auszuprobieren und auf ihre Tauglichkeit hin zu überprüfen.

Als Lehrer haben Sie die Möglichkeit, gemeinsam mit den Eltern zu überlegen, wie ADS-Kinder ihre Schulleistungen verbessern können. Vielleicht macht es auch für Sie Sinn, einen Teil der bisherigen schriftlichen Hausaufgaben durch die beschriebenen Lernmethoden zu ersetzen bzw. zu ergänzen.

Lehrern und Therapeuten empfehlen wir, ADS-Kindern – in Absprache mit den oftmals sehr belasteten Eltern – „Hausaufgaben“ zu geben. Die betroffenen Eltern könnten auf diese Weise ein Stück entlastet werden und zugleich hilfreiche Maßnahmen zur eigenen Orientierung an die Hand bekommen. Wichtig ist dabei eine „wohlwollende Kontrolle“ der gemeinsam vereinbarten Aufgaben. Eine freundliche, pragmatische und realistische Grundhaltung in dem Sinne: „das ist halt nötig, das zusätzliche Üben“ – „das ist so“ wirkt sich auf das Lernverhalten der Kinder hilfreich aus.

Als Lehrer werden Sie vielleicht denken: „ich habe in meiner Klasse so viele verschiedene Kinder mit unterschiedlichen Problemen, da kann ich ja gar nicht auf jeden Einzelnen eingehen". Tatsächlich stehen Sie als Lehrer neben dem Kernstück Ihrer Arbeit – Ihren Schülern das Lernen und den Unterrichtsstoff beizubringen – vor sehr vielen Aufgaben. Diese Problematik ist uns bewusst. Erfolgversprechend kann deshalb nur die Kooperation zwischen Schule, Elternhaus und Therapeuten sein. Alle Beteiligten sind aufgefordert, ein engmaschiges „Netz" um das ADS-Kind aufzubauen, um Schlupflöcher zu stopfen und Lücken zu schließen.

Zu guter Letzt möchten wir Ihnen im Folgenden „Zwiegespräch Lernprobleme" Gedanken von Eltern wiedergeben, deren sinngemäßer Inhalt Ihnen womöglich nur zu gut vertraut ist. Negative Gedanken – oder auch „Energiekiller" genannt, da sie uns Kraft und Mut nehmen – bilden, so verständlich sie sind, jedoch nur die eine Seite der Medaille. Unser eigentliches Anliegen ist es vielmehr, Sie mit unserem Buch (und dem Zwiegespräch) mit den positiven Gedanken vertraut zu machen, die Ihre Kinder im Alltag in der Schule und zuhause begleiten sollten. Solche positiven Gedanken sind „Energiespender", die geeignet sind, Ihren Kindern den richtigen Weg für ein erfolgreiches Lernen zu zeigen. Wir wünschen uns, das es Ihnen gelingt.

Auf Ihrem Weg wünschen wir Ihnen viel Erfolg.

Claudia Oehler *Armin Born*

Wir können Ihnen mit diesem Buch Wissen vermitteln, aber keine **Weisheit!** Das wird Ihre tagtägliche Erfahrung tun. Wann ist genaues Vorbesprechen hilfreich, wann sind Strenge und Konsequenz notwendig, wann einmal großzügiges Erlassen und gemeinsame anforderungsfreie Zeiten oder wann ist sogar auch einmal Gelassenheit hilfreich im Angesicht von Klagen und Beschimpfungen Ihres Kindes... – in diesen Momenten richtig zu entscheiden, erfordert Weisheit, die Sie aus der tagtäglichen Erfahrung gewinnen werden. Ob Wissen oder Weisheit, entscheidend bleibt immer, dass Ihr Kind erfährt, dass Sie als Eltern für Ihr Kind präsent sind, dass Sie sich als Mutter und/oder Vater Zeit für es nehmen, dass Sie hartnäckig bleiben und ihm zeigen, dass das Lernen mit ihm wichtig ist, weil Ihnen Ihr Kind wichtig ist.

Zwiegespräch Lernprobleme

1. Ich versteh das nicht. Zuhause beim Abhören hat unser Kind noch alles gekonnt – in der Schule hat es dann in der Klassenarbeit alles vergessen.

Entgegnung: Ja, das ist frustrierend. Aber Vergessen ist etwas Normales, etwas sehr Menschliches – unser Gehirn ist kein Computer. Eigentlich haben wir zu spät mit dem Lernen begonnen, zu wenig wiederholt – dann kann der Lernstoff auch nicht verautomatisiert sein. Unser Kind braucht mehr Wiederholungsdurchgänge als andere Kinder. Ich werde zukünftig Lernstrategien noch konsequenter einsetzen.

2. Ich bin so enttäuscht. Unser Kind hat viel gelernt – zusammen mit mir. Und es ist nur eine 5 geworden. Dann aber der Gipfel: Unser Kind hat die Arbeit vor mir versteckt und schließlich sogar meine Unterschrift gefälscht.

Entgegnung: Ich bin wirklich enttäuscht. Wir haben uns beide so bemüht. Aber wenn ich unserem Kind meine Enttäuschung zeige, wird es noch schlimmer für es. Im Grunde war es selbst ja noch enttäuschter als ich, obwohl es das nicht zeigt. Aber das Verheimlichen zeigt, wie tief es getroffen ist und welche Angst es vor meiner Enttäuschung hat.
Es will ja selbst gut sein und es hat sich wirklich angestrengt. Dies muss ich würdigen – nicht die Note. Diese Arbeitshaltung wird irgendwann Fortschritte bringen. Seine Anstrengungen sind wichtig und verdienen Anerkennung, nicht die Note.

3. Immer motzt unser Kind, wenn es lernen soll, es ist kaum zum Aushalten. Warum soll ich mir das mit neuen Bemühungen noch weiter antun?

Entgegnung: Ja stimmt, das ist jedes Mal wirklich nervenaufreibend. Aber letztlich macht unser Kind ja dann doch mit. Die kleinen Portionen überfordern es nicht. Und wenn ich regelmäßig mit ihm lerne, wird es schrittweise besser werden. Das gefällt ihm dann schon. Dazu muss ich aber sehr hartnäckig sein. Es liegt also auch an mir, und daran, ob ich das durchhalte.

4. Unser Kind ist jetzt schon elf Jahre alt, es müsste doch nun schon alleine lernen können. Auch seine Hausaufgaben müsste es ohne Hilfe, selbstständig zustande bringen. Das hat auch sein Lehrer gesagt und es würde nur an mir liegen, dass es noch nicht selbstständig genug wäre.

Entgegnung: Unser Kind hat da eine Entwicklungsverzögerung, insbesondere bei seinem Selbstständig-sein-können, bei seiner Selbststeuerung. Das ist ja typisch für dieses Krankheitsbild.
Ich weiß, manche Lehrer wissen darüber noch zu wenig Bescheid. Ich darf mich von solchen Äußerungen nicht verunsichern lassen – ich merk doch, was möglich ist, was taugt und was nicht.
Ich muss mein Kind da abholen, wo es steht. Und zur Zeit klappen diese Sachen noch nicht. Besser wird es nur, wenn ich ihm klare Lernstrukturen vorgebe und ihm schrittweise und sehr langsam das Lernen alleine überlasse. Und es ist auch schon ein ganzes Stück besser geworden. Aber ich merke es sofort an seinen Lücken, wenn ich es ihm allein überlasse – ich bin einfach noch sehr wichtig für es – und das ist einfach so.

5. Warum soll ich zuhause immer den Hilfslehrer spielen – das ist doch eigentlich Aufgabe der Schule?

Entgegnung: Eigentlich ist es wirklich die Aufgabe der Schule. Nur, wenn ich es tatsächlich ihm allein überlasse, weiß ich, dass es nicht ausreichen wird. Unser Kind wird dann in der Schule unter noch mehr Schwierigkeiten leiden. Dazu hab ich mein Kind aber zu lieb. Also muss ich eben in den sauren Apfel beißen, klare Lernstrukturen aufbauen, hartnäckig bleiben und mir sein Gemotze anhören.

6. Unser Kind hat eine unmögliche Schrift. Wenn es die Hausaufgaben schreibt, dauert das ewig und sieht schrecklich aus.

Entgegnung: Ich weiß ja eigentlich, dass graphomotorische Ungeschicklichkeiten zum Krankheitsbild ADS gehören. Eine schlechte Kraftdosierung, ein schlechtes Schriftbild und ein eher langsames Schreibtempo sind also eher normal. Ich muss das Richtigschreiben einfach höher gewichten als das Schönschreiben. Vielleicht kann ich den Lehrer ebenso davon überzeugen. Und wenn ich schon mal mit dem Lehrer rede, könnte ich ja auch versuchen, dass mein Kind bei der Hausaufgabe weniger schreiben muss und dafür andere Lernformen einsetzen darf. Lernen und Wiederholen, darin besteht ja der Sinn der Hausaufgabe, und nicht in Quälerei.

7. Ich bekomme immer mehr den Eindruck, dass unser Kind dümmer oder zumindest fauler als die anderen Kinder ist. Es lernt kaum, vergisst dafür aber umso schneller.

Entgegnung: Ich weiß, vergleichen ist „Gift“ und unserem Kind gegenüber ungerecht. Damit mach ich mir nur schlechte Gefühle, mir selbst und auch meinem Kind. Und wenn ich bedenke, dass es für mein Kind sehr viel schwerer ist als für andere Kinder, sich etwas einzuprägen und etwas zu verautomatisieren, ist es eigentlich gar nicht so schlecht, wo unser Kind heute steht. Wenn ich mir genau anschaue, was schon alles besser geworden ist und wie wir das gemeinsam als Team geschafft haben, fühle ich mich deutlich besser.

8. Wenn ich daran denke, welche Schwierigkeiten unser Kind in der Schule hat, sehe ich für seine Zukunft schwarz. Es kann in seinem späteren Leben nur scheitern.

Entgegnung: Schule ist wirklich eine Durststrecke für unser Kind. Die müssen wir gemeinsam durchstehen. Wenn ich mir jedoch bewusst mache, dass andere trotz guter Noten in der Schule im Leben gescheitert sind, fühle ich mich schon ein bisschen „besser“. Andererseits gibt es auch Leute, die ebenfalls unter dieser Krankheit litten und in der Schule schlecht waren: Edison, Churchill etc., sie haben es dann doch zu etwas „gebracht“. Ich muss mich vielleicht auf Umwege bei unserem Kind einstellen, in der Schule und bei den Lehrstellen, bis es den passenden Beruf gefunden hat. Aber trotzdem kann es im Leben gut zurecht kommen. Ich weiß, feste an seine Begabungen und Talente zu glauben und gleichzeitig Leistungen in richtigem Maße von ihm einzufordern – das wird letztlich das Bestmögliche in ihm wecken.

Vier Grundregeln für ein dauerhaftes erfolgreiches Lernen

1. Ihr Kind übt das, was es übt.

Als Eltern verfügen Sie häufig über ein sehr gutes Beurteilungsvermögen. Wichtig ist, dass Sie sich überlegen, ob Sie mit Ihrem Kind tatsächlich genau das üben, was es anschließend in der Schule können sollte. Mit Trainingsverfahren, die diesem Ziel nicht dienlich sind, sollten sich Ihr Kind und Sie nicht unnötig aufhalten.

Beispiel
Lernen und üben Sie mit Ihrem Kind in Wahrnehmungs- oder Konzentrationstrainings, schneller mit einem Bleistift durch Labyrinthe zu fahren oder zwischen zwei Bildern kleine Unterschiede zu finden, verbessert Ihr Kind sich genau in dieser Leistung: Es kann anschließend schneller durch Labyrinthe fahren oder zwischen Bildern kleine Unterscheide erkennen. Es findet jedoch leider kein Transfer auf die schulische Situation oder die Hausaufgabensituation statt. Allenfalls kann ein kleiner Motivationseffekt für das eigentliche Lernen und Üben entstehen.

2. Packen Sie Lernprobleme immer genau dort an, wo sie tatsächlich bestehen.

Je direkter Sie an genau den Stellen, bei denen Ihr ADS-Kind Lernbeeinträchtigungen aufweist, angemessene Übungsmethoden einsetzen, umso erfolgreicher wird Ihr Kind lernen.

3. „Was taugt, das taugt" – „was nicht taugt, taugt nicht": Setzen Sie zugunsten Ihres Kindes auf wirksame Lernmethoden.

Es mag wie eine banale Selbstverständlichkeit klingen, ist es aber nach unseren Erfahrungen im Bereich des schulischen Lernens nicht. Ob etwas „taugt", können Sie – sofern Sie ein Lernverfahren über einen begrenzten Zeitraum konsequent ausprobiert haben – direkt am erlebten Erfolg wahrnehmen. Dies gilt auch für die von uns in diesem Buch empfohlenen Lernmethoden.

Arbeiten Sie dagegen fortgesetzt mit Methoden, die sich als ineffektiv erweisen, schaden Sie Ihrem Kind und seinen Lernbemühungen.

4. Vorsicht: Hände weg von so genannten „alternativen" Methoden

Manche Eltern wenden sich in ihrer Hoffnungslosigkeit „alternativen" Methoden wie z.B. der Kinesiologie oder der so genannten Edu-Kinesthetik zu. Sie versuchen ihren Kindern mithilfe von Übungen aus diesen Bereichen zu helfen und erhoffen sich hier günstige Effekte auf die Aufmerksamkeitsleistung. Trotz gewisser möglicher Motivationsschübe ist hierbei jedoch Vorsicht geboten: Von „neutraler" Seite konnten bisher keine entsprechenden Lernwirkungen nachgewiesen werden (vgl. Stiftung Warentest 1996 , S. 301 ff).

Literatur

Akademie für Lehrerfortbildung und Personalführung Dillingen (Hrsg.): Lese- Rechtschreibschwierigkeiten. Diagnose – Förderung – Materialien. Donauwörth 2001

Aster M. von, Lorenz, J. H. (Hrsg.): Rechenstörungen bei Kindern. Göttingen 2005a

Aster M. von: Wie kommen Zahlen in den Kopf? Ein Modell der normalen und abweichenden Entwicklung zahlenverarbeitender Hirnfunktionen. In: Aster M. von, Lorenz J. H. (Hrsg.): Rechenstörungen bei Kindern. Göttingen 2005b, S. 13–33

Barkley R.: Attention-Deficit Hyperactivity Disorder. A Handbook for Diagnosis and Treatment. New York, London 1998

Barkley R.: Taking Charge of ADHD. The complete, authoritative guide for parents. New York 2000 (dtsch.: Das große ADHS-Handbuch für Eltern. Verantwortung übernehmen für Kinder mit Aufmerksamkeitsdefizit und Hyperaktivität. Bern 2002

Betz D., Breuninger H.: Teufelskreis Lernstörungen. Theoretische Grundlegung und Standardprogramm. 5. Auflage Weinheim 1998.

Breuninger H., Betz D.: Jedes Kind kann schreiben lernen. Ein Ratgeber für Lese-Rechtschreib-Schwäche. Unter Mitarbeit v. K.-P. Kleinsimon u. a. 6. Auflage Weinheim 1996

De Shazer S.: Der Dreh. Heidelberg 1992

Deutsches PISA-Konsortium (Hrsg.): PISA 2000. Basiskompetenzen von Schülerinnen im internationalen Vergleich. Opladen 2001

Esser G., Schmidt M.: Die langfristige Entwicklung von Kindern mit Lese-/Rechtschreibschwäche. Zeitschrift für Klinische Psychologie 22, 1993, S. 100–116

Fischer B.: Sehen – Blicken – Hören. Entwicklung und Entwicklungsrückstände bei Legasthenie und Aufmerksamkeitsdefizit. In Forum der Kinder- und Jugendpsychiatrie und Psychotherapie 11. Jahrgang Heft 1–2001, S. 19–27

Fritz A., Ricken G., Schmidt S.: Über die Schwierigkeiten mit der Rechenschwäche – eine Zwischenbilanz zum Thema. In: Fritz A., Ricken G., Schmidt S.: Rechenschwäche. Lernwege, Schwierigkeiten und Hilfen bei Dyskalkulie. Ein Handbuch. Weinheim 2003, S. 452–468

Gedächtnis. Spektrum der Wissenschaft Spezial 2002

Grawe K.: Neuropsychotherapie. Göttingen, Bern, Toronto, Seattle, Oxford, Prag 2004

Grissemann H.: Dyskalkulie heute. Sonderpädagogische Integration auf dem Prüfstand. Göttingen 1996

Grünke M.: Zur Effektivität von Fördermethoden bei Kindern und Jugendlichen mit Lernstörungen. Eine Synopse vorliegender Metaanalysen. Kindheit und Entwicklung 15/2006 Heft 4, S. 239–254.

Hackethal R.: 13 Stationen auf dem Weg zum Lesen. (LRS-Grundwissen; Eltern-Kind-Intensivkurs) 2. Auflage Kiel 1999

Hasselhorn M., Schneider W., Marx H. (Hrsg.): Diagnostik von Lese-Rechtschreibschwierigkeiten. Göttingen 2000

Jacobs, Petermann F.: Dyskalkulie – Forschungsstand und Perspektiven. Kindheit und Entwicklung 2003, S. 197–211

Jansen H., Mannhaupt G., Marx H., Skowronek H.: Bielefelder Screening zur Früherkennung von Lese-Rechtschreibschwierigkeiten. Göttingen 1999

Kaufman, A., Kaufman, N.: Kaufman Assessment Battery for Children (K-ABC), deutschsprachige Fassung: Melchers P., Preuss U.. Amsterdam 1994

Kindheit und Entwicklung. Schwerpunkt: Lese-/Rechtschreibprobleme. 8. Jahrgang/ Heft 3 1999

Kleinmann K.: Die Wortbaustelle. Morphemtraining, der gute Weg zur besseren Rechtschreibung. Arbeitsvorlagen. Für die Klasse 3/4 bis Klasse 8. 2. Aufgabe Lichtenau 2001

Klicpera Ch., Gasteiger-Klicpera B.: Psychologie der Lese- und Rechtschreibschwierigkeiten. Entwicklung, Ursachen, Förderung. Weinheim 1995

Klicpera Ch., Schabmann A., Gasteiger-Klicpera B.: Legasthenie. München, Basel 2003

Krajewski K., Schneider W.: Früherkennung von Rechenstörungen. In: Suchodoletz W. von (Hrsg.): Früherkennung von Entwicklungsstörungen. Göttingen 2005, S. 224–244

Krajewski K., Schneider W.: Prävention von Rechenstörungen. In: Suchodoletz W. von (Hrsg.): Prävention von Entwicklungsstörungen. Göttingen 2007, S. 97–114

Küspert P., Schneider W.: Hören, lauschen, lernen: Arbeitsheft und Arbeitsmaterial. Heft u Box m. 73 Zeichenktn. Z. visuellen Untermalung des Trainingsprogramms. 2. Auflage Göttingen 2000

Laroche S.: Vom flüchtigen Signal zur stabilen Erinnerung. In Gedächtnis. Spektrum der Wissenschaft Spezial 2002, S. 16–25

Lorenz J. H.: Lernschwache Rechner fördern. Berlin 2003

Lorenz J., Radatz H.: Handbuch des Förderns im Mathematikunterricht. Hannover 1993

Mann Ch.: Selbstbestimmtes Rechtschreiblernen. Rechtschreibunterricht als Strategievermittlung. 4. Auflage Weinheim 1997

Mannhaupt G.: Deutschsprachige Studien zu Intervention bei Lese-Rechtschreibschwierigkeiten: Ein Überblick zu neueren Forschungstrends. Zeitschrift für Pädagogische Psychologie, 8, 123–138, 1994

Mannhaupt G.: Ergebnisse von Therapiestudien. In Suchodoletz W. v. (Hrsg.): Therapie der Lese-Rechtschreib-Störung (LRS).Traditionelle und alternative Behandlungsmethoden im Überblick. Stuttgart 2003, S. 91–107

Marx H., Jansen H., Skowronek H.: Prognostische, differentielle und konkurrente Validität des Bielefelder Screenings zur Früherkennung von Lese-Rechtschreib-schwierigkeiten (BISC). In: Hasselhorn M., Schneider W., Marx H. (Hrsg.): Diagnostik von Lese-/ Rechtschreibschwierigkeiten. Göttingen 2000, S. 9–34

Ratey J.: Das menschliche Gehirn. Eine Gebrauchsanweisung. Düsseldorf, Zürich 2001

Remschmidt H., Schmidt M.H., Poustka F.: Multiaxiales Klassifikationsschema für psychische Störungen des Kindes- und Jugendalters nach ICD 10 der WHO. 4. Auflage Bern 2000

Reuter-Liehr C.: Lautgetreue Lese-Rechtschreibförderung. Band 1. Eine Einführung in das strategiegeleitete Lernen. Bochum 2001.

Richter Sigrun: Lesenlernen – mit und ohne Schwierigkeiten. In: Akademie für Lehrerfortbildung und Personalführung Dillingen: Lese- Rechtschreibschwierigkeiten. Diagnose – Förderung – Materialien. Donauwörth 2001, S. 46–61

Schneider, W.. Küspert, P., Roth, E., Vise, M., Marx, H.: Short- and longterm effects of training phonologicol aworeness in kinder-garten: evidence from two German studies. Journal of Experimental Child Psychology, 66, S. 311–340, 1997

Schneider, W., Roth, E., Küspert, P., Ennemoser, M.: Kurz- und langfristige Effekte eines Trainings der sprachlichen (phonologischen) Bewusstheit bei unterschiedlichen Leistungsgruppen: Befunde einer Sekundäranalyse. Zeitschrift für Entwicklungspsychologie und Pädagogische Psychologie, XXX, S. 26–39, 1998

Schulte-Körne G., Mathwig F.: Das Marburger Rechtschreibtraining, neue Rechtschreibung. Ein regelgeleitetes Förderprogramm für rechtschreibschwache Kinder. Bochum 2001

Schulte-Körne G.: Lese-Rechtschreibstörung und Sprachwahrnehmung. Psychometrische und neurophysiologische Untersuchungen zur Legasthenie. Münster 2001

Schulte-Körne G., Deimel W., Hülsmann J., Seidler T., Remschmidt H.: Das Marburger Rechtschreib-Training – Ergebnisse einer Kurzzeit-lntervention. Zeitschrift für Kinder- und Jugendpsychiatrie und Psychotherapie, 29, S. 7–15. 2001

Schweiter M., Aster M. von: Neuropsychologie kognitiver Zahlenrepräsentationen. In: Aster M. von, Lorenz J. H. (Hrsg.): Rechenstörungen bei Kindern. Göttingen 2005, S. 34–53

Skrodzki K., Mertens K.: Hyperaktivität. Aufmerksamkeitsstörung oder Kreativitätszeichen? Dortmund 2000
Spitzer M.: Geist, Gehirn & Nervenheilkunde. Grenzgänge zwischen Neurobiologie, Psychopathologie und Gesellschaft. Stuttgart 2000
Spitzer M.: Lernen. Gehirnforschung und die Schule des Lebens. Heidelberg, Berlin 2002
Stern E.: Wissen ist der Schlüssel zum Können. In Psychologie heute 30. Jahrgang Heft 7 2003, S. 30–35.
Stiftung Warentest (Hrsg.): Handbuch: Die andere Medizin. Berlin 1996
Suchodoletz W. v. (Hrsg): Therapie der Lese-Rechtschreib-Störung (LRS).Traditionelle und alternative Behandlungsmethoden im Überblick. 2. Auflage Stuttgart 2006
Suchodoletz W. von (Hrsg.): Früherkennung von Entwicklungsstörungen. Göttingen, Bern, Toronto, Seattle, Oxford, Prag 2005
Suchodoletz W. von (Hrsg.): Prävention von Entwicklungsstörungen. Göttingen, Bern, Toronto, Seattle, Oxford, Prag 2007
Tacke G.: Flüssig lesen lernen, neue Rechtschreibung: Klasse 1 und 2 der Grundschule. 2. Auflage Donauwörth 2001
Tallal P., Galaburda A., u. a. (Hrsg): Temporal information processing in the nervous system: special reference to dislexia and dysphasia. New York 1993
Vollmer G., Hoberg G.: Top-Training: Lernen, Behalten, Anwenden. Neuauflage Stuttgart 1999
Walter J.: Förderung bei Lese- und Rechtschreibschwäche. Grundlagenforschung, methodische Konsequenzen, Praxisbeispiele und mediendidaktische Anregungen auf der Basis empirischer Forschungsmethoden. 2. Auflage Göttingen 2001
Warnke A., Hemminger U.; Roth E.: Legasthenie – Leitfaden für die Praxis. Begriff, Erklärung, Diagnose, Behandlung, Begutachtung. Göttingen 2002
Wimmer, H., Hartl, M.: Erprobung einer phonologisch, multisensorischen Förderung bei jungen Schülern mit Lese-Rechtschreibschwierigkeiten. Heilpädagogische Forschung, S. 74–79,1991

Empfohlene ADS-Ratgeber für Eltern, Lehrerinnen und Lehrer

Aust-Claus E., Hammer P.-M.: Das ADS-Buch. Aufmerksamkeits-Defizit-Syndrom. Neue Konzentrations-Hilfen für Zappelphilippe und Träumer. Ratingen 1999
Barkley R.: Das große ADHS-Handbuch für Eltern. Bern, Göttingen, Toronto, Seattle 2002
Born A., Oehler C.: Kinder mit Rechenschwäche erfolgreich fördern. Ein Praxishandbuch fur Eltern, Lehrer und Therapeuten. Stuttgart 2005
Bundesverband Aufmerksamkeitsstörung/Hyperaktivität e.V.: Unser Kind ist hyperaktiv! Was nun? Forchheim 1996
Bundesverband Aufmerksamkeitsstörung/Hyperaktivität e.V.: Wenn die Fetzen fliegen! Was nun? Forchheim, 2000
Bundesverband Aufmerksamkeitsdefizit-/Hyperaktivitätsstörung (Hrsg.): Von Anfang an anders! Früherkennung der ADHS – was tun? Forchheim 2003
Bundesverband Aufmerksamkeitsdefizit-/Hyperaktivitätsstörung (Hrsg.):ADHS und Schule ... – was tun? Forchheim 2006
Döpfner M., Frölich, J., Lehmkuhl G.: Wackelpeter und Trotzkopf. Hilfen bei hyperkinetischem und oppositionellem Verhalten. 2. Auflage Weinheim 2000
Döpfner M., Frölich, J., Lehmkuhl G.: Leitfaden Kinder- und Jugendpsychiatrie: Hyperkinetische Störungen. Göttingen 2000
Döpfner M., Frölich, J., Lehmkuhl G.: Ratgeber Hyperkinetische Störungen. Informationen für Betroffene, Eltern, Lehrer und Erzieher. Göttingen 2000
Hallowell E., Ratey J.: Zwanghaft zerstreut. ADD, die Unfähigkeit, aufmerksam zu sein. Reinbek 1999
Krause J.: Leben mit hyperaktiven Kindern. Forchheim 1998

Lauth G., Schlottke P., Naumann K.: Rastlose Kinder, ratlose Eltern. Hilfen bei Überaktivität und Aufmerksamkeitsstörungen. 5. Auflage München 2001
Neuhaus C.: ADHS bei Kindern, Jugendlichen und Erwachsenen. Symptome, Ursachen, Diagnose und Behandlung. Stuttgart 2007
Neuhaus C.: Das hyperaktive Kind und seine Probleme. Stuttgart 2002
Neuhaus C.: Hyperaktive Jugendliche und ihre Probleme. Erwachsen werden mit ADS. Was Eltern tun können. Stuttgart 2000
Reimann-Höhn U.: ADS – So stärken Sie Ihr Kind. Freiburg 2001
Simchen H.: ADS. Unkonzentriert, verträumt, zu langsam und viele Fehler im Diktat. Hilfen für das hypoaktive Kind. 5. Auflage Stuttgart 2006
Skrodzki K., Mertens K.: Hyperaktivität. Aufmerksamkeitsstörung oder Kreativitätszeichen? Dortmund 2000
Staatsinstitut für Schulpädagogik und Bildungsforschung München (Hrsg.): Aufmerksamkeitsgestörte, hyperaktive Kinder und Jugendliche im Unterricht. Donauwörth 1999
Warnke, A., Satzger-Harsch, U.: ADHS – Das Aufmerksamkeitsdefizit-Syndrom. Stuttgart 2004
Wender P.H.: Aufmerksamkeits- und Aktivitätsstörungen bei Kindern, Jugendlichen und Erwachsenen. Ein Ratgeber für Betroffene und Helfer. Stuttgart 2002

Ratgeber für Kinder und Jugendliche

Dietz F.: Wenn ich doch nur aufmerksam sein könnte! Ein hyperaktiver Jugendlicher berichtet. Selbstverlag (zu beziehen über: Elternselbsthilfe ADS/Hyperaktivität Frankfurt. Dagmar Dietz, Ligusterweg 32, 60433 Frankfurt, Tel.: 069/540822)

ADS-Therapie- und -trainingsprogramme

Döpfner M., Schürmann S., Frölich J.: Therapieprogramm für Kinder mit hyperkinetischen und oppositionellen Problemverhalten (THOP). 3. Auflage Weinheim 2002

Rechtschreibtrainingsprogramme

Reuter-Liehr C.: Lautgetreue Rechtschreibförderung. 4 Tle.: Eine Einführung in das strategiegeleitete Lernen. Bochum 2001
Schulte-Körne G., Mathwig F.: Das Marburger Rechtschreibtraining. Ein regelgeleitetes Förderprogramm für rechtschreibschwache Kinder. Bochum 2001

Adressen von Selbsthilfeorganisationen

Bundesverband ADHS Deutschland e.V.
Bundesgeschäftsstelle
Poschinger Str. 16
12117 Berlin
Tel. 030 / 85 60 59 02
www.adhs-deutschland.de

Bundesverband Arbeitskreis Überaktives Kind e.V.
Bundesgeschäftsstelle
Postfach 41 07 24
12117 Berlin
Internet: www.auek.de

Bundesverband Aufmerksamkeitsstörung/Hyperaktivität e.V.
Bundesgeschäftsstelle
Postfach 60
91291 Forchheim
Internet: www.bv-ah.de

Fortbildungsmöglichkeiten mit den Autoren

KJP-Fortbildungsinstitut Würzburg
Fax-Nr. 09 31/4 04 41 22
Internet: www.kjp-fortbildungsinstitut.de